肺癌薬物療法のエビデンスとコツ

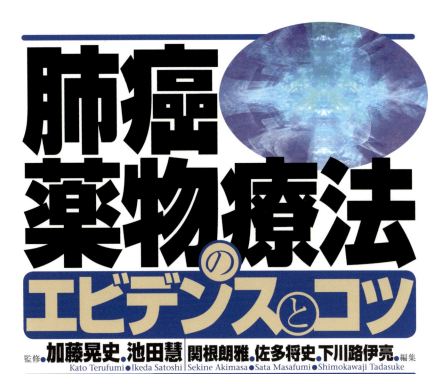

監修●加藤晃史●池田慧　関根朗雅●佐多将史●下川路伊亮●編集
Kato Terufumi●Ikeda Satoshi　Sekine Akimasa●Sata Masafumi●Shimokawaji Tadasuke

なぜその治療を選ぶのか、エキスパートの考え方教えます

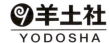

謹告

　本書に記載されている診断法・治療法に関しては，発行時点における最新の情報に基づき，正確を期するよう，著者ならびに出版社はそれぞれ最善の努力を払っております．しかし，医学，医療の進歩により，記載された内容が正確かつ完全ではなくなる場合もございます．

　したがって，実際の診断法・治療法で，熟知していない，あるいは汎用されていない新薬をはじめとする医薬品の使用，検査の実施および判読にあたっては，まず医薬品添付文書や機器および試薬の説明書で確認され，また診療技術に関しては十分考慮されたうえで，常に細心の注意を払われるようお願いいたします．

　本書記載の診断法・治療法・医薬品・検査法・疾患への適応などが，その後の医学研究ならびに医療の進歩により本書発行後に変更された場合，その診断法・治療法・医薬品・検査法・疾患への適応などによる不測の事故に対して，著者ならびに出版社はその責を負いかねますのでご了承ください．

序

　横浜市にある神奈川県立循環器呼吸器病センター（通称，循呼センター）は結核療養所に端を発する．イソニアジドなど効果の高い薬剤が標準治療となり，かつての死に至る病は今や，完治を目標，が常識である．

　現在の循呼センターには，全国から呼吸器内科エキスパートをめざす若手医師が集まり切磋琢磨している．その医師たちが「肺癌診療がおもしろくなった」と評するオンコロジーカンファレンス（略称，オンコカンファ）が循呼センターには存在する．そこでは，自身の受持ち患者さんを通じた診療経験と大規模比較試験のエビデンスとを有機的につなぐこと，知識でなく思考プロセスを身につけることに重きが置かれていた．まず，診断をすすめている新規患者さんのプレゼンを担当医が行う．次に病理診断，病期診断を経て当てはまったカテゴリーの標準治療とオプションについて整理．そこから身体状況や社会状況を含めた多面的な議論を重ね，複数の治療に関してディベートを行う．最終的に全員が挙手をして多数決でチームとしての推奨治療を決めるのである．担当医は1時間の議論を通じて，患者さんと向き合うだけでは得られない多面的かつ深い考察を得ることができる．次に患者さんに会うときには，オンコカンファでの結論も選択肢の1つとして，患者さんと対話して方針が決められている．

　羊土社からの「肺癌診療の実践書を」とのお話に，オンコカンファの紙上での再現を考えた．オンコカンファを引き継いでいる池田慧先生に共同監修をお願いし，関根朗雅先生，佐多将史先生，下川路伊亮先生の3名にも企画に加わっていただいた．執筆者は肺癌の臨床・研究で今活躍している元気な若手，中堅にお願いし，カンファを再現する構成にご協力いただいた．また，カンファの途中で語られるtipsをコラムにまとめていただいた．原稿を読みながら，執筆者の皆さんが，施設で熱心に患者さんを診ていることがよくわかり，監修作業は楽しい時間であった．

　今回の出版に際して，日頃の豊富な経験と知識をわかりやすく執筆していただいた執筆者の皆様に深く御礼申し上げたい．また，本書の企画にあたっては，羊土社の鈴木美奈子さん，野々村万有さんに，制作では阿部壮岐さん，中田志保子さんにご尽力いただいた．経験のないわれわれを常に支えてくださり深謝申し上げる．共同監修者の池田慧先生は全編を通じて企画，監修の中心となって牽引していただいた．その驚嘆すべき馬力に心底より御礼を申し上げる．

　読者が本書を読み，考え，患者さんと話し合って最適な治療を探してくださること，そして遠くない将来に，肺癌の患者さんも，普通に完治をめざした治療が受けられる日が来ることを期待している．

2018年9月

監修者を代表して

加藤晃史

肺癌薬物療法のエビデンスとコツ

なぜその治療を選ぶのか、エキスパートの考え方教えます

目次

序 .... 加藤晃史　3
付録　肺癌の主な臨床試験 7
略語一覧 11
執筆者一覧 13

第1章　非小細胞肺癌〜PD-L1 TPS<50%，EGFR/ALK/ROS1 陰性〜

❶ 進行・再発扁平上皮癌のファーストライン .... 池田　慧　16
❷ Ⅳ期非扁平上皮癌のファーストライン .... 古屋直樹　27
❸ セカンドライン以降 .... 松尾規和　37
❹ 高齢者に対する薬物療法 .... 上月稔幸　52
　コラム❶　免疫チェックポイント阻害薬のバイオマーカー .... 山口　央，各務　博　64

第2章　Ⅳ期非小細胞肺癌〜PD-L1 TPS≧50%，EGFR/ALK/ROS1 陰性〜

❶ 治療の選択とシークエンス .... 原　尚史，堀田勝幸　68
　コラム❷　免疫チェックポイント阻害薬の今後の展望 .... 村上修司　78

CONTENTS

第3章 EGFR遺伝子変異陽性肺癌の治療

1. ファーストラインの選択 ……………………………………………… 西野　誠　84
2. セカンドライン以降の選択 …………………………………………… 高濱隆幸　94
- コラム③　EGFRチロシンキナーゼ阻害薬の未来 …………………… 大泉聡史　104

第4章 ALK遺伝子転座/ROS1遺伝子転座陽性の非扁平上皮・非小細胞肺癌

1. ALK陽性肺癌のファーストライン …………………………………… 栁谷典子　107
2. ALK陽性非小細胞肺癌のセカンドライン以降 ……………………… 谷﨑潤子　114
3. ROS1陽性肺癌の治療 ………………………………………………… 和久田一茂　125
- コラム④　NGSと希少変異 …………………………………………… 野崎　要　132

第5章 Ⅰ～Ⅲ期非小細胞肺癌の治療

1. Ⅰ～Ⅱ期の補助化学療法 ……………………………………………… 下川路伊亮　135
2. Ⅲ期非小細胞肺癌に対する治療 ……………………………… 原田真也, 中原善朗　143

第6章 小細胞肺癌

1. 進展型のファーストライン …………………………………… 野嵜幸一郎, 三浦　理　155
2. 進展型のセカンドライン以降の薬物療法 …………………… 齋藤良太, 井上　彰　165
3. 限局型の治療（術後補助化学療法，化学放射線療法） …………… 小澤雄一　179
4. 高齢者 ………………………………………………………………… 三角祐生　188
- コラム⑤　LCNECをどう治療するか ……………………… 宮脇英里子, 釼持広知　194

第7章　間質性肺炎合併

- ❶ 非小細胞肺癌 ……………………………………… 藤本大智　197
- ❷ 間質性肺炎を合併した小細胞肺癌 ……………… 池田　慧　205
- コラム⑥　骨転移のマネージメント ……………… 佐多将史　210
- コラム⑦　癌性胸膜炎のコントロール …………… 関根朗雅　213

索　引 ……………………………………………………………… 216

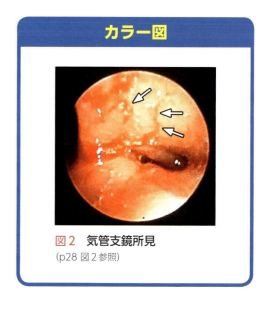

カラー図

図2　気管支鏡所見
(p28 図2参照)

付録 肺癌の主な臨床試験

1）非小細胞肺癌　TPS＜50％　EGFR/ALK/ROS1陰性

試験名	相	概　要	文　献
①扁平上皮癌の一次治療			
ECOG1594	Ⅲ	非小細胞肺癌患者を対象とした，CDDP＋PTX，CDDP＋GEM，CDDP＋DTX，CBDCA＋PTXの4群ランダム化試験	Schiller JH, et al:N Engl J Med, 346:92-98, 2002
FACS	Ⅲ	非小細胞肺癌患者を対象とした，CDDP＋CPT-11，CBDCA＋PTX，CDDP＋GEM，CDDP＋VNRの4群ランダム化試験	Ohe Y, et al: Ann Oncol, 18:317-323, 2007
LETS	Ⅲ	非小細胞肺癌患者を対象とした，CBDCA＋PTXとCBDCA＋S-1のランダム化試験	Scagliotti GV, et al:J Clin Oncol, 26:3543-3551, 2008
JMDB	Ⅲ	非小細胞肺癌患者を対象とした，CDDP＋GEMとCDDP＋PEMのランダム化試験	Okamoto I, et al: J Clin Oncol, 28:5240-5246, 2010
CA031	Ⅲ	非小細胞肺癌患者を対象とした，CBDCA＋nab-PTXとCBDCA＋PTXのランダム化試験	Socinski MA, et al: J Clin Oncol, 30:2055-2062, 2012
WJOG5208L	Ⅲ	非小細胞肺癌患者を対象とした，CDDP＋DTXとCDGP＋DTXのランダム化試験	Shukuya T, et al:Lancet Oncol, 16: 1630-1638, 2015
②非扁平上皮癌の一次治療			
ECOG4599	Ⅲ	非小細胞肺癌患者を対象とした，CBDCA＋PTXとCBDCA＋PTX＋BEVのランダム化試験	Sandler A, et al:N Engl J Med, 355:2542-2550, 2006
AVAil	Ⅲ	非扁平上皮非小細胞肺癌患者を対象とした，CDDP＋GEM±ベバシズマブのランダム化試験	Reck M, et al: J Clin Oncol, 27:1227-1234, 2009
PARAMOUNT	Ⅲ	非扁平上皮非小細胞肺癌患者を対象とした，CDDP＋PEMによる導入療法後の維持療法としてのPEM単剤とプラセボのランダム化試験	Paz-Ares LG, et al:J Clin Oncol,31:2895-2902, 2013
AVAPERL	Ⅲ	非扁平上皮非小細胞肺癌患者を対象とした，CDDP＋PEM＋ベバシズマブによる導入療法後の維持療法としてのベバシズマブ単剤とPEM＋ベバシズマブ併用のランダム化試験	Barlesi F, et al: J Clin Oncol, 31:3004-3011, 2013
PointBreak	Ⅲ	非扁平上皮非小細胞肺癌患者を対象とした，CBDCA＋PTX＋ベバシズマブとCBDCA＋PEM＋ベバシズマブのランダム化試験	Patel JD, et al: Clin Oncol, 31:4349-4357, 2013
KEYNOTE-189	Ⅲ	非扁平上皮非小細胞肺癌患者を対象とした，プラチナダブレット±ペムブロリズマブのランダム化試験	Gandhi L, et al: N Engl J Med, 378:2078-2092, 2018
CheckMate227	Ⅲ	非小細胞肺癌患者を対象とした，ニボルマブ＋イピリムマブとニボルマブ＋プラチナダブレット，プラチナダブレットのランダム化試験	Hellmann MD, et al: N Engl J Med, 378:2093-2104, 2018
IMPower150	Ⅲ	非扁平上皮非小細胞肺癌患者を対象とした，CBDCA＋PTX＋ベバシズマブ＋アテゾリズマブとCBDCA＋PTX＋アテゾリズマブ，CBDCA＋PTX＋BEVのランダム化試験	Socinski MA, et al: N Engl J Med, 378:2288-2301, 2018
③非小細胞肺癌の二次治療以降			
TAX317	Ⅲ	既治療の非小細胞肺癌患者を対象とした，DTX（100 mg/m² or 75 mg/m²）とBSCのランダム化試験	Shepherd FA, et al:J Clin Oncol, 18:2095- 2103, 2000
TAX320	Ⅲ	既治療の非小細胞肺癌患者を対象とした，DTX（100 mg/m² or 75 mg/m²）とVNRもしくはIFMを比較した試験	Fossella FV, et al:J Clin Oncol, 18:2354-2362, 2000
JMEI	Ⅲ	既治療の非小細胞肺癌患者を対象とした，PEMとDTXのランダム化試験	Hanna N, et al:J Clin Oncol, 22:1589-1597, 2004
REVEL	Ⅲ	既治療の非小細胞肺癌患者を対象とした，DTX±ラムシルマブのランダム化試験	Garon EB, et al: Lancet, 384:665-673, 2014
CheckMate017	Ⅲ	既治療の扁平上皮肺癌患者を対象とした，ニボルマブとDTXのランダム化試験	Brahmer J, et al:N Engl J Med, 373:123-135, 2015
CheckMate057	Ⅲ	既治療の非扁平上皮非小細胞肺癌患者を対象とした，ニボルマブとDTXのランダム化試験	Borghaei H, et al: N Engl J Med, 373:1627-1639, 2015
JVCG	Ⅲ	既治療の非小細胞肺癌患者（日本人のみ）を対象とした，DTX（60 mg/m²）±ラムシルマブのランダム化試験	Yoh K, et al: Lung Cancer, 99:186-193, 2016
KEYNOTE-010	Ⅱ/Ⅲ	既治療かつPD-L1≧1％の非小細胞肺癌患者を対象とした，ペムブロリズマブとDTXのランダム化比較試験	Herbst RS, et al: Lancet, 387:1540-1550, 2016
EAST-LC	Ⅲ	既治療の非小細胞肺癌患者を対象とした，S-1とDTXのランダム化試験	Nokihara H, et al:Ann Oncol, 28:2698-2706, 2017

試験名	相	概　要	文　献
OAK	Ⅲ	既治療の非小細胞肺癌患者を対象とした，アテゾリズマブとDTXのランダム化比較試験	Rittmeyer A, et al:Lancet, 389:255-265, 2017
CA209-003	Ⅰ	既治療の非小細胞肺癌患者を対象とした，ニボルマブの用量漸増試験	Gettinger S, et al :J Clin Oncol, 36:1675-1684, 2018
④高齢者の非小細胞肺癌の治療			
ELVIS	Ⅲ	70歳以上の非小細胞肺癌患者を対象とした，VNRと緩和治療群のランダム化試験	The Elderly Lung Cancer Vinorelbine Italian Study Group: J Natl Cancer Inst,91:66-72,1999
MILES	Ⅲ	70歳以上の非小細胞肺癌患者を対象とした，VNR，GEM，VNR＋GEMのランダム化試験	Gridelli C, et al: J Natl Cancer Inst, 95: 362-372, 2003
WJTOG9904	Ⅲ	70歳以上の非小細胞肺癌患者を対象とした，DTXとVNRのランダム化試験	Kudoh S, et al:J Clin Oncol, 24:3657-3663, 2006
IFCT0501	Ⅲ	70歳以上の非小細胞肺癌患者を対象とした，VNRもしくはGEMとCBDCA＋PTX（毎週投与）のランダム化試験	Quoix E, et al: Lancet, 378:1079-1088, 2011
NJLCG0801	Ⅱ	70歳以上の非小細胞肺癌患者を対象とした，DTXとCBDCA＋PTX（毎週投与法）のランダム化試験	Maemondo M, et al: Oncologist, 19:352-353, 2014
JCOG0803/ WJOG4307L	Ⅲ	70歳以上の非小細胞肺癌患者を対象とした，DTXとCDDP＋DTX（毎週投与）のランダム化試験	Abe T, et al: J Clin Oncol, 33:575-581, 2015
NJLCG1301	Ⅱ	75歳以上の非小細胞肺癌患者を対象とした，CBDCA＋nab-PTXの単群試験	Miyauchi E, et al: Oncologist, 22:640- e59, 2017

2）非小細胞肺癌　TPS≧50％　EGFR/ALK/ROS1 陰性

試験名	相	概　要	文　献
KEYNOTE-024	Ⅲ	非小細胞肺癌を対象とした，ペムブロリズマブとプラチナダブレットのランダム化試験	Reck M, et al: N Engl J Med, 375:1823-1833, 2016
KEYNOTE-025	Ⅰ	既治療かつPD-L1≧1％の日本人非小細胞肺癌患者を対象とした，ペムブロリズマブの単群試験	kato T, et al: Ann Oncol, 27,issue suppl6:1221, 2016
CheckMate026	Ⅲ	非小細胞肺癌を対象とした，ニボルマブとプラチナダブレットのランダム化試験	Carbone DP, et al:N Engl J Med, 376:2415-2426, 2017
CheckMate012	Ⅰb	非小細胞肺癌患者を対象とした，ニボルマブ単剤とニボルマブ＋イピリムマブのランダム化試験	Hellmann MD, et al: Lancet Oncol, 18:31-41, 2017

3）EGFR陽性肺癌

試験名	相	概　要	文　献
①EGFR陽性肺癌の一次治療			
IPASS	Ⅲ	肺腺癌患者を対象にした，ゲフィチニブとCBDCA＋PTXのランダム化試験	Mok TS, et al:N Engl J Med, 361:947- 957, 2009
WJTOG 3405	Ⅲ	EGFR遺伝子変異陽性の非小細胞肺癌日本人患者を対象にした，ゲフィチニブとCDDP＋DTXのランダム化試験	Mitsudomi T, et al: Lancet Oncol, 11:121-128, 2010
NEJ002	Ⅲ	EGFR遺伝子変異陽性の非小細胞肺癌患者（日本人）を対象にした，ゲフィチニブとCBDCA＋PTXのランダム化試験	Maemondo M, et al:N Engl J Med, 362:2380-2388, 2010
OPTIMAL	Ⅲ	EGFR major mutations (L858R, del19)陽性の患者に対する，エルロチニブとCBDCA＋GEMのランダム化試験	Zhou C, et al:Lancet Oncol, 12:735-742, 2011
EURTAC	Ⅲ	EGFR major mutations (L858R, del19)陽性の非小細胞肺癌患者を対象とした，エルロチニブとCDDP/CBDCA＋DTX/GEMのランダム化試験	Rosell R, et al:Lancet Oncol, 13:239-246, 2012
LUX-Lung 3	Ⅲ	EGFR遺伝子変異陽性の肺腺癌患者を対象とした，アファチニブとCDDP＋PEMのランダム化試験	Sequist LV, et al:J Clin Oncol, 31:3327-3334, 2013
LUX-Lung 6	Ⅲ	EGFR遺伝子変異陽性の肺腺癌患者を対象とした，アファチニブとCDDP＋GEMのランダム化試験	Wu YL, et al:Lancet Oncol, 15:213-222, 2014
JO25567	Ⅱ	EGFR遺伝子変異陽性の非小細胞肺癌患者を対象とした，ベバシズマブ±エルロチニブのランダム化試験	Seto T, et al:Lancet Oncol, 15:1236-1244, 2014
ASPIRATION	Ⅲ	非小細胞肺癌患者を対象とした，エルロチニブをbeyond PDで投与する単群試験	Park K, et al: JAMA Oncol, 2:305-312, 2016
LUX-Lung 7	Ⅱb	EGFR遺伝子変異陽性の肺腺癌患者を対象とした，アファチニブとゲフィチニブのランダム化試験	Park K, et al: Lancet Oncol, 17:577-589, 2016

試験名	相	概要	文献
WJOG5108L	III	EGFR遺伝子変異陽性の肺腺癌患者（日本人のみ）を対象にした，ゲフィチニブとエルロチニブのランダム化試験	Urata Y, et al: J Clin Oncol, 34:3248-3257, 2016
NEJ026	III	EGFR遺伝子変異陽性の非小細胞肺癌患者を対象とした，エルロチニブ±ベバシズマブのランダム化試験	Maemondo M, et al:Ann Oncol, 27, issue suppl 6：1286, 2016
CTONG0901	III	EGFR遺伝子変異陽性の非小細胞肺癌患者を対象とした，エルロチニブとゲフィチニブのランダム化試験	Yang JJ, et al: Br J Cancer, 116:568-574, 2017
NEJ005/TCOG0902	II	EGFR変異陽性の未治療進行期非小細胞肺癌患者を対象とした，ゲフィチニブ＋CBDCA＋PEMの同時投与群と逐次投与群のランダム化試験	Sugawara S, et al: Ann Oncol, 26:888-894, 2015
ARCHER1050	III	EGFR遺伝子変異陽性の非小細胞肺癌患者を対象とした，ダコミチニブとゲフィチニブのランダム化試験	Wu YL, et al:Lancet Oncol, 18: 1454-1466, 2017
②EGFR陽性肺癌の二次治療以降			
IMPRESS	III	ゲフィチニブでPDとなったEGFR遺伝子変異陽性の非小細胞肺癌患者を対象とした，CDDP＋PEM±ゲフィチニブ beyond PDのランダム化試験	Soria JC, et al:Lancet Oncol, 16:990-998, 2015　Mok TSK, et al: J Clin Oncol, 35:4027-4034, 2017
AURA3	III	EGFR-TKIによる一次治療に抵抗性のT790M変異陽性非小細胞肺癌患者を対象とした，オシメルチニブとプラチナダブレットのランダム化試験	Mok TS, et al: N Engl J Med, 376:629-640, 2017
FLAURA	III	EGFR遺伝子変異陽性の肺癌を対象として，オシメルチニブと，標準治療としての第一世代EGFR-TKI(ゲフィチニブまたはエルロチニブ)のランダム化試験	Soria JC, et al: N Engl J Med, 378:113-125, 2018

4）ALK/ROS1（/希少ドライバー変異）陽性肺癌

試験名	相	概要	文献
①ALK陽性肺癌の一次治療			
A8081014	III	ALK陽性非小細胞肺癌患者を対象とした，クリゾチニブとプラチナダブレットのランダム化試験	Solomon BJ, et al: N Engl J Med, 371:2167-2177, 2014
J-ALEX	III	ALK陽性非小細胞肺癌患者（日本人のみ）を対象とした，クリゾチニブとアレクチニブのランダム化試験	Hida T, et al: Lancet, 390:29-39, 2017
ALEX	III	ALK陽性非小細胞肺癌患者を対象とした，クリゾチニブとアレクチニブのランダム化試験	Peters S, et al:N Engl J Med, 377:829-838, 2017
②ALK陽性肺癌の二次治療			
ASCEND-1	I	ALK陽性非小細胞肺癌患者を対象とした，セリチニブの単群試験	Shaw AT & Engelman JA:N Engl J Med, 370: 1189-1197, 2014
NP28761	II	クリゾチニブ治療歴があるALK陽性非小細胞肺癌患者を対象とした，アレクチニブの単群試験	Shaw AT, et al: Lancet Oncol, 17:234-242, 2016
ASCEND-2	II	クリゾチニブ治療歴があるALK陽性非小細胞肺癌患者を対象とした，ALK阻害薬セリチニブの単群試験	Crinò L, et al: J Clin Oncol, 34:2866-2873, 2016
ASCEND-5	III	クリゾチニブ治療歴があるALK陽性非小細胞肺癌患者を対象とした，セリチニブとPEM/DTXのランダム化試験	Shaw AT, et al: Lancet Oncol, 18:874-886, 2017
③ROS1陽性肺癌の治療			
PROFILE 1001	I	ROS1遺伝子転座陽性の非小細胞肺癌患者を対象とした，クリゾチニブの単群試験	Shaw AT, et al: N Engl J Med, 371:1963-1971, 2014
④希少ドライバー変異陽性肺癌の治療			
LURET	II	RET陽性肺癌を対象とした，Vandetanibの医師主導治験	Yoh K, et al:Lancet Respir Med, 5:42-50, 2017

5）I～III期非小細胞肺癌

試験名	相	概要	文献
NCT02259621	II	切除可能非小細胞肺癌患者を対象とした，術前化学療法としてのニボルマブの単群試験	Forde PM, et al:N Engl J Med, 378:1976-1986, 2018
INT0139	III	切除可能なN2症例に対する化学放射線療法と導入化学放射線療法後の外科切除のランダム化試験	Albain KS, et al: Lancet, 374:379-386, 2009
OLCSG0007	III	切除不能III期非小細胞肺癌患者を対象とした，CDDP＋VDS＋MMCとCDDP＋DTXのランダム化試験	Segawa Y, et al:J Clin Oncol, 28:3299-3306, 2010

試験名	相	概要	文献
WJTOG0105	III	切除不能III期非小細胞肺癌患者を対象とした，CDDP＋VDS＋MMCとCBDCA＋PTX，CBDCA＋CPT-11のランダム化試験	Yamamoto N, et al: J Clin Oncol, 28:3739-3745, 2010
JCOG0301	III	高齢者切除不能局所進行型非小細胞肺癌患者を対象とした，胸部放射線単独と低用量連日CBDCA＋胸部放射線同時併用療法とのランダム化試験	Atagi S, et al:Lancet Oncol, 13:671-678, 2012
PACIFIC	III	根治的同時化学放射線療法施行後に増悪を認めなかった切除不能III期非小細胞肺癌患者を対象とした，デュルバルマブとプラセボのランダム化比較試験	Antonia SJ, et al:N Engl J Med, 377:1919-1929, 2017

6) 小細胞肺癌

試験名	相	概要	文献
①進展型小細胞肺癌の一次治療			
JCOG9511	III	進展型小細胞肺癌患者を対象とした，CDDP＋ETPとCDDP＋CPT-11のランダム化試験	Noda K, et al:N Engl J Med, 346:85-91, 2002
SWOG0124	III	進展型小細胞肺癌患者を対象とした，CDDP＋ETPとCDDP＋CPT-11のランダム化試験	Lara PN Jr, et al: J Clin Oncol, 27:2530-2535, 2009
JCOG0509	III	進展型小細胞肺癌患者を対象とした，CDDP＋AMRとCDDP＋CPT-11のランダム化試験	Satouchi M, et al: J Clin Oncol, 32:1262-1268, 2014
②進展型小細胞肺癌の二次治療			
JCOG0901	II	refractory relapseの再発小細胞肺癌患者を対象にした，AMR療法の単群試験	Murakami H, et al: Lung Cancer, 84:67-72, 2014
JCOG0605	III	sensitive relapseの再発小細胞肺癌患者を対象とした，二次治療としてのNGTとPEI療法のランダム化試験	Goto K, et al: J Clin Oncol, 32, 15_suppl:7504, 2014
③限局型小細胞肺癌の治療			
CONVERT	III	限局型小細胞肺癌患者を対象に，45 Gy/30回の加速過分割照射群と，1日1回2 Gyで45日間かけて線量を66 Gyまで照射する群(66 Gy/33回)とを比較するランダム化試験	Faivre-Finn C, et al: Lancet Oncol, 18:1116-1125, 2017
④高齢者の小細胞肺癌の治療			
JCOG9702	III	70歳以上かつPS 0〜2の高齢者および70歳以下のPS 3の小細胞肺癌患者を対象とした，分割CDDP＋ETPとCBDCA＋ETPとのランダム化試験	Okamoto H, et al:Br J Cancer, 97:162-169, 2007

7) 間質性肺炎

試験名	相	概要	文献
UMIN000026129	−	軽度特発性間質性肺炎を合併した切除不能非小細胞肺癌患者を対象とした，ニボルマブの単群パイロット試験	Fujimoto D, et al：Lung Cancer, 111：1-5, 2017
J-SONIC	II	特発性肺線維症合併非小細胞肺癌患者を対象とした，CBDCA＋nab-PTX±ニンテダニブのランダム化試験	Otsubo K, et al：Clin Lung Cancer, 19：e5-e9, 2018

略語一覧

AUC	：血中濃度曲線下面積 (area under the blood concentration time curve)	MST	：生存期間中央値 (median survival time)

AUC ：血中濃度曲線下面積
(area under the blood concentration time curve)

BSC ：ベストサポーティブケア
(best supportive care)

Ccr ：クレアチニンクリアランス
(creatinine clearance)

CI ：信頼区間
(confidence Interval)

Cr ：クレアチニン
(creatinine)

ED ：進展型
(extensive disease)

EGFR-TKI ：EGFRチロシンキナーゼ阻害薬
(EGFR tyrosine kinase inhibitor)

EUS-FNA ：超音波内視鏡下穿刺吸引法
(endoscopic ultrasound-guided fine needle aspiration)

GFR ：糸球体濾過量
(glomerular filtration rate)

HR ：ハザード比
(hazard ratio)

IPF ：特発性肺線維症
(idiopathic pulmonary fibrosis)

irAE ：免疫関連有害事象
(immune-related adverse events)

LCNEC ：大細胞神経内分泌癌
(large cell neuroendocrine carcinoma)

LD ：限局型
(limited disease)

MST ：生存期間中央値
(median survival time)

NGS ：次世代シーケンシング
(next-generation sequencing)

NSCLC ：非小細胞肺癌
(non-small cell lung cancer)

OS ：全生存期間
(overall survival)

PFS ：無増悪生存期間
(progression free survival)

PS ：全身状態
(performance status)

Qtc ：補正QT間隔
(corrected QT)

SCLC ：小細胞肺癌
(small cell lung cancer)

TPS ：tumor proportion score

ULN ：（施設）基準値上限
(upper limit of normal)

PCI ：予防的全脳照射
(prophylactic cranial irradiation)

● 抗癌剤

ADM ：アドリアマイシン（adriamycin）

AMR ：アムルビシン（amrubicin）

CBDCA ：カルボプラチン（carboplatin）

CDDP ：シスプラチン（cisplatin）

CDGP	：ネダプラチン（nedaplatin）	NE	：評価不能（not evaluate）
CPA	：シクロホスファミド（cyclophosphamide）	ORR	：全奏効率（overall response rate）
CPT-11	：イリノテカン（irinotecan）	PD	：憎悪（progressive disease）
DTX	：ドセタキセル（docetaxel）	PR	：部分寛解，部分奏効（partial remission, partial response）
ETP	：エトポシド（etoposide）	SD	：安定（stable disease）
GEM	：ゲムシタビン（gemcitabine）		
IFM	：イホスファミド（ifosfamide）		
MMC	：マイトマイシンC（mitomycinC）		
nab-PTX	：ナブパクリタキセル（nab-paclitaxel）		
NGT	：ノギテカン（nogitecan）		
PEM	：ペメトレキセド（pemetrexed）		
PTX	：パクリタキセル（paclitaxel）		
S-1	：テガフール・ギメラシル・オテラシル（tegafur/gimeracil/oteracil）		
UFT	：テガフール・ウラシル配合剤（tegafur/uracil）		
VCR	：ビンクリスチン（vincristine）		
VDS	：ビンデシン（vindesine）		
VNR	：ビノレルビン（vinorelbine）		

● 奏効割合

CR　　　：完全奏効（complete response）

執筆者一覧

【監修】

加藤晃史	神奈川県立がんセンター　呼吸器内科
池田　慧	神奈川県立循環器呼吸器病センター　呼吸器内科

【編集】

関根朗雅	神奈川県立循環器呼吸器病センター　呼吸器内科
佐多将史	自治医科大学　内科学講座呼吸器内科部門
下川路伊亮	神奈川県立がんセンター　呼吸器内科

【執筆者】（掲載順）

加藤晃史	神奈川県立がんセンター　呼吸器内科
池田　慧	神奈川県立循環器呼吸器病センター　呼吸器内科
古屋直樹	聖マリアンナ医科大学病院　呼吸器内科
松尾規和	久留米大学医学部　内科学講座呼吸器・神経・膠原病内科部門
上月稔幸	独立行政法人国立病院機構四国がんセンター　呼吸器内科
山口　央	埼玉医科大学国際医療センター　呼吸器内科
各務　博	埼玉医科大学国際医療センター　呼吸器内科
原　尚史	岡山大学病院　呼吸器・アレルギー内科
堀田勝幸	岡山大学病院　新医療研究開発センター臨床研究部
村上修司	国立がん研究センター中央病院　呼吸器内科
西野　誠	慶應義塾大学医学部　呼吸器内科／けいゆう病院　呼吸器内科
高濱隆幸	近畿大学医学部　内科学腫瘍内科部門
大泉聡史	独立行政法人国立病院機構北海道がんセンター　呼吸器内科
栁谷典子	がん研究会有明病院　呼吸器内科
谷﨑潤子	市立岸和田市民病院　腫瘍内科
和久田一茂	静岡県立静岡がんセンター　呼吸器内科
野崎　要	九州がんセンター　呼吸器腫瘍科
下川路伊亮	神奈川県立がんセンター　呼吸器内科
原田真也	北里大学病院　呼吸器内科
中原善朗	神奈川県立がんセンター　呼吸器内科
野嵜幸一郎	新潟大学医歯学総合病院　呼吸器感染症内科
三浦　理	新潟県立がんセンター新潟病院　内科
齋藤良太	東北大学病院　呼吸器内科
井上　彰	東北大学大学院医学系研究科　緩和医療学分野
小澤雄一	和歌山県立医科大学付属病院　呼吸器内科・腫瘍内科
三角祐生	横浜市立市民病院　呼吸器内科
宮脇英里子	静岡県立静岡がんセンター　呼吸器内科
釼持広知	静岡県立静岡がんセンター　呼吸器内科
藤本大智	神戸市立医療センター中央市民病院　呼吸器内科
佐多将史	自治医科大学　内科学講座呼吸器内科部門
関根朗雅	神奈川県立循環器呼吸器病センター　呼吸器内科

肺癌薬物療法の
エビデンスとコツ

なぜその治療を選ぶのか、エキスパートの考え方教えます

- **第1章** 非小細胞肺癌
  〜PD-L1 TPS<50％，EGFR/ALK/ROS1 陰性〜 ……………… 16
- **第2章** Ⅳ期非小細胞肺癌
  〜PD-L1 TPS≧50％，EGFR/ALK/ROS1 陰性〜 ……………… 68
- **第3章** EGFR 遺伝子変異陽性肺癌の治療 ………………… 84
- **第4章** ALK 遺伝子転座/ROS1 遺伝子転座陽性の
  非扁平上皮・非小細胞肺癌 ………………………………… 107
- **第5章** Ⅰ〜Ⅲ期非小細胞肺癌の治療 ………………………… 135
- **第6章** 小細胞肺癌 ……………………………………………… 155
- **第7章** 間質性肺炎合併 ………………………………………… 197

第1章 非小細胞肺癌 ～PD-L1 TPS＜50％，EGFR/ALK/ROS1陰性～

1 進行・再発扁平上皮癌のファーストライン

池田 慧

症例提示

心筋梗塞の既往があり，手指のしびれを嫌がる63歳男性

- **症例**：63歳男性
- **主訴**：咳嗽，血痰
- **現病歴**：8月下旬から咳嗽が出現し持続，9月下旬に血痰も認めたため，当院を受診．胸腹部CTで右上葉の結節影と肺門・縦隔の多発リンパ節腫大，多発骨転移を認めた．10月上旬に気管支鏡検査を施行し，経気管支生検で肺扁平上皮癌cT4N3M1b stage Ⅳと診断．一次治療導入目的で，10月中旬に入院となった．
- **既往歴**：陳旧性心筋梗塞（薬剤溶出性ステント挿入後），2型糖尿病，高血圧
- **内服薬**：グリメピリド，硝酸イソソルビド，アスピリン
- **生活歴**：職業：寿司職人（自営で休みは融通が利くが，仕事はできるだけ続けたい．痺れの副作用を嫌がっている）．喫煙：20本/日×43年（20～63歳）．アレルギー：なし
- **現症**：ECOG PS 1，身長170 cm，体重83.1 kg（体重減少 − 2 kg/6カ月）
- **血液検査**：WBC 10,600/mm^3，Hb 15.1 g/dL，Plt 419,000/mm^3，SCC 6.6 ng/mL，CYFRA 3.6 ng/mL，Alb 4.2 g/dL，AST 27 IU/L，ALT 25 IU/L，LDH 178 IU/L，T-Bil 0.3 mg/dL，BUN 12 mg/dL，Cr 0.55 mg/dL，Na 141 mEq/L，K 4.5 mEq/L，HbA1c 7.4 %
- **造影CT**：右肺上葉に長径24 mmの結節影，右肺上葉・中葉にも多発小結節影．両側鎖骨上窩・両側肺門・縦隔リンパ節腫大．胸骨・脊椎・骨盤骨に骨転移．頭蓋内病変なし．
- **心エコー**：心尖部の収縮がやや弱く，左室駆出率は40％前後，弁膜症なし．
- **病理**：核腫大した異型細胞が不規則な胞巣を形成し増殖，細胞間橋あり．PD-L1 5％．

問題点

- 60代，PS良好，PD-L1＜50％の進行期肺扁平上皮癌の一次治療は？　➡ p.17 **1**-① 参照
- 心臓など他臓器合併症がある場合の選択肢は？　➡ p.20 **2**-① 参照
- 末梢神経障害の出にくいレジメンはどれ？　➡ p.21 **2**-②-c 参照

治療Strategy

一次治療はプラチナ製剤と第三世代以降の抗癌剤の併用療法を考えた．しかし，陳旧性心筋梗塞の既往と心エコーで左室駆出率低下を認めたため，シスプラチン（CDDP）を避けて，カルボプラチン（CBDCA）・レジメンを選択することとした．職人としての仕事を大切にされており，末梢神経障害の少ないレジメンとして，CBDCA＋S-1療法と，CBDCA＋ナブパクリタキセル（nab-PTX）療法を，選択肢として提示した．最終的には，2コース目以降に外来薬物療法となる可能性を見越して，通院日数が少なくてすむCBDCA＋S-1療法を選択した．

1 ガイドラインとエビデンス

① ガイドラインのポイント

2017年版の肺癌診療ガイドライン[1]では，75歳未満のPS 0～1かつPD-L1＜50％の進行期肺扁平上皮癌の一次治療には，プラチナ製剤と第三世代以降の抗癌剤の併用療法が推奨されている（推奨度1A）．主なレジメンには，CBDCA＋パクリタキセル（PTX）/nab-PTX，CBDCA＋S-1，CDDP＋ゲムシタビン（GEM），ネダプラチン（CDGP）＋ドセタキセル（DTX），などがある．これらの治療選択肢には，効果に関しては明確な優劣が存在せず，副作用や臓器機能により使い分ける．一方で，非扁平上皮癌において用いられる維持療法は行わないように推奨されている（推奨度1C）．また，ベバシズマブは扁平上皮癌に対して投与は行わないと明記されている．

② 知っておきたい，主な治験・臨床試験（表1）

a. プラチナ併用療法のガチンコ勝負（ECOG1594試験とFACS試験）

ECOG1594試験とFour-Arm Cooperative Study（FACS）試験は，今日の進行期肺癌に対する薬物療法の根幹となるピボタル試験（後の治療を変えるような重要な中枢となる試験のこと）である．

◆ECOG1594試験

プラチナ製剤と各種新規抗癌剤併用療法間の臨床的な有用性を比較・検証するために米国で行われた，最初の大規模比較試験である[2]．

PS 0～2，ⅢB・Ⅳ期の非小細胞肺癌1,207例を，CDDP＋PTX，CDDP＋GEM，CDDP＋DTX，CBDCA＋PTXの4群に無作為に割り付けたところ，有効性に関しては，全

表1 進行期非小細胞肺癌の一次薬物療法の代表的な第Ⅲ相試験

試験	治療法	N	奏効率	無増悪期間	無増悪生存期間	全生存期間
ECOG1594[2]	CDDP+PTX	303	21%	3.4カ月	—	7.8カ月
	CDDP+GEM	301	22%	4.2カ月	—	8.1カ月
	CDDP+DTX	304	17%	3.7カ月	—	7.4カ月
	CBDCA+PTX	299	17%	3.1カ月	—	8.1カ月
FACS[3]	CDDP+CPT-11	145	31%	4.7カ月	—	13.9カ月
	CDDP+GEM	146	30%	4.0カ月	—	14.0カ月
	CDDP+VNR	145	33%	4.1カ月	—	11.4カ月
	CBDCA+PTX	145	32%	4.5カ月	—	12.3カ月
LETS[4,5]	CBDCA+S-1	282 (55)	20.4% (27.3%)	—	4.1カ月 (4.4カ月)	15.3カ月 (14.0カ月)
	CBDCA+PTX	281 (59)	29.0% (33.9%)	—	4.8カ月 (4.9カ月)	13.3カ月 (10.6カ月)
CA031[6,7]	CBDCA+nab-PTX	521	33.0%	—	6.3カ月	12.1カ月
	CBDCA+PTX	531	25.0%	—	5.8カ月	11.2カ月
JMDB[8]	CDDP+GEM	863 (229)	28.2% (31.4%)	—	5.1カ月 (5.5カ月)	10.3カ月 (10.8カ月)
	CDDP+PEM	862 (244)	30.6% (23.4%)	—	4.8カ月 (4.4カ月)	10.3カ月 (9.4カ月)
WJOG5208L[9]	CDGP+DTX	177	56.0%	—	4.9カ月	13.6カ月
	CDDP+DTX	172	53.0%	—	4.5カ月	11.4カ月

括弧内は扁平上皮癌のサブセット解析
CPT-11：イリノテカン，VNR：ビノレルビン，PEM：ペメトレキセド，CDGP：ネダプラチン

生存期間（OS），無増悪生存期間（PFS），奏効率ともに4群間に差は認めなかった．一方で，発熱性好中球減少症や，悪心・嘔吐など消化器症状，それらすべてを含めた全有害事象の発生頻度は，いずれもCBDCA＋PTX群で低かったため，著者らは「CBDCA＋PTX療法が今後の標準治療である」と結論付けた．

◆ FACS試験

本邦で行われた第Ⅲ相試験であり，PS 0～1，ⅢB・Ⅳ期の非小細胞肺癌602例を，CDDP＋CPT-11，CBDCA＋PTX，CDDP＋GEM，CDDP＋VNRの4群に無作為割り付けされた[3]．

4つのレジメン間で有効性の差は認めず，いずれも**OS中央値12カ月，無増悪期間中央値4カ月，奏効率30％程度**であった．毒性は，CDDP＋GEMとCDDP＋VNRでは好中球減少が，CDDP＋CPT-11では悪心・嘔吐・食欲低下と下痢が，CBDCA＋PTX群では末梢神経障害（感覚性ニューロパチー）や関節・筋肉痛や脱毛が，それぞれほかの群よりも多く，レジメンごとに特徴が異なるものの，いずれも忍容性は良好と考えられた．この結果をもって，FACS試験の4つのレジメンは，いずれも標準治療として肺癌診療ガイドラインに掲載された．

b. カルパクを超えていけ（LETS試験とCA031試験）

CBDCA＋PTXは，国内外で最も汎用されている（されてきた）レジメンだが，3週ごと

の標準的な投与法では**四肢末梢の神経障害や脱毛など**，患者にとって苦痛となる有害事象が高率に起こる．今日までに，CBDCA＋PTXを標準治療群として，多くのランダム化比較試験が行われている．

◆LETS試験

PS 0～1，ⅢB・Ⅳ期の非小細胞肺癌564例を，CBDCA＋PTX群とCBDCA＋S-1群に無作為割り付けした第Ⅲ相試験である[4]．

主要評価項目である**OSに関してCBDCA＋S-1の非劣勢**が証明され，好中球減少や脱毛，末梢神経障害の頻度が少ない代わりに，血小板減少や悪心・嘔吐・下痢の頻度が多かった．さらに，サブセット解析の結果，**扁平上皮癌に関しては，CBDCA＋S-1群の方がCBDCA＋PTX群よりも生存期間中央値が長く**[5]，期待される治療選択肢の1つといえる．

◆CA031試験

副作用の軽減を目的に，ヒト血清アルブミンとPTXを結合させたナノ粒子製剤であるnab-PTXとCBDCAの併用療法を，CBDCA＋PTXの併用療法と比較するランダム化第Ⅲ相試験である[6]．

有効性に関しては，主要評価項目である奏効率はCBDCA＋nab-PTX併用群で有意に良好であり，PFS，OSも統計学的優位差はないがCBDCA＋nab-PTX併用群で良好な傾向があった．さらに，組織形別のサブセット解析の結果，扁平上皮癌では奏効率がCBDCA＋nab-PTX併用群で有意に良好であるが，非扁平上皮癌では有意差を認めなかった[7]．副作用に関しては，しばしば患者を悩ませる末梢神経障害の頻度・GradeともにCBDCA＋nab-PTX群で低いが，貧血や血小板減少の頻度はやや多かった．

以上の結果からも，特に扁平上皮癌に対しては，**CBDCA＋nab-PTXは非常に期待され，またDay1，8，15の分割投与であることから副作用マネージメントもしやすい，汎用性のあるレジメン**といえるだろう．

c. 扁平上皮癌にPEMは効かない（JMDB試験）

JMDB試験は，PS 0～1，ⅢB・Ⅳ期の非小細胞肺癌1,725例をCDDP＋GEM併用群とCDDP＋PEM併用群に1：1に無作為割り付けした第Ⅲ相試験である．

非小細胞肺癌全体について検討したところ，OSは両群でほぼ同等で，CDDP＋GEMに対するCDDP＋PEMの非劣勢が示された[8]．

さらに，事前に規定されたOSのサブセット解析では，**扁平上皮癌ではCDDP＋GEMが，非扁平上皮癌ではCDDP＋PEMが，それぞれ統計学的な有意差をもって優れている**ことが証明された．ちなみに，組織型によるPEMの効果の違いは，二次治療以降におけるPEM単剤を用いた第Ⅲ相試験の解析でも同様の傾向が確認されている[10]．

扁平上皮癌のようなチミジル酸合成酵素（TS）の活性が高い腫瘍では，PEMの感受性が低い可能性が，前臨床のデータで示唆されている[11]．

この結果から，**扁平上皮癌に対してはPEMを含む薬物療法は投与しない**ように勧められるようになった．また本試験がきっかけとなり，以後は組織型ごとの治療戦略が立てられるようになった．

d. CDGPという選択（WJOG5208L試験）

CDGPは，消化器症状や腎障害，骨髄抑制といったCDDPの重篤な毒性を抑えることを目的に開発された日本発のプラチナ製剤である．本邦で実施された**WJOG5208L試験**は，進

行・再発非小細胞肺癌355例をCDDP＋DTX群とCDGP＋DTX群に無作為割り付けする第Ⅲ相試験である[9]．

　主要評価項目であるOS中央値はCDGP＋DTX群で有意に延長した（13.6カ月vs11.4カ月）．有害事象についても，CDGP＋DTX併用群では悪心・嘔吐，全身倦怠感，電解質異常の頻度が少なかったが，一方で骨髄抑制は多く，半数以上でGrade 4の好中球減少が見られており，注意が必要である．

　PTX，DTXなどのいわゆる"第三世代"以降の抗癌剤の併用療法の大規模比較試験で唯一，生存における優越性が示されており，この結果をもって，CDGP＋DTXは標準治療の選択肢の1つとなった．

2 治療の選択と進め方のコツ

① プラチナ製剤の選択～シスか，カルボか，ネダか～

a. プラチナ製剤の使い分け

　一般的に「CDDPの方がCBDCAよりも強力」というイメージがあるかもしれない．しかし，局所進行性もしくは転移性NSCLC（非小細胞肺癌）患者を対象に第三世代抗癌剤との併用下でCDDPレジメンとCBDCAレジメンを比較したランダム化比較試験を抽出し，10試験についてメタアナリシスを行ったところ，奏効率はCDDPレジメンで高いものの，全生存率や1年生存率に関しては差がなかった[12]．

　また，PTXもしくはGEMをプラチナ製剤両群と併用した試験での奏効率は同等であった．

　毒性に関しては，CDDPでは悪心・嘔吐がより多く見られ，CBDCAでは血小板減少症および神経毒性がより多く見られた．好中球減少，貧血，脱毛の発現率には差はなかった．

　よって，プラチナ製剤を選択する際には，効果だけでなく，患者の**心・腎機能，各薬剤の特性や副作用，組み合わせる抗癌剤から総合的に判断し，選択する**必要がある．

b. 腎機能障害がある場合

　臨床では，腎機能の低下した患者に対する治療選択でしばしば困ることがある．CDDPは尿細管上皮細胞内に蓄積し近位尿細管障害を起こすことがあるため，**重篤な腎機能障害を有する患者には禁忌**である．

　一方，CBDCAの投与量は腎機能に応じて算出されるCalvertの式を用いて決定するため，腎機能障害のある患者への投与により適している．そのため，クレアチニン・クリアランス（Ccr）＜30 mL/分ではCDDPの投与を避け，CBDCAレジメンを選択する．Ccr 30～60 mL/分では，CBDCAレジメンを選択するか，CDDPを50～75％に減量し投与する．

　また，CDGPに関しては，現在のところ腎機能低下患者における投与量は明確に示されていないが，腎機能低下例では骨髄抑制のリスクが高まるため，Ccr＜60 mL/分では減量を検討する必要がある．また，組み合わせる抗癌剤として，S-1は腎機能障害患者では毒性が強く発現するため，Ccr＜30 mL/分では投与を避け，Ccr 30～60 mL/分では減量を要する．

表2 薬剤の催吐性リスク分類

分類	催吐頻度	薬剤名
高度リスク	＞90％	CDDP
中等度リスク	30〜90％	DTX, PTX, GEM
軽度リスク	10〜30％	VNR

c. 心機能が低下している場合

CDDPの投与時には大量の捕液を行うため，心臓合併症のある患者では心不全をきたす・悪化させる恐れがある．CDDPの投与を検討する場合には事前の心エコーは必須であり，低左心機能（左室収縮能＜50くらいを目安に）の場合には，捕液量の少ないCBDCAベースのレジメンを検討する．

② 患者の希望を反映した治療選択

a.「気持ち悪くなったり，吐いたりするのでしょう？」

扁平上皮癌の一次治療で用いられる薬剤の催吐性リスク分類は，表2のようになっている．レジメンとしては，CDDPベースの薬物療法（CDDP＋VNR，CDDP＋GEM，CDDP＋DTX，CDDP＋S-1）は高度催吐性リスクレジメンとされ，消化器毒性に対する不安が大きい場合には，これらのレジメンを避けることを検討する．ただし，近年は制吐薬も日進月歩であり，アプレピタントやパロノセトロンの使用により，急性期・遅発性の嘔吐がかなりコントロールできるようになっている．

b.「毛が抜けないのにしてください」

個人差はあるが脱毛は治療開始後2〜3週目からはじまり，1〜2カ月で頭髪・体毛が抜けてしまう．基本的に可逆性があり，抗癌剤終了後3〜6カ月で回復する．しかし，特に女性にとってはしばしば大きな精神的苦痛を与える重大な副作用であり，有効な予防法は確立されていない．

扁平上皮癌の一次治療で用いられる薬剤のうち，**DTXやPTXのようなタキサン系抗癌剤は，とりわけ脱毛のリスクが高い**ため，ほかのレジメンを選択するか，投与前に十分説明し同意を得る必要がある．

c.「仕事上，手足がしびれたら困ります」

抗癌剤による末梢神経障害は，患者のQOLを著しく落とし，かつ不可逆的になる場合もある．有効な予防法や，出現時の薬物療法は十分に確立されてはいない．**肺癌領域で問題になりやすいタキサン系抗癌剤による神経障害は，四肢末梢の手足・靴下型の分布で神経性疼痛や温痛覚障害が出やすい**．

扁平上皮癌の一次治療で用いられる薬剤のうち，タキサン系抗癌剤，さらにはプラチナ製剤のなかではCDDPが，末梢神経障害をきたしやすい．特に1回投与量が多いほど生じやすく，CBDCA＋PTX療法であればPTXの3週ごとの一括投与法よりも，Day1，8，15の分割投与法の方が末梢神経障害は軽く，CBDCA＋nab-PTXのDay1，8，15の分割投与法であればさらにリスクの軽減が期待できる．

d.「そんなにしょっちゅう病院に来られません」

特に外来薬物療法を行う場合，頻回の来院や長時間にわたる点滴は，患者にとって大きな負担になる．CBDCAベースのレジメンは点滴投与時間が短く，かつ，CBDCA＋PTX（3週ごと）療法やCBDCA＋S-1療法を選択すれば，来院日数も少なくてすむ．

また，CDDP投与時には腎毒性軽減のため10時間以上かけた2,500～5,000 mLの大量補液とマンニトールなどを用いた強制利尿が必要と考えられてきたが，近年は制吐薬など支持療法の大幅な進歩から，短時間・少量輸液によるショートハイドレーション法が広く用いられるようになった．ショートハイドレーション法では，アプレピタント（Day1～3）とデキサメタゾン（Day2～4）の経口投与と1日1,000 mL程度の水分摂取（Day1～3）をしてもらうかわりに，補液の量は1,500 mL～2,000 mLと少量になり，投与時間は4時間前後と大幅に短縮された．それにより，CDDPベースの薬物療法も外来で十分に実施可能である．

③ プラチナ併用療法の進め方～何コース？フォローの間隔は？～

a. エビデンス

ⅢB・Ⅳ期の非小細胞肺癌314例を対象に，プラチナ併用療法を4コース投与する群と6コース投与する群に無作為化割り付けした第Ⅲ相試験では，OSの中央値や1年生存率は同等であり，毒性に関しては4コース投与群の方が軽い，という結果であった[13]．この結果を受けて，肺癌診療ガイドラインでは，一次治療の投与期間は6コース以下とすることが推奨されている（推奨度1C）．

b. 実臨床

実臨床では，2コース目終了後に胸腹部CTを評価して有効性を確認し，PRないしSDが確認できればさらに2コース追加で投与する．4コース終了時には，胸腹部病変のCT評価に加え，できれば頭部CTかMRIで頭蓋内病変の評価も行う．4コース終了時に全身状態が良好で，それまでの毒性が比較的軽微であり，PRないしSDが維持されていれば最大6コースまで投与してよい．一次治療完遂後は一旦ケモホリデーとして，2～4週間ごとの定期的なフォローアップと，少なくとも3カ月おきのCTで経過観察する．画像上，腫瘍の増大や新規病変が確認されたら，二次治療に移行する．

3 投与の実際

① CBDCA＋nab-PTX

a. 投与方法

【投与スケジュール】3週間ごと4～6コース

		Day	1	8	15	21
CBDCA	AUC 6 点滴静注		↓			
nab-PTX（アブラキサン®）	100 mg/m² 点滴静注		↓	↓	↓	

【投与順】

投与日	投与順	投与薬剤・投与量	投与時間
Day 1	①	アプレピタント（イメンド® カプセル） 125 mg	内服
	②	パロノセトロン（アロキシ®） 0.75 mg デキサメタゾン（デキサート®） 3.3 mg 生理食塩液 100 mL	10分
	③	生理食塩液 50 mL	5分
	④	nab-PTX（アブラキサン®） 100 mg/m² 生理食塩液 50 mL	30分
	⑤	生理食塩液 50 mL	5分
	⑥	CBDCA AUC 6 5%ブドウ糖注射液 250 mL	60分
	⑦	生理食塩液 50 mL	5分
			計115分
Day 8, 15	①	生理食塩液 50 mL	5分
	②	nab-PTX（アブラキサン®） 100 mg/m² 生理食塩液 50 mL	30分
	③	生理食塩液 50 mL	5分
			計40分

【投与開始基準】

下記基準をすべて満たさなければ，Day 8, 15はスキップする．

	投与開始基準	
	Day 1	Day 8, 15
好中球数（/mm³）	≧1,500	≧1,000
血小板数（/mm³）	≧100,000	≧75,000
ヘモグロビン（g/dL）	≧9.0	—
AST/ALT（IU/L）	≦100	≦100
総ビリルビン（mg/dL）	≦2.0	≦2.0
非血液毒性（CTCAE v4.0）	—	Grade ≦2

【投与のポイント】

- 嘔吐コントロールのため，アプレピタント80 mg（Day 1〜3）に加えて，デキサメタゾン8 mg（Day 2〜4）の経口投与をしてもらう
- nab-PTXは主に肝代謝なので，AST/ALT/ビリルビンが増加している症例では慎重に投与を行う必要がある
- nab-PTXはヒトの血清アルブミンを用いているため，患者にレジメンの説明をする際に，血漿分画製剤の同意書もあわせて取得しておく必要がある
- nab-PTXはPTXと異なり，アルコール過敏症患者への投与も可能である

b. 有害事象

【頻度・発現時期】

有害事象	発現時期 (Day)	発現率(%) All Grade	発現率(%) Grade≧3
非血液毒性			
全身倦怠感	1〜7	74	3
食欲低下	1〜7	69	11
悪心	1〜7	68	1
末梢神経障害	14〜	64	3
関節痛	2〜21	42	0
筋肉痛	2〜21	29	0
血液毒性			
好中球減少	14〜21	90	69
貧血	14〜21	86	32
血小板減少	14〜21	81	14

【注意点と対策】
- 骨髄抑制が強く，Day 14〜28に最も低下する．G-CSF製剤や輸血の投与を要することもしばしばある
- 4日以上持続するGrade4の血液毒性，Grade3の発熱性好中球減少症，Grade3の非血液毒性の出現時は，両薬剤ともに減量する

② CDDP + GEM

a. 投与方法

【投与スケジュール】3週間ごと4〜6コース

投与日	投与順	投与薬剤・投与量	投与時間
Day 1	①	アプレピタント（イメンド®カプセル） 125 mg	内服
	②	硫酸マグネシウム 8 mEq 塩化カリウム 20 mEq 生理食塩液 1,000 mL	2時間
	③	パロノセトロン（アロキシ®） 0.75 mg デキサメタゾン（デキサート®） 9.9 mg ファモチジン（ガスター®） 20 mg 5%ブドウ糖液 50 mL	10分
	④	GEM 1,000 mg/m² 生理食塩液 100 mL	30分
	⑤	CDDP 75 mg/m² 生理食塩液 250 mL	1時間
	⑥	フロセミド（ラシックス®） 20 mg 生理食塩液 50 mL	5分
	⑦	生理食塩液 250 mL	30分
			計4時間15分

Day 8	①	デキサメタゾン（デキサート®）　6.6 mg メトクロプラミド（プリンペラン®）　20 mg 生理食塩液　50 mL	5分
	②	GEM　1,000 mg/m² 生理食塩液　100mL	30分
			計 35分

【投与開始基準】

Day8は下記条件を満たさなければスキップする．

	投与開始基準	
	Day1	Day8
好中球数（/mm³）	≧1,500	≧1,000
血小板数（/mm³）	≧100,000	≧75,000
ヘモグロビン（g/dL）	≧9.0	―
AST/ALT（IU/L）	≦100	≦100
総ビリルビン（mg/dL）	≦2.0	≦2.0
血清クレアチニン（mg/dL）	≦1.2	―
非血液毒性（CTCAE v4.0）	―	Grade ≦ 2

【投与のポイント】

- ショートハイドレーション法では，アプレピタント80 mg（Day 1～3）に加えてデキサメタゾン8 mg（Day2～4）の経口投与をしてもらう
- Day1～3は1日1,000 mL程度の水分摂取をしてもらう
- Day1の点滴終了時点で尿量が1,000 mL未満であれば，その時点でラシックスの投与と細胞外液500 mLの点滴追加を検討する．その後は尿量・体重を見ながら適宜検討する

　Pitfall　GEMは，間質性肺炎・肺線維症の合併例には禁忌である．

b. 有害事象

【頻度・発現時期】

有害事象	発現時期（Day）	発現率（%）	
		Grade ≧ 2	Grade ≧ 3
非血液毒性			
食欲低下	1～7	58	27
悪心	1～7	58	23
嘔吐	1～7	48	14
便秘	1～10	42	9
全身倦怠感	1～10	20	3
脱毛	21～	15	～
血液毒性			
好中球減少	7～21	73	33

発熱性好中球減少症	7〜21	〜	2
貧血	14〜	71	27
血小板減少	7〜21	57	35

【注意点と対策】
- GEMの点滴を60分間以上かけて行うと副作用が増強したという報告があるため，投与時間は30分間を目安に行う

Summary

- 75歳未満のPS 0〜1かつPD-L1＜50％の進行期肺扁平上皮癌の一次治療には，プラチナ併用療法が用いられる
- プラチナ併用療法は，いずれのレジメンも奏効率30％，無増悪期間生存期間が4カ月，全生存期間が12カ月程度である
- 一次治療には複数の選択肢があるが，効果に関しては明確な優劣が存在しないため，患者の心・腎機能，各薬剤の特性や副作用，組み合わせる抗癌剤から総合的に判断し，選択する必要がある

文献

1) 「EBMの手法による肺癌診療ガイドライン 2017年版」（日本肺癌学会／編），2017
   https://www.haigan.gr.jp/modules/guideline/index.php?content_id=3
2) Schiller JH, et al：Comparison of four chemotherapy regimens for advanced non-small-cell lung cancer. N Engl J Med, 346：92-98, 2002
3) Ohe Y, et al：Randomized phase III study of cisplatin plus irinotecan versus carboplatin plus paclitaxel, cisplatin plus gemcitabine, and cisplatin plus vinorelbine for advanced non-small-cell lung cancer: Four-Arm Cooperative Study in Japan. Ann Oncol, 18：317-323, 2007
4) Okamoto I, et al：Phase III trial comparing oral S-1 plus carboplatin with paclitaxel plus carboplatin in chemotherapy-naïve patients with advanced non-small-cell lung cancer: results of a west Japan oncology group study. J Clin Oncol, 28：5240-5246, 2010
5) Yoshioka H, et al：Efficacy and safety analysis according to histology for S-1 in combination with carboplatin as first-line chemotherapy in patients with advanced non-small-cell lung cancer: updated results of the West Japan Oncology Group LETS study. Ann Oncol, 24：1326-1331, 2013
6) Socinski MA, et al：Weekly nab-paclitaxel in combination with carboplatin versus solvent-based paclitaxel plus carboplatin as first-line therapy in patients with advanced non-small-cell lung cancer: final results of a phase III trial. J Clin Oncol, 30：2055-2062, 2012
7) Socinski MA, et al：Safety and efficacy analysis by histology of weekly nab-paclitaxel in combination with carboplatin as first-line therapy in patients with advanced non-small-cell lung cancer. Ann Oncol, 24：2390-2396, 2013
8) Scagliotti GV, et al：Phase III study comparing cisplatin plus gemcitabine with cisplatin plus pemetrexed in chemotherapy-naive patients with advanced-stage non-small-cell lung cancer. J Clin Oncol, 26：3543-3551, 2008
9) Shukuya T, et al：Nedaplatin plus docetaxel versus cisplatin plus docetaxel for advanced or relapsed squamous cell carcinoma of the lung (WJOG5208L): a randomised, open-label, phase 3 trial. Lancet Oncol, 16：1630-1638, 2015
10) Scagliotti G, et al：The differential efficacy of pemetrexed according to NSCLC histology: a review of two Phase III studies. Oncologist, 14：253-263, 2009
11) Tanaka F, et al：Thymidylate synthase (TS) gene expression in primary lung cancer patients: a large-scale study in Japanese population. Ann Oncol, 22：1791-1797, 2011
12) de Castria TB, et al：Cisplatin versus carboplatin in combination with third-generation drugs for advanced non-small cell lung cancer. Cochrane Database Syst Rev, ：CD009256, 2013
13) Park JO, et al：Phase III trial of two versus four additional cycles in patients who are nonprogressive after two cycles of platinum-based chemotherapy in non small-cell lung cancer. J Clin Oncol, 25：5233-5239, 2007

第1章 非小細胞肺癌 ～PD-L1 TPS＜50%，EGFR/ALK/ROS1 陰性～

2 Ⅳ期非扁平上皮癌のファーストライン

古屋直樹

症例提示

外来治療希望の65歳男性ⅣB期の肺腺癌

- **症　例**　65歳男性
- **主　訴**　背部痛
- **現病歴**　8月下旬から軽度の咳嗽あり．近医で鎮咳薬を処方されるも症状持続するため，9月下旬に当院を受診．胸腹部CTで右上葉に3.5 cm大の腫瘤影と肺門・縦隔リンパ節腫大あり．胸椎Th10, 11に骨転移所見を認めた．10月下旬に右上葉腫瘤に対して気管支鏡検査を施行し腺癌（Adenocarcinoma）の病理診断を得た．cT1cN2M1c（OSS）ⅣB期と診断．10月中旬に一次治療導入目的で入院となった．
- **既往歴**　高血圧，高脂血症
- **生活歴**　職業歴：営業職，現在は定年退職し無職．喫煙歴：20本/日×40年（20〜60歳）
- **現　症**　ECOG PS 0，身長170 cm，体重60 kg，SpO_2 98 %（room air）
- **血液検査**　WBC 7,600/mm^3, Hb 12.5 g/dL, Plt 28.5万/mm^3, T-Bil 0.5 mg/dL, AST 24 IU/L, ALT 22 IU/L, TP 6.8 g/dL, Alb 4.2 g/dL, BUN 14 mg/dL, Cr 0.65 mg/dL, Na 141 mEq/L, K 4.0 mEq/L, CRP 0.04 mg/dL
- **造影CT**　右上葉肺門部に長径35 mm大の腫瘤性病変あり．腫瘍内部の造影はやや低吸収域で壊死を窺わせる．右肺門・縦隔リンパ節は腫大（図1）．
- **PET**　右肺結節，右肺門・縦隔リンパ節に一致してFDG集積あり．胸椎Th10, 11にもFDG集積あり．
- **気管支鏡所見（肉眼所見）**　右区域気管支レベルで，気管支上皮はやや発赤し浮腫状で上皮下の血管怒張を伴っている（図2⇨）．
- **病理所見**　TBB検体：核腫大を伴った異型細胞集塊を認め，一部腺管様構造を伴っている．TTF-1陽性，P40陰性．PD-L1（TPS）：20 %，ALK-IHC：陰性
- **遺伝子検査**　EGFR遺伝子変異（PCR）：陰性，ALK遺伝子転座（FISH）：陰性，ROS1遺伝子（RT-PCR）：陰性

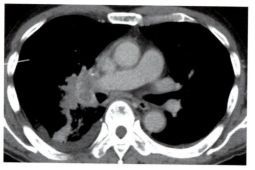

図1　胸部造影CT

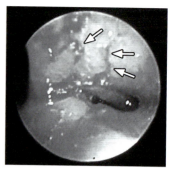

図2　気管支鏡所見
(p6 カラー図参照)

問題点

- 60代，PS良好，PD-L1＜50％の進行期非扁平非小細胞肺癌の一次治療は？　　　　　　　　　　　　　　　　　　　　　　➡ p.28 **1**-① 参照
- 治療はいつまで続けるのか？維持療法の意義は？　　　　　　➡ p.29 **1**-②，p.30 **2**-③ 参照
- 血管新生阻害薬の適応と意義・リスクは？　　　　　　　　　➡ p.30 **2**-④ 参照

治療Strategy

一次治療に関する第Ⅲ相試験によるエビデンスレベルの高いレジメンは，「シスプラチン（CDDP）＋ペメトレキセド（PEM）」と「カルボプラチン（CBDCA）＋パクリタキセル（PTX）＋ベバシズマブ」である．本症例の場合，PSは良好であるが，原発腫瘍は比較的大きく内部壊死を伴っており，気管支鏡所見からもベバシズマブ併用は喀血の高リスクと考え，CDDP＋PEMを選択した．患者は外来通院での治療継続の希望もあったため，ショートハイドレーションレジメンを使用した．2剤での導入療法で4コース完遂でき，SD以上の効果が得られていればPEM単剤による維持療法を予定する．

一次治療の増悪後の二次治療は，PS良好なうちに抗PD-1抗体（ニボルマブもしくはペンブロリズマブ）を予定する．

1　ガイドラインとエビデンス

① 本邦のガイドライン（肺癌診療ガイドライン2017年度版[1]）

75歳未満のPS 0～1かつPD-L1＜50％，各種遺伝子変異陰性の進行期非扁平上皮癌の一次治療は，プラチナ製剤と第三世代以降の抗癌剤の併用療法が勧められている（推奨度1A）．

表1 知っておきたい主な臨床試験

試験名	治療レジメン	N	OS中央値	HR (95% CI)	P value
JMDB試験[2] (非扁平上皮癌サブセット)	CDDP+PEM	512	11.8カ月	0.81 (0.70〜0.94)	0.005
	CDDP+GEM	488	10.4カ月		
PARAMOUNT試験[3]	PEM維持療法	359	13.9カ月	0.78 (0.64〜0.96)	0.0195
	プラセボ	180	11.0カ月		
ECOG4599試験[4]	CBDCA+PTX+ベバシズマブ	433	12.3カ月	0.79 (0.67〜0.92)	0.003
	CBDCA+PTX	417	10.3カ月		

GEM：ゲムシタビン

　併用療法の投与コース数は6コース以下とするよう勧められており（推奨度1C），CDDP＋PEM投与例で4コース後にSD以上で忍容性が良好な場合はPEMによる維持療法（continuation maintenance）が勧められている（推奨度1B）．

　また，ベバシズマブはリスクを考慮し，プラチナ製剤併用療法に追加するよう提案されている（推奨度2A）．

② 知っておきたい主な臨床試験（表1）

a. 非扁平上皮癌にはPEMが効果的（JMDB試験[2]）

付録および第1章-1を参照．

b. PEM維持療法の確立（PARAMOUNT試験[3]）

　本試験はCDDP＋PEMを4コース行いSD以上であった症例を対象に，PEM単剤での維持療法を継続する群とプラセボ投与群を比較した第Ⅲ相試験である．PEM維持療法群でOSが有意に延長し，忍容性も良好であったためPEM維持療法が標準治療として確立した．

c. リスクのない症例にはベバシズマブ併用を考慮（ECOG4599試験[4]）

　本試験はベバシズマブ併用のリスクのない症例を対象に，CBDCA＋PTXとCBDCA＋PTX＋ベバシズマブのOSを比較した第Ⅲ相試験である．ベバシズマブ併用群でOSが有意に延長しCBDCA＋PTX＋ベバシズマブが標準療法として確立した．特筆すべきはその奏効率の高さであり，CBDCA＋PTX群が15％であったのに対し，ベバシズマブ併用群で35％と有意に奏効率が向上していた（$p<0.001$）．ベバシズマブ併用による奏効率の向上はほかの試験でも一貫してみられており，より確実な奏効を期待したい症例には本レジメンが考慮される．

　しかし注意すべき点は，**本試験の対象を後述するベバシズマブ併用のリスクのない症例に絞っている点であり，ベバシズマブ併用の際は慎重な症例選択をすべきである**．

> **MEMO** 2018年5月までに進行期非扁平上皮癌のファーストライン治療に対して，実地臨床を大きく変える重要な臨床試験が多く報告された（IMpower150試験，KEYNOTE-189試験[5]，CheckMate227試験[6]）

2 治療選択の進め方とコツ

① 最近ではCDDPもかなり使いやすくなった！

第1章-1 **2**-①-aでも述べられたように，CDDPの方がCBDCAよりも毒性が強いため，比較的忍容性の高いCBDCAが多く用いられていた．しかし，CBDCAはCDDPに対して優越性があるわけではなく，奏効率はむしろCDDPレジメンで高い傾向がある．それゆえ，効果の点で考えた場合，**CDDPの投与が可能な症例においては，あくまでCDDP併用レジメンが標準治療であると考える**．

懸念される毒性も，嘔気に対してはアプレピタントやパロノセトロンなどの新規制吐薬によりかなり制御可能となってきた．近年では抗精神病薬であるオランザピン（ジプレキサ®）が有効であることが示され[7]，本邦においても公知申請により2017年6月から制吐薬として保険適用内で使用可能となった．

② CDDPショートハイドレーションが爆発的に普及

かつてCDDP併用レジメンは入院による3日間程度の輸液療法を要していたが，近年は本邦でもCDDPショートハイドレーションが爆発的に普及している．日本肺癌学会からも手引き[8]が出ており，CDDP＋PEMレジメンであれば約5時間で終わってしまうため，CBCDA＋PTX＋ベバシズマブよりも点滴時間自体は短い．CBDCAレジメンの方が外来に向いていると思われがちであるが，**CDDP＋PEMショートハイドレーションは外来投与に向いているレジメンの1つである**．

③ 維持療法まで見据えた治療戦略を

CDDP＋PEMレジメンで懸念されるのは，CDDPによる腎毒性である．CDDPはGFR 60 mL/分未満では投与不可であるが，実測CCrで60〜70 mL/分では潜在的に腎機能低下をきたしている可能性がある．前述のようにCDDP＋PEMレジメンの場合，導入療法でSD以上であればPEM維持療法を行うことで予後延長が期待できる．PEMはGFR 45 mL/分未満では投与不可のため，導入療法による腎毒性によりPEM維持療法が継続できなくなるのは避けたい．治療開始前の実測CCrが60〜70 mL/分程度の症例では，無理せずCBDCAレジメン（CBDCA＋PEMなど）も考慮されるべきである．

④ ベバシズマブ併用の奏効率向上は魅力的だがリスク評価と適応判断は慎重に！

前述のようにCBDCA＋PTXにベバシズマブを上乗せ併用することはOS延長に寄与し，奏効率は明らかに向上する．しかしそれは，ベバシズマブによる喀血リスクの高い症例を除外した試験によるエビデンスであり，ベバシズマブ併用を考慮する際はその適応を慎重に判断すべきである．

> **！ Pitfall** ベバシズマブ併用時の注意点
> ・扁平上皮癌は適応外（喀血の高リスクのため）
> ・75歳以上のOS延長効果は明らかでない（肺癌診療ガイドラインでも推奨度2C）
> ・非扁平上皮癌であっても高リスク症例は避ける（空洞病変，大血管浸潤，多量の血

痰，消化管出血の既往，血栓症の既往など）
・CTで区域気管支レベルでの浸潤が疑われる場合は気管支鏡で気管支内腔所見を確認する

⑤ ベバシズマブ併用レジメンにCBDCA＋PTX以外の選択肢はあるのか？（表2）

　現在のところ，ベバシズマブ併用によるOSの延長を示したプラチナ製剤併用レジメンはCBDCA＋PTXのみである（ECOG4599試験[4]）．CDDP＋GEMにベバシズマブ併用の意義を検討したAVAil試験[9]ではPFSや奏効率は有意に改善したものの，OSの延長は示されず標準治療とはみなされていない．

　標準治療の1つであるCBDCA＋PTX＋ベバシズマブに対してCBDCA＋PEM＋ベバシズマブのOS優越性を検討したPointBreak試験[10]では，OSの延長は証明できずNegative trialに終わった．しかし両群の生存曲線はほぼ重なっていたため，本邦の実地臨床において脱毛や末梢神経障害を避けたい患者さんの治療選択肢としてしばしば投与されているのが現状である．またCDDP＋PEM＋ベバシズマブによる導入療法後の維持療法において，ベバシズマブ単剤とベバシズマブ＋PEM併用を比較したAVAPERL試験[11]ではベバシズマブ＋PEM併用群でPFS・OSを有意に延長していた．しかし本試験は維持療法でベバシズマブ＋PEM併用の有効性・忍容性を検証した試験であり，CDDP＋PEMに対してCDDP＋PEM＋ベバシズマブレジメンがOSを有意に延長させるかは依然として不明である．また，CDDP＋PEM＋ベバシズマブとCBDCA＋PTX＋ベバシズマブ（標準治療）のPFSを比較するランダム化第Ⅱ相試験（CLEAR試験）が本邦で行われた．その結果も待たれるところである．紹介したベバシズマブ併用レジメンの臨床試験の一覧を表2に示す．

表2　ベバシズマブ併用レジメンの臨床試験

試験名	治療	PFS中央値	HR (95％CI)	OS中央値	HR (95％CI)	主要評価項目
ECOG4599試験[4]	CBDCA+PTX+ベバシズマブ→ベバシズマブ	6.2カ月	0.66 (0.57〜0.77)	12.3カ月	0.79 (0.67〜0.92)	OS, positive
	CBDCA+PTX	4.5カ月		10.3カ月		
AVAil試験[9]	CDDP+GEM+ベバシズマブ→ベバシズマブ	6.7カ月（ベバシズマブ7.5 mg/kg）	0.75 (0.62〜0.91)	13.6カ月（ベバシズマブ7.5 mg/kg）	0.93 (0.78〜1.11)	PFS, positive OS, negative
	CDDP+GEM	6.1カ月		13.1カ月		
PointBreak試験[10]	CBDCA+PEM+ベバシズマブ→PEM+ベバシズマブ	6.0カ月	0.83 (0.71〜0.96)	12.6カ月	1.00 (0.86〜1.16)	OS, negative
	CBDCA+PTX+ベバシズマブ→ベバシズマブ	5.6カ月		13.4カ月		
AVAPERL試験[11]	CDDP+PEM+ベバシズマブ→ベバシズマブ+PEM	10.2カ月	0.50 (0.37〜0.69)	17.1カ月	0.87 (0.63〜1.21)	PFS, positive
	CDDP+PEM+ベバシズマブ→ベバシズマブ	6.6カ月		13.2カ月		
CLEAR試験	CDDP+PEM+ベバシズマブ	7.6カ月	0.825 (0.600〜1.134)	24.5カ月	0.955 (0.62〜1.47)	PFS, positive
	CBDCA+PTX+ベバシズマブ	7.0カ月		23.6カ月		

3 投与の実際

① CDDP + PEM

a. 投与方法

【投与スケジュール】 3週ごと4コース

投与日	投与順	投与薬剤・投与量	投与時間
Day 1	①	生理食塩液　100 mL ホスアプレピタント（プロイメンド®）15 mg	30分
	②	生理食塩液　50 mL パロノセトロン（アロキシ®）0.75 mg デキサメタゾン（デカドロン®）13.2 mg	15分
	③	生理食塩液　100 mL PEM（アリムタ®）500 mg/m²	10分
	④	生理食塩液　500 mL KCl　10 mEq MgSO₄　8 mEq	1時間
	⑤	マンニトール　200 mL	30分
	⑥	生理食塩液　500 mL CDDP　75 mg/m²	1時間
	⑦	生理食塩液　500 mL KCl　10 mEq	1時間
			計　4時間45分

【投与開始基準】

	開始基準
好中球数（/mm³）	≧1,500
血小板数（/mm³）	≧100,000
ヘモグロビン（g/dL）	≧9.0
AST/ALT（IU/L）	施設上限の2.5〜3倍以下
総ビリルビン（mg/dL）	≦1.5〜2.0
非血液毒性（CTCAE v4.0）	Grade ≦ 2

【投与のポイント】

- 治療開始7日前までにビタミンB₁₂（メチコバール®，1000 mg筋注）を投与し，PEM治療を継続する限り，以降は9週ごとに投与する
- 治療開始7日前までに葉酸製剤（パンビタン®，1 g連日）の内服を開始する
- 入院で初回治療を導入する場合，ビタミンB₁₂と葉酸は外来で開始しておくべきであるが，ビタミンの前投与が遅れた場合は，7日間待たずとも3〜5日程度の補充で治療を開始しても，臨床的には問題にならないことが多い
- PEMによる皮疹予防とCDDPに対する制吐作用を期待して，Day0（治療開始前日）とDay2〜4にデキサメタゾン（デカドロン®）8 mgを内服する

- PEM維持療法が長期継続する症例では，デキサメタゾンの内服を省略して問題になる症例は少ない

b. 有害事象[2)]

【頻度・発現時間】

有害事象	発現時期(Day)	発現率（％） All Grade	発現率（％） Grade ≧ 3
血液毒性			
好中球減少	10〜20	29	15.1
ヘモグロビン減少	10〜20	22	5.6
血小板減少	10〜20	10.1	4.1
非血液毒性			
悪心	4〜14	51.6	7.2
AST/ALT上昇	7〜20	75	8.9
Cr上昇	7以降	10.1	0.8
皮疹	14以降	6.6	0.1
脱毛	14以降	11.9	―

【注意点と対策】
- 女性・妊娠悪阻の既往など，薬物療法による悪心の高リスク症例には積極的にオランザピン（ジプレキサ®）の併用を考慮してもよい
- 脱毛は比較的少ないレジメンであるが個人差はある
- AST/ALT上昇の頻度は比較的高いが，臨床的に問題になる症例は少ない
- PEM維持療法が長期になると貧血が遷延するため，症例によっては4週サイクルに延期することを適宜検討する
- PEM維持療法が長期になると，手指や顔面の色素沈着がみられることもある

② CBDCA＋PTX＋ベバシズマブ

a. 投与方法

【投与スケジュール】3週ごと4コース

投与日	投与順	投与薬剤・投与量	投与時間
Day 1	①	生理食塩液　100 mL ホスアプレピタント（プロイメンド®）150 mg パロノセトロン（アロキシ®）0.75 mg デキサメタゾン（デカドロン®）13.2 mg ファモチジン（ガスター®）20 mg d-クロルフェニラミン（ポララミン®）5 mg	30分
	②	生理食塩液　500 mL PTX　200 mg/m²	3時間
	③	5％ブドウ糖液　500 mL CBDCA　AUC＝6	2時間
	④	生理食塩液　100 mL ベバシズマブ（アバスチン®）15 mg/kg	1時間30分（初回）

	⑤	生理食塩液　50 mL		全開で投与
				計　7時間

【投与のポイント】
- 初回投与のベバシズマブは90分かけて行い，2コース目は60分で行う
- 3コース目以降のベバシズマブは30分で投与してもよい
- 外来投与も可能なレジメンであるが，投与時間は長時間であるため，患者には朝早くに来院するよう指示しておくことや，前日に血液検査を終わらせておくなどの工夫が必要である

【投与開始基準】

	開始基準
好中球数（/mm^3）	≧1,500
血小板数（/mm^3）	≧100,000
ヘモグロビン（g/dL）	≧9.0
AST/ALT（IU/L）	施設上限の2.5〜3倍以下
総ビリルビン（mg/dL）	≦1.5〜2.0
尿蛋白	≦1＋
非血液毒性（CTCAE v4.0）	Grade≦2

b. 有害事象[11]

有害事象	発現時期（Day）	発現率（%）	
		All Grade	Grade≧3
血液毒性			
好中球減少	10〜20	96	91
ヘモグロビン減少	10〜20	85	12
血小板減少	10〜20	71	4
発熱性好中球減少	10以降	—	8
非血液毒性			
高血圧	4〜14	48	11
鼻出血	2〜20	72	—
静脈血栓症	7以降	4	0.8
蛋白尿	7以降	51	—
末梢神経障害	2以降	88	8
筋肉痛	2以降	70	—

【注意点と対策】
- 特に日本人で好中球減少の頻度が高い傾向があり[12]，発熱性好中球減少にも注意が必要でPS低下傾向の症例や腎機能低下例では注意を要する

- ベバシズマブによる血栓症の早期発見のため，血液検査時には可能な限り凝固検査を行いD-dimer，FDPなどを評価していくことが望ましい
- 尿蛋白1＋では継続可能であるが，2＋では1日尿蛋白量を定量して継続可否を検討すべき
- 高血圧に対しては早期よりCa拮抗薬やアンギオテンシン受容体拮抗薬（ARB）を開始し積極的にコントロールをつけていく
- 血痰の訴えがあった場合は鼻出血の有無を確認し，鼻出血が否定的であれば画像評価を検討する

> **Pitfall**
> ・末梢神経障害/高血圧/尿蛋白は投与コース数が増えると悪化していく傾向がある
> ・末梢神経障害は不可逆的な症例も多いためQOLが低下傾向であれば延期/休薬やレジメン変更を検討すべきである

Summary

- 75歳未満のPS 0〜1かつ遺伝子変異陰性のPD-L1＜50％のⅣ期非扁平上皮癌の一次治療としてエビデンスレベルの高い標準治療は，CDDP＋PEMとCBDCA＋PTX＋ベバシズマブである
- PEM維持療法を見据えた治療戦略のため，CCr 60〜70 mL/分の症例にはCBDCAレジメンも検討する
- ベバシズマブ併用レジメンは高い奏効率が期待できるが，リスク評価を確実に行い適応を判断すべきである
- 今後は細胞障害性抗癌剤と免疫チェックポイント阻害薬の併用（もしくは免疫チェックポイント阻害薬同士の併用）がファーストライン治療の中心的役割を果たしていく可能性が高いが（コラム②参照），細胞障害性抗癌剤の適応や副作用マネージメントを熟知しておくべきことは変わりない

文献

1) 「EBMの手法による肺癌診療ガイドライン 2017年版」（日本肺癌学会/編），2017
   https://www.haigan.gr.jp/modules/guideline/index.php?content_id=3
2) Scagliotti GV, et al：Phase III study comparing cisplatin plus gemcitabine with cisplatin plus pemetrexed in chemotherapy-naive patients with advanced-stage non-small-cell lung cancer. J Clin Oncol, 26：3543-3551, 2008
3) Paz-Ares LG, et al：PARAMOUNT: Final overall survival results of the phase III study of maintenance pemetrexed versus placebo immediately after induction treatment with pemetrexed plus cisplatin for advanced nonsquamous non-small-cell lung cancer. J Clin Oncol, 31：2895-2902, 2013
4) Sandler A, et al：Paclitaxel-carboplatin alone or with bevacizumab for non-small-cell lung cancer. N Engl J Med, 355：2542-2550, 2006
5) Gandhi L, et al：Pembrolizumab plus Chemotherapy in Metastatic Non-Small-Cell Lung Cancer. N Engl J Med, 378：2078-2092, 2018
6) Hellmann MD, et al：Nivolumab plus Ipilimumab in Lung Cancer with a High Tumor Mutational Burden. N Engl J Med, 378：2093-2104, 2018
7) Navari RM, et al：Olanzapine for the Prevention of Chemotherapy-Induced Nausea and Vomiting. N Engl J Med, 375：134-142, 2016
8) 「シスプラチン投与におけるショートハイドレーション法の手引き」（日本肺癌学会/編），2015
   http://www.haigan.gr.jp/uploads/files/photos/1022.pdf
9) Reck M, et al：Phase III trial of cisplatin plus gemcitabine with either placebo or bevacizumab as first-line therapy for nonsquamous non-small-cell lung cancer: AVAil. J Clin Oncol, 27：1227-1234, 2009

10) Patel JD, et al：PointBreak: a randomized phase III study of pemetrexed plus carboplatin and bevacizumab followed by maintenance pemetrexed and bevacizumab versus paclitaxel plus carboplatin and bevacizumab followed by maintenance bevacizumab in patients with stage IIIB or IV nonsquamous non-small-cell lung cancer. J Clin Oncol, 31：4349-4357, 2013

11) Barlesi F, et al：Randomized phase III trial of maintenance bevacizumab with or without pemetrexed after first-line induction with bevacizumab, cisplatin, and pemetrexed in advanced nonsquamous non-small-cell lung cancer: AVAPERL (MO22089). J Clin Oncol, 31：3004-3011, 2013

12) Niho S, et al：Randomized phase II study of first-line carboplatin-paclitaxel with or without bevacizumab in Japanese patients with advanced non-squamous non-small-cell lung cancer. Lung Cancer, 76：362-367, 2012

第1章 非小細胞肺癌 〜PD-L1 TPS＜50％，EGFR/ALK/ROS1陰性〜

3 セカンドライン以降

松尾規和

症例提示

PD-L1 TPS 10％でPS良好な60歳女性

- **症　例**　60歳女性
- **主　訴**　咳嗽
- **現病歴**　肺腺癌cT1bN2M1b Stage IVに対して1月よりシスプラチン＋ペメトレキセドによる一次薬物療法を開始したが，脱毛と嘔気・嘔吐に対する本人の苦痛が大きく，本人の治療意欲の維持に苦慮した．2コース終了後にCTで腫瘍縮小を認め，4月に4コース目の投与を終了し，以降はペメトレキセド維持療法へ移行した．ペメトレキセド維持療法9コース実施後，翌年の10月に原発巣の増大を認めたため，二次治療導入目的で11月に入院となった．
- **既往歴**　高血圧症
- **薬剤歴**　アムロジピン
- **生活歴**　職業：主婦．喫煙歴：never smoker．飲酒歴：なし
- **現　症**　ECOG PS 0，身長160 cm，体重58 kg
- **血液検査**　WBC 6,900/mm^3，Hb 12.1 g/dL，Plt 212,000/mm^3，CEA 99.2 ng/mL，BUN 15.1 mg/dL，Cr 0.9 mg/dL，Na 140 mEq/L，K 4.2 mEq/L
- **CT（二次治療導入前）**　造影CT：右上葉に長径45 mmの腫瘤影，縦隔リンパ節腫大，右副腎に結節影
- **病理（診断時）**　類円形に腫大した核を有する異形細胞が腺管構造を呈して増殖．免疫染色でTT-F1（＋），PD-L1 TPS：10％．遺伝子検査でEGFR（－），ALK（－），ROS1（－）

問題点

- 60代女性，PS良好，PD-L1 TPS 10％，EGFR/ALK/ROS1陰性の二次治療は？　　　　　　　　　　　　　　　　　　　　　　　　　　→p.38 **1** 参照
- 免疫チェックポイント阻害薬の使用にあたり，気を付けるべきポイントとは？　→p.44 **2**-① 参照
- 免疫チェックポイント阻害薬とドセタキセル（DTX）＋ラムシルマブ，どちらを先に導入するか？　　　　　　　　　　　　　　　　　　　　　→p.45 **2**-③ 参照

治療Strategy

本症例は，シスプラチン（CDDP）とペメトレキセド（PEM）による一次治療中に病勢進行を認めた症例である．PD-L1 TPS 10％，EGFR/ALK/ROS1陰性，PS 1であり間質性肺炎などの二次治療を選択するうえで問題となる合併症は認めていない．二次治療の選択肢としてニボルマブ単独かDTXとラムシルマブの併用療法を提示した．本人が脱毛や嘔気・嘔吐が出現する可能性が低い治療を望んでいたこと，免疫療法導入を強く希望したこと，PD-L1 TPS 10％であったこと，を考慮してニボルマブ療法を選択した．ニボルマブ療法開始後に病勢悪化がみられた場合はDTXとラムシルマブの併用療法を実施する予定としている．

1 ガイドラインとエビデンス

① ガイドラインのポイント

　これまで長期にわたりDTX単剤療法が二次治療以降の標準治療に君臨していたが，近年の**免疫チェックポイント阻害薬とラムシルマブの登場によって二次治療以降の治療戦略が大きく変わることとなった．**

　2017年版肺癌診療ガイドライン[1]では，PS 0〜1の進行期扁平上皮癌患者の二次治療以降の選択肢としてPD-1阻害薬〔TPS≧1％：ニボルマブとペムブロリズマブ（推奨度2B），TPS＜1％・非扁平上皮癌：ニボルマブのみ（推奨度なし），TPS＜1％・扁平上皮癌：ニボルマブのみ（推奨度1B），TPS不明：ニボルマブのみ（推奨度2B），DTX＋ラムシルマブ（75歳未満，かつPS 0〜1で推奨度2B），S-1単剤（推奨度1A）〕が記載されている．EGFR/ALK/ROS1陰性かつPS 0〜1の非扁平上皮癌患者に対する二次治療以降は，上記に加えてPEM単剤（推奨度1A）が推奨されている．

> **MEMO**　2018年8月時点でガイドラインに未記載であるが，PD-1阻害薬と同様にPD-L1阻害薬のアテゾリズマブもPS 0〜1の進行期扁平上皮癌患者の二次治療以降の選択肢として強く推奨されることが予想される．
> 　また，これまで二次治療以降の選択肢として記載されていたEGFR陰性非小細胞肺癌に対するエルロチニブ単剤療法は，他治療と比較して有効性が低いことや間質性肺障害のリスクが考慮され，ガイドラインから削除された．

②免疫チェックポイント阻害薬とは

　T細胞をはじめとする免疫システムは，生体内で癌細胞の抑制に寄与すると考えられており，癌免疫監視機構と呼ばれる．しかし，その存在にもかかわらず，癌細胞は形質転換や多様性の獲得，免疫抑制環境の形成などを介して癌免疫監視機構から逃避し増殖する[2]．この癌免疫監視機構からの逃避は，①免疫システムによる癌細胞の攻撃→②癌細胞増殖と免疫応答との平衡状態→③癌細胞の免疫逃避と進展，と段階的に進行すると考えられている．この免疫抑制環境の形成に大きくかかわっているのが，PD-1やCTLA-4を代表とする免疫チェックポイント分子を介した経路である．

　免疫チェックポイントを介した免疫抑制を解除することで癌細胞に対する免疫応答を活性化し，抗腫瘍効果を誘導するのが，ニボルマブやペムブロリズマブをはじめとした免疫チェックポイント阻害薬である．ニボルマブとペムブロリズマブは免疫チェックポイントのなかでもリンパ球表面のPD-1を阻害する抗PD-1抗体であり，アテゾリズマブは抗原提示細胞や癌細胞などの表面のPD-L1を阻害する抗PD-L1抗体である．

　免疫チェックポイント阻害薬は，その作用機序の違いから，既存の薬物療法薬とは違った特徴をもっている薬剤である．代表的な特徴として，①薬物療法と比較して腫瘍縮小効果発現まで長時間を必要とする，②従来のRECIST評価で進行と判断された後に腫瘍が縮小することがある（pseudo-progression），③細胞障害性抗癌剤と比較して臨床効果が長時間継続する，といったことがあげられる．

　この免疫チェックポイント阻害薬の開発がここ数年で急速に進んでおり，手術，放射線治療，抗癌剤に続く第四の治療として注目を集めるようになった．現在，小細胞癌，非小細胞癌それぞれに対して多数の免疫チェックポイント阻害薬の治験が進行中である．肺癌薬物療法のなかで免疫チェックポイント阻害薬が占める位置はさらに大きくなってゆくと予想される．

③知っておきたい，主な治験・臨床試験（表1）

a. 免疫チェックポイント阻害薬の衝撃（CheckMate017試験，CheckMate057試験，KEYNOTE-010試験，OAK試験）

　CheckMate017試験[3]，CheckMate057試験[4]，KEYNOTE-010[5]試験は，PD-1阻害薬のニボルマブとペムブロリズマブが肺癌領域に導入されるきっかけとなった試験である．いずれの試験でも対照群となったDTXと比較し，ニボルマブとペムブロリズマブは二次治療において有意に全生存期間を延長することが示された．長年DTXを超える治療が開発できず，停滞感のあった二次治療以降の非小細胞肺癌治療において，免疫チェックポイント阻害薬ははじめてDTXを超える治療効果を示し，薬物療法に携わってきた関係者に衝撃を与えた．これを境に肺癌領域でも免疫療法が一躍脚光を浴び，躍進することとなった．さらに2018年1月にPD-L1阻害薬であるアテゾリズマブが承認されており，肺癌治療における免疫チェックポイント阻害薬の選択肢は増え続けている．

◆**CheckMate017試験，CheckMate057試験**

　CheckMate 017試験はプラチナ併用療法の治療歴を有する扁平上皮肺癌の二次治療として，ニボルマブ単剤とDTX単剤を比較する第Ⅲ相試験である[3]．主要評価項目のOSはニボルマブ群で有意に延長しており，奏効率とPFSもニボルマブ群で有意に良好であった．これ

表1 進行期非小細胞肺癌の二次薬物療法の代表的な治験・臨床試験

試験	対象	治療法	症例数	奏効率(%)	PFS(月)	OS(月)
CheckMate017[3]	扁平上皮肺癌	ニボルマブ	135	20	3.5	9.2
		DTX（75 mg/kg）	137	9	2.8	6.0
CheckMate057[4]	非扁平非小細胞肺癌	ニボルマブ	292	19	2.3	12.2
		DTX（75 mg/kg）	290	12	4.2	9.5
KEYNOTE-010[5]※1	非小細胞肺癌	ペムブロリズマブ（2 mg/kg）	344	18	3.9	10.4
		ペムブロリズマブ（10 mg/kg）	346	18	4.0	12.7
		DTX（75 mg/kg）	343	9	4.0	8.5
OAK[6]	非小細胞肺癌	アテゾリズマブ	425	14	2.8	13.8
		DTX（75 mg/kg）	425	13	4.0	9.6
TAX317[7]	非小細胞肺癌	DTX（75 mg/kg）	55	7.1	6.1	7.5
		DTX（100 mg/kg）	49	7.1	5.6	5.9
		BSC	100	−	−	4.6
TAX320[8]	非小細胞肺癌	DTX（75 mg/kg）	125	6.7	2.1	5.8
		DTX（100 mg/kg）	125	10.8	2.1	6.6
		VNR or IFM	123	0.8	2	5.4
Mukohara et.al.[9]	非小細胞肺癌	DTX（60 mg/m²）	22	18.2	3.4	7.8
REVEL[10]	非小細胞肺癌	DTX（75 mg/kg）＋ラムシルマブ	628	23	4.5	10.5
		DTX（75 mg/kg）	635	14	3.0	9.1
JVCG[11]	非小細胞肺癌	DTX（60 mg/kg）＋ラムシルマブ	76	28.9	5.2	15.2
		DTX（60 mg/kg）	81	18.5	4.2	14.7
JMEI[12]※2	非小細胞肺癌	PEM	283(154)	9.1	2.9(3.1)	8.3(9.3)
		DTX（75 mg/kg）	288(142)	8.8	2.9(3.0)	7.9(8.0)
EAST-LC[13]	非小細胞肺癌	S-1	570	8.3	2.9	12.8
		DTX（60 or 75 mg/kg）※3	577	9.9	2.9	12.5

BSC：ベストサポーティブケア，VNR：ビノレルビン，IFM：イホスファミド
※1 PD-L1≧1％群の結果を記載
※2 括弧内は扁平上皮癌のサブセット解析
※3 日本では60 mg/m²，日本以外の国では75 mg/m²

に対し，CheckMate057試験はプラチナ併用療法の治療歴を有する非扁平非小細胞肺癌の二次治療としてニボルマブ単剤とDTX単剤を比較する第Ⅲ相試験である[4]．当試験では主要評価項目のOSと副次評価項目の奏効率はニボルマブ群で有意に延長していたが，PFSは両群で差を認めなかった．

Grade3以上の副作用はニボルマブ群で有意に少なかったが，低確率ながら重篤な免疫関連有害事象が発生する可能性があることについては留意すべきである．

これらの試験の結果をもって**非小細胞肺癌の二次治療としてニボルマブ単剤治療が標準治**

療として推奨されることとなった.

> **MEMO** 長期奏効への期待
>
> 2017年の米国癌学会年次総会にて,ニボルマブの第Ⅰ相試験であるCA209-003試験における長期フォローアップ結果が発表されたが,ニボルマブの3年生存率と5年生存率はそれぞれ18%,16%と良好であった.また,3年以降は生存率がほぼ横ばいであり,さらなる長期奏効が期待できる結果であった.

◆ KEYNOTE-010試験

KEYNOTE-010試験はプラチナ併用療法の治療歴を有するPD-L1陽性進行期非小細胞肺癌を対象とした,ペムブロリズマブ単剤とDTX単剤を比較したランダム化比較Ⅱ/Ⅲ相試験である[5].この試験は主要評価項目を全集団(PD-L1陽性細胞≧1%)ならびにPD-L1陽性細胞≧50%の症例におけるOSとPFSとしており,腫瘍細胞のPD-L1陽性率による層別化を行っていることが特徴である.

全集団において奏効率とOSはペムブロリズマブ単剤治療群で有意に良好であったが,PFSは差を認めなかった.PD-L1陽性細胞≧50%の症例でみると,OS,PFS,奏効率いずれもペムブロリズマブ単剤治療群で有意に良好であった.またPD-L1高発現群において,全集団と比較するとより良好な治療効果を示していた.

毒性に関してもGrade 3以上の重篤な有害事象発生率はペムブロリズマブ群で低く,高い忍容性を示した.ただし,ニボルマブと同様に重篤な免疫関連有害事象の発生に注意が必要である.

以上の結果をもってPD-L1陽性細胞≧1%の非小細胞肺癌に対するペムブロリズマブ単剤療法が標準治療として肺癌診療ガイドラインに記載されることとなった.

◆ OAK試験

OAK試験はプラチナ併用療法の治療歴を有する非小細胞肺癌を対象とした,アテゾリズマブ単剤とDTX単剤を比較したランダム化比較Ⅲ相試験である[6].この試験ではPD-L1発現を腫瘍細胞(Tumor cell:TC)および腫瘍浸潤免疫細胞(Tumor infiltrating immune cell:IC)それぞれの割合でスコアリングし,層別解析していることが特徴である(表2).主要評価項目であるPD-L1発現を問わない全集団におけるOSはアテゾリズマブ群で有意に良好であった.ペムブロリズマブと同様にPD-L1高発現群(TC 3またはIC 3)では全集団と比較してより良好な治療効果を示していた.注目すべきことに,PD-L1の発現がない群(TC 0かつIC 0)においてもOSはDTXと比較して優位に良好であった.毒性に関してもGrade 3以上の重篤な有害事象発生率はアテゾリズマブ群で低く,高い忍容性を示していた.

以上の結果からアテゾリズマブは2018年1月に承認,4月に薬価収載され,肺癌診療ガイドラインへの記載が待たれている.

> **MEMO** 抗PD-1/PD-L1抗体のバイオマーカー
>
> 現在,腫瘍のPD-L1発現がバイオマーカーとして使用されているが,陰性例のなかにも抗PD-1/PD-L1抗体投与で奏効する例があるなど,完全とは言い難い.そのため,より確実なPD-L1阻害薬のバイオマーカーを同定するべく,全世界で研究が進められている.

表2 PD-L1発現とアテゾリズマブの治療効果の関係

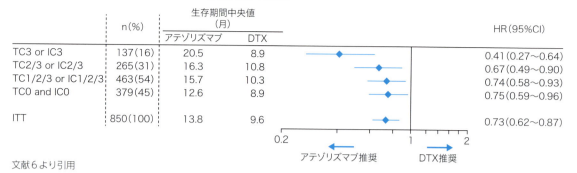

	n(%)	生存期間中央値（月）		HR（95%CI）
		アテゾリズマブ	DTX	
TC3 or IC3	137(16)	20.5	8.9	0.41（0.27〜0.64）
TC2/3 or IC2/3	265(31)	16.3	10.8	0.67（0.49〜0.90）
TC1/2/3 or IC1/2/3	463(54)	15.7	10.3	0.74（0.58〜0.93）
TC0 and IC0	379(45)	12.6	8.9	0.75（0.59〜0.96）
ITT	850(100)	13.8	9.6	0.73（0.62〜0.87）

文献6より引用

TCにおけるPD-L1発現		ICにおけるPD-L1発現	
TCスコア	PD-L1発現割合	ICスコア	PD-L1発現割合
TC 3	≧50%	IC 3	≧10%
TC 2	5〜49%	IC 2	5〜9%
TC 1	1〜4%	IC 1	1〜4%
TC 0	<1%	IC 0	<1%

b. すべてはDTXからはじまった（TAX317試験，TAX320試験）

　TAX317試験はプラチナ併用療法の治療歴を有する進行期非小細胞肺癌を対象としたDTX（100 mg/m^2 or 75 mg/m^2）とBSCを比較した第Ⅲ相試験である[7]．この試験においてDTX群はいずれの容量もBSCと比較し生存期間が延長していた．

　TAX320試験はプラチナ併用療法の治療歴を有する進行期非小細胞肺癌を対象としたDTX（100 mg/m^2 or 75 mg/m^2）とVNRもしくはIFMを比較した第Ⅲ相試験である[8]．この試験においてもDTX群で無増悪生存期間と生存期間が有意に良好な結果が示された．

　いずれの試験においても**DTXの容量は75 mg/m^{2}群で良好な結果を得られており，これらの結果をもって75 mg/m^{2}が非小細胞肺癌の二次治療以降の標準治療となった**．なお，わが国でもDTXの容量についての第Ⅱ相試験が実施され，容量を60 mg/m^{2}としても上記試験の治療成績と同等の効果をもつことが示されたことから[9]，**わが国ではDTXの承認容量は60 mg/m^{2}とされている**．

c. 薬物療法もDTX単剤を凌駕する時代へ（REVEL試験，JVCG試験）

　REVEL試験はプラチナ併用療法の治療歴を有する進行期非小細胞肺癌を対象としたDTX＋ラムシルマブ併用療法とDTX単剤（75 mg/m^2）療法を比較した第Ⅲ相試験である[10]．主要評価項目であるOSと副次評価項目であるPFS，奏効率はいずれもラムシルマブ併用群で有意に良好であった．わが国ではDTXの承認容量が60 mg/m^{2}とされていることから，DTX＋ラムシルマブ併用療法とDTX単剤（60 mg/m^2）療法を比較した国内第Ⅲ相試験であるJVCG試験が実施され，統計学的優位差はつかなかったものの，主要評価項目であるPFSは併用群で延長しており，REVEL試験の結果を反映する結果であった[11]．ただし，毒性に関しては両試験ともに併用群で発熱性好中球減少の頻度が多く，出血性イベントの出現にも留意すべきである．

表3 ラムシルマブ療法の適応

投与を避けるべき事項
・胸部腫瘍血管への癌浸潤
・腫瘍内空洞化
・2カ月以内，鮮血または2.5 mL以上の喀血
・区域枝までの中枢気道への腫瘍の露出
・サイラムザ投与中の放射線照射予定
・未治癒の術創／手術予定
・コントロール不良な高血圧症

投与を慎重に検討すべき事項
・出血性素因，凝固異常，抗凝固剤使用
・穿孔の恐れのある病変，消化管の慢性炎症性疾患
・血栓塞栓症
・蛋白尿
・サイラムザ投与前の胸部放射線治療歴

文献14を参考に作成

　以上の結果からDTX＋ラムシルマブ併用療法が標準治療となり，薬物療法にもDTX単剤療法を凌駕する治療選択肢が加わることとなった．なお，ベバシズマブと同様に血管新生阻害薬であり，適応（表3）があるかを治療開始前に確認する必要がある．

　なお，75歳以上の症例はREVEL試験では対象外であり，JVCG試験でも10例とごく少数であったため，75歳以上の症例に対する安全性や有用性に関してのデータが十分にない．さらにDTX＋ラムシルマブはDTX単剤と比較して毒性が増強する危険性があることを考慮し，現時点でDTX＋ラムシルマブの75歳以上の症例に対する使用は推奨されていない．PS 2の症例に対しても同様にデータがなく，推奨されていない．

 Pitfall　ベバシズマブは扁平上皮癌に対して使用できないが，ラムシルマブは扁平上皮癌を含めた非小細胞肺癌に使用可能である．

d. 二次治療以降でもPEMが標準治療へ（JMEI試験）

　JMEI試験は既治療の進行期非小細胞肺癌を対象としたPEM単剤とDTX単剤を比較した第Ⅲ相試験である[12]．この試験において主要評価項目であったOS中央値は，2つの間で同等であった．ただし，組織学的にサブ解析を行ったところ，扁平上皮癌では生存期間はDTX群で有意に良好という結果となり，これをもって一次治療と同様にPEM単剤療法も扁平上皮癌に対して投与しないよう勧められることとなった．

　以上より，非扁平非小細胞肺癌に対して，PEM単剤療法が標準治療の選択肢となった．ただし，PEMは一次治療で使用されることが多く，二次治療における使用機会は少ない．

e. 内服薬という選択肢（EAST-LC試験）

　EAST-LC試験は日本を含むアジアで実施された，プラチナ併用療法の治療歴を有する進行期非小細胞肺癌を対象としたS-1単剤内服とDTX単剤を比較する第Ⅲ相試験である[13]．この

試験において主要評価項目であったOSで，S-1がDTXに対して非劣勢であることが示された．また，毒性は発熱性好中球減少症と好中球減少の頻度がS-1群で低く，S-1の忍容性は良好であった．以上の結果からS-1単剤内服が標準治療の選択肢の1つとなった．

重篤な毒性が少ないこと，内服薬であること，脱毛が少ないことなどを考慮すると，S-1単剤療法は患者にとって受け入れやすい治療選択肢と言えるだろう．

2 治療の選択と進め方のコツ

① 免疫チェックポイント阻害薬の使い方 〜夢の治療：免疫療法を受けたいです〜

免疫チェックポイント阻害薬の効果が一般に周知されるにつれ，患者から免疫療法導入を希望される機会が多くなっている．しかし，免疫チェックポイント阻害薬はそのイメージから過剰に効能と忍容性を期待されている場合がある．担当医は**使用にあたり，適応と効果・副作用のリスクベネフィットを熟知し，適切な説明を行う必要がある**．

a. 免疫チェックポイント阻害薬の適応

前述した通り，プラチナ併用療法の治療歴を有するEGFR/ALK/ROS1陰性非小細胞肺癌の二次治療において，2種の抗PD-1抗体（ニボルマブ，ペムブロリズマブ）の使用が推奨されている[1]．ニボルマブは腫瘍のPD-L1発現にかかわらず使用可能であるが，ペムブロリズマブはPD-L1陽性細胞＜1％の例に対しては使用できない．抗PD-L1抗体のアテゾリズマブは腫瘍のPD-L1発現にかかわらず使用可能であり，今後ガイドラインへ記載されるだろう．

免疫チェックポイント阻害薬は免疫賦活がその作用機序である．そのため，**自己免疫疾患や間質性肺炎をもつ患者への導入は慎重に検討する必要がある**．

b. 免疫関連有害事象（immune-related adverse events：irAE）

免疫チェックポイント阻害薬の使用にあたり，免疫療法に特徴的なirAEの出現に注意が必要である．このirAEは自己免疫疾患・炎症性疾患様であり，これまでの癌薬物療法の副作用とその様相が大きく異なっている．irAEは皮膚，消化管，肝臓，内分泌臓器に比較的多く生じるほか，頻度は少ないながらも腎臓や筋，眼，皮膚などに出現することが知られている．その発症形式が多彩であること，発症時期を予測することが難しいことから，発見が難しいことがあり，急速に悪化する例や重篤化する例が存在するため，早期発見，適切なモニタリングと適切な加療が必要である．治療はステロイド投与が行われるが，無効時には免疫抑制剤（インフリキシマブなど）が使用されることがある[15]．

> **MEMO irAEと治療効果**
> 日本で実施された多施設研究において，ニボルマブ投与後にirAEが発生した例では発生しなかった群と比較し有意にPFSとOSが良好であったと報告されている．irAE出現時は，それ自体のマネジメントのみならず，免疫チェックポイント阻害薬の治療効果にも留意すべきである[16]．

表4 ニボルマブ，ペムブロリズマブ，アテゾリズマブの比較

	ニボルマブ	ペムブロリズマブ	アテゾリズマブ
種類	抗PD-1抗体	抗PD-1抗体	抗PD-L1抗体
適応	二次治療 （PD-L1確認は必須ではない）	初回治療（PD-L1≧50％） 二次治療（PD-L1≧1％）	二次治療 （PD-L1確認は必須ではない）
PD-L1診断薬 （抗PD-L1抗体）	PD-L1 IHC 28-8 pharmDx	PD-L1 IHC 22C3 pharmDx	VENTANA PD-L1（SP142）
用法・用量	2週間隔 240 mg/body	3週間隔 200 mg/body	3週間隔 1,200 mg/body
薬価	20 mg：57,225円 100 mg：278,029円	20 mg：75,100円 100 mg：364,600円	1,200 mg：625,567円

※PD-L1染色は必須ではないが，適正使用推進ガイドラインで施行が推奨されている

c. ニボルマブ，ペムブロリズマブ，アテゾリズマブ，どれを使用したらよいのか？

現時点で両者を比較した試験は存在せず，その治療効果の優劣を直接比較するエビデンスは存在しない．両者の毒性も著変なく，忍容性もほぼ同等である．ただし，適応と投与法には違いが存在する（表4）．

② DTXへラムシルマブが上乗せできる患者なのか⁉

DTX＋ラムシルマブ併用療法はDTX単剤療法と比較し，好中球減少，発熱性好中球減少，血小板減少の頻度が増加する．ラムシルマブの上乗せを検討するにあたり，**患者の全身状態や一次治療における毒性の発現状況を考慮し，上乗せの是非を検討すべきである**．

また，血管新生阻害薬であるラムシルマブは，ベバシズマブと同様に，使用前に肺出血や血栓症をはじめとしたリスク因子（表3）の有無の確認を行う必要がある．

③ どのタイミングで免疫チェックポイント阻害薬を使うのか？

PD-L1発現＜50％の非小細胞肺癌の二次治療以降において，免疫チェックポイント阻害薬とDTX＋ラムシルマブ併用療法のどちらを先に導入するかに関しては，明確なエビデンスがない．

厚生労働省が発表している免疫チェックポイント阻害薬最適使用推進ガイドラインにおいて，非扁平上皮癌でPD-L1発現＜1％の場合は，ニボルマブ以外の治療を優先するとの指針が示されている．また，CheckMate057試験ではPD-L1発現＜1％の集団においてニボルマブの奏効率はDTXを下回っている．PD-L1低発現例に対しては，DTX＋ラムシルマブ併用療法がPD-1阻害薬に先行する治療選択肢となりうるだろう．ただし，PD-L1発現＜1％の例でもニボルマブやアテゾリズマブが奏効する例が存在することも事実である．

いずれにせよ，**可能な限り免疫チェックポイント阻害薬とDTX＋ラムシルマブ，双方の治療を患者に届けることが最も大切なポイントである**．患者の治療経過や全身状態，PD-L1発現などを総合的に評価し，使用のシークエンスを検討することが重要である．

3 投与の実際

① ニボルマブ単剤

a. 投与方法

【投与スケジュール】2週おきPDとなるまで

		Day	1	15
ニボルマブ	240 mg 点滴静注		↓	↓

【投与順】

投与日	投与順	投与薬剤・投与量	投与時間
Day 1	①	生理食塩液　50 mL	15分
	②	ニボルマブ（オプジーボ®）　240 mg 生理食塩液　100 mL	30分
	③	生理食塩液　50 mL	15分
			計60分

【投与のポイント】
- ニボルマブ投与開始後に発熱，悪寒，掻痒症，発心，高血圧，低血圧，呼吸困難などの症状を伴い，infusion reactionが出現することがある．投与中から投与後にかけて，患者の状態を慎重に観察する必要がある
- infusion reactionは初回投与時のみならず，2回目以降の投与時にも起こりうる

b. 有害事象※
【頻度】

有害事象	発現率（%）	
	All Grade	Grade ≧ 3
食欲減退	10.5	0.2
疲労	16	1.0
無力症	10.0	0.2
悪心	11.0	0.5
発疹	7.7	0.2
肺臓炎	3.1	0.7
大腸炎	0.7	0.5
下痢	7.7	0.5
甲状腺機能低下症	5.7	0
甲状腺機能亢進症	1.0	0

※CheckMate017，057試験

上記以外に，頻度は少ないながら重症筋無力症，筋炎，肝炎，1型糖尿病，副腎障害，脳炎，infusion reaction，心臓障害，腎障害などのirAEを呈することが報告されている．

【注意点と対策】
- ニボルマブの副作用の出現時期は各症例により大きなばらつきがある．投与開始から長い時間がたった後にはじめて発症する場合があるため，ニボルマブ投与中は常に副作用出現の有無に注意する必要がある

② ペムブロリズマブ単剤

第2章-1 **3** を参照

③ DTX＋ラムシルマブ

a. 投与方法

【投与スケジュール】3週おきPDとなるまで

		Day	1	22
DTX	60 mg/m² 点滴静注		↓	↓
ラムシルマブ	10 mg/m²		↓	↓

【投与順】

投与日	投与順	投与薬剤・投与量	投与時間
Day 1	①	クロルフェニラミンマレイン酸塩　5 mg デキサメタゾン　6.6 mg 生理食塩液　50 mL	15分
	②	グラニセトロン　3 mg 生理食塩液　50 mL	15分
	③	ラムシルマブ（サイラムザ®）　10 mg/m² 生理食塩液　250 mL	60分
	④	生理食塩液　50 mL	15分
	⑤	DTX　60 mg/m² 生理食塩液　250 mL	60分
	⑥	生理食塩液　50 mL	15分
			計210分

【投与のポイント】
- ラムシルマブ投与開始後にinfusion reactionを発症することがあるため，投与中，投与後の慎重な経過観察が必要である

b. 有害事象[10]

有害事象	発現時期(Day)	発現率（%）	
		All Grade	Grade ≧ 3
非血液毒性			
倦怠感	1～7	55	14

食欲不振	1〜7	29	2
嘔気	1〜7	27	1
下痢	7〜21	32	5
神経障害	7〜21	23	3
鼻出血	14〜	19	<1
肺出血	14〜	8	1
高血圧	14〜	11	6
Infusion reaction	1〜	4	1
血液毒性			
好中球減少症	7〜21	55	49
貧血	7〜21	21	3
血小板減少症	7〜21	13	3

【注意点と対策】
- DTX＋ラムシルマブ併用療法は発熱性好中球減少症の発生頻度が20％以上であり，G-CSF適正使用ガイドラインではG-CSF製剤の一次予防投与が推奨度Aで推奨されている．G-CSF製剤投与を積極的に検討するべきである
- ラムシルマブ投与に伴い，蛋白尿や腎機能障害が出現することがあるため，治療中は定期的に腎機能の確認と尿蛋白の測定が必要である

④ PEM単剤

a. 投与方法

【投与スケジュール】3週おきPDとなるまで

		Day	1	22
PEM	500 mg/m² 点滴静注		↓	↓

【投与順】

投与日	投与順	投与薬剤・投与量	投与時間
Day 1	①	デキサメサゾン 6.6 mg 生理食塩液　50 mL	15分
	②	PEM　500/m² 生理食塩液　100 mL	10分
	③	生理食塩液　50 mL	15分
			計40分

【投与のポイント】
- PEM投与7日前からのビタミンB_{12}と葉酸の補充療法開始を，忘れないように注意！

b. 有害事象[12]

有害事象	発現時期(Day)	発現率(%) All Grade	発現率(%) Grade ≧ 3
非血液毒性			
倦怠感	1〜7	34	5.3
嘔気	1〜7	30.9	2.6
嘔吐	1〜7	16.2	1.5
下痢	7〜21	12.8	0.4
血液毒性			
好中球減少症	7〜21	-	5.3
貧血	7〜21	-	4.2
血小板減少症	7〜21	-	1.9

【注意点と対策】
- 患者が自覚する有害事象は多くの場合で軽微である

⑤ S-1 単剤

a. 投与方法

　元来，4週投与後に2週休薬する方法がオリジナルの投与法であり，EAST-LCでもこの方法が採用されている．ただし，有害事象による休薬例が多いために，実臨床の現場では2週投与後に1週休薬する投与法が使用されることがある．

【投与スケジュール】

◆ S-1単剤療法（4週投与2週休薬）

		Day	1	…	28	…	42	
S-1	80 mg/m² 内服		→→→→→		休薬			→

◆ S-1単剤療法（2週投与1週休薬）

		Day	1	…	14	…	21	
S-1	80 mg/m² 内服		→→→→→		休薬			→

【具体的投与量】

対表面積	S-1投与量
1.25 m² 未満	40 mg/回　1日2回内服　80 mg/日
1.25〜1.5 m²	50 mg/回　1日2回内服　100 mg/日
1.5 m² 以上	60 mg/回　1日2回内服　120 mg/日

【投与のポイント】
- 機序は不明だが,ワルファリンカリウムの作用を増強することがあり,同薬剤を内服中の場合は凝固能の変動に注意が必要となる
- テガフールによりフェニトインの代謝が抑制されるため,同薬剤を内服中の場合はフェニトイン中毒の発症に注意すべきである

b. 有害事象[13]

【頻度・発現時期】

有害事象	発現時期※(Day)	発現率（%）All Grade	発現率（%）Grade ≧ 3
非血液毒性			
食欲不振	7〜	50.4	6.5
嘔気	1〜	36.4	0.9
嘔吐	1〜	18.6	1.6
下痢	14〜	35.9	6.3
色素沈着	14〜	31.3	0
倦怠感	7〜	16.7	1.2
血液毒性			
好中球減少症	7〜	14.9	5.4
貧血	14〜	12.1	2.6
血小板減少症	14〜	11.1	1.2

※4週投与2週休薬

【注意点と対策】
- S-1投与期間が長くなるにつれ,皮膚や爪などに黒い色素沈着が出現する場合がある.現在治療法は確立していないが,投与中止により多くの症例で軽快する
- 副作用が重篤化することは少ないものの,遷延する傾向がある.そのため予定よりも休薬期間を長く必要とする例を多く経験する

Summary

- 非小細胞肺癌に対する二次治療以降において,PD-L1阻害薬の登場によりさらなるOSの延長が期待できるようになった
- PD-L1阻害薬は薬物療法と作用機序が異なるため,適応やirAE対策など,独自の管理が必要となる
- 薬物療法においても,DTX＋ラムシルマブ併用がDTX単剤を凌駕し,標準治療となった
- 二次治療以降において有効な治療が複数使用可能となっており,これらをもれなく患者に届ける治療戦略が求められている

文献

1) 「EBM の手法による肺癌診療ガイドライン 2017 年版」（日本肺癌学会／編），2017
   https://www.haigan.gr.jp/modules/guideline/index.php?content_id=3
2) Mittal D, et al：New insights into cancer immunoediting and its three component phases--elimination, equilibrium and escape. Curr Opin Immunol, 27：16-25, 2014
3) Brahmer J, et al：Nivolumab versus Docetaxel in Advanced Squamous-Cell Non-Small-Cell Lung Cancer. N Engl J Med, 373：123-135, 2015
4) Borghaei H, et al：Nivolumab versus Docetaxel in Advanced Nonsquamous Non-Small-Cell Lung Cancer. N Engl J Med, 373：1627-1639, 2015
5) Herbst RS, et al：Pembrolizumab versus docetaxel for previously treated, PD-L1-positive, advanced non-small-cell lung cancer (KEYNOTE-010): a randomised controlled trial. Lancet, 387：1540-1550, 2016
6) Rittmeyer A, et al：Atezolizumab versus docetaxel in patients with previously treated non-small-cell lung cancer (OAK): a phase 3, open-label, multicentre randomised controlled trial. Lancet, 389：255-265, 2017
7) Shepherd FA, et al：Prospective randomized trial of docetaxel versus best supportive care in patients with non-small-cell lung cancer previously treated with platinum-based chemotherapy. J Clin Oncol, 18：2095-2103, 2000
8) Fossella FV, et al：Randomized phase III trial of docetaxel versus vinorelbine or ifosfamide in patients with advanced non-small-cell lung cancer previously treated with platinum-containing chemotherapy regimens. The TAX 320 Non-Small Cell Lung Cancer Study Group. J Clin Oncol, 18：2354-2362, 2000
9) Mukohara T, et al：Japanese experience with second-line chemotherapy with low-dose (60 mg/M2) docetaxel in patients with advanced non-small-cell lung cancer. Cancer Chemother Pharmacol, 48：356-360, 2001
10) Garon EB, et al：Ramucirumab plus docetaxel versus placebo plus docetaxel for second-line treatment of stage IV non-small-cell lung cancer after disease progression on platinum-based therapy (REVEL): a multicentre, double-blind, randomised phase 3 trial. Lancet, 384：665-673, 2014
11) Yoh K, et al：A randomized, double-blind, phase II study of ramucirumab plus docetaxel vs placebo plus docetaxel in Japanese patients with stage IV non-small cell lung cancer after disease progression on platinum-based therapy. Lung Cancer, 99：186-193, 2016
12) Hanna N, et al：Randomized phase III trial of pemetrexed versus docetaxel in patients with non-small-cell lung cancer previously treated with chemotherapy. J Clin Oncol, 22：1589-1597, 2004
13) Nokihara H, et al：Randomized controlled trial of S-1 versus docetaxel in patients with non-small-cell lung cancer previously treated with platinum-based chemotherapy (East Asia S-1 Trial in Lung Cancer). Ann Oncol, 28：2698-2706, 2017
14) サイラムザ適正使用ガイド, 日本イーライリリー株式会社, 2016
    https://www.lillymedical.jp/jp/JA/_Assets/non_public/Cyramza/PDF/RAM_TEKISEI_GUIDE_NSCLC.pdf（参照 2018/8）.
15) 「がん免疫療法ガイドライン」（日本臨床腫瘍学会／編），金原出版，2016
16) Haratani K, et al：Association of Immune-Related Adverse Events With Nivolumab Efficacy in Non-Small-Cell Lung Cancer. JAMA Oncol, 4：374-378, 2018

第1章 非小細胞肺癌 ～PD-L1 TPS＜50％，EGFR/ALK/ROS1陰性～

4 高齢者に対する薬物療法

上月稔幸

症例提示

15年来の糖尿病治療中に合併した78歳女性

- **症例**：78歳女性
- **主訴**：咳嗽
- **現病歴**：15年前から糖尿病のため近医にて通院治療中であった．最近咳嗽を認めるようになり，胸部X線を施行したところ，胸部異常陰影を指摘され当院受診となった．当院での胸腹部CTにて，右肺上葉に腫瘤影と右肺門・縦隔の多発リンパ節腫大，多発骨転移，副腎転移を認めた．気管支内視鏡検査による経気管支肺生検にて肺腺癌cT2aN2M1c，Stage IVB（第8版）と診断し，一次治療目的で当院入院となった．
- **既往歴**：糖尿病，高血圧，高脂血症
- **内服薬**：シタグリプチン，メトホルミン，アムロジピン，アトルバスタチン
- **生活歴**：職業：事務員．喫煙歴：5本/日×35年（30～65歳）．飲酒歴：飲めない（アルコール綿にて皮膚発赤）．アレルギー：なし
- **現症**：ECOG PS 1，身長155 cm，体重58.1 kg
- **血液検査**：WBC 5,600/mm^3，Hb 14.2 g/dL，Plt 183,000/mm^3，Alb 4.2 g/dL，AST 29 IU/L，ALT 36 IU/L，LDH 220 IU/L，T-Bil 0.47 mg/dL，BUN 21.9 mg/dL，Cr 1.01 mg/dL，推定Ccr 41.4 mL/分，Na 135 mEq/L，K 4.7 mEq/L，HbA1c 7.1％，空腹時血糖 132 mg/dL，CEA 36.9 ng/mL，SLX 47 U/mL
- **尿検査**：蛋白（＋），糖（＋＋），潜血（＋＋＋），ケトン体（－）
- **造影CT**：右肺S2に胸膜陥入を伴う直径25 mm大の結節影を認める．右肺門リンパ節，同側縦隔リンパ節腫大，胸腰椎，肋骨，腸骨に骨転移，右副腎腫大を認める．頭蓋内病変はなし
- **病理**：異型細胞が蜂巣を形成し増殖を認める．免疫染色にて，TTF-1陽性，Napsin A陽性，PD-L1 TPS＜50％．EGFR遺伝子変異陰性，ALK遺伝子転座陰性，ROS1遺伝子転座陰性

問題点

- 75歳以上，PS 0〜1，PD-L1＜50％の進行期非扁平上皮非小細胞肺癌の一次治療は？　　→ p.53 **1**-① 参照
- 軽度腎機能障害合併例の選択肢は？　　→ p.57 **2**-③-a 参照
- 糖尿病合併肺癌の場合の注意点，選択肢は？　　→ p.57 **2**-③-b 参照

治療Strategy

一次治療は，単剤治療としてドセタキセル（DTX）単剤，カルボプラチン（CBDCA）併用療法として，CBDCA＋毎週投与パクリタキセル（PTX）療法，CBDCA＋毎週投与ナブパクリタキセル（nab-PTX）療法，CBDCA＋ペメトレキセド（PEM）療法を検討した．しかし，CBDCA＋PEM療法は腎機能低下（推定クレアチニンクリアランス値が45 mL/分未満）のため避け，CBDCA＋毎週投与PTXも毎週のデキサメタゾンの投与により血糖コントロールが悪化することを危惧し避けた．

また，本患者は遠方から来院されていたことから，2サイクル目以降，外来治療に移行することを見越して，通院頻度が多くなるCBDCA＋nab-PTX療法も避け，DTX単剤療法を選択した．

細胞障害性抗癌剤二次治療に関しては，腎機能低下のためS-1単剤療法を1段階減量して実施した．

1 ガイドラインとエビデンス

① ガイドラインのポイント

　　2017年版の肺癌診療ガイドライン[1]では，「暦年齢のみで薬物療法の対象外とするべきではない」と明記されており，75歳以上のPS 0〜1かつ，遺伝子変異陰性，PD-L1＜50％のIV期非小細胞肺癌の一次治療には，DTXもしくはビノレルビン（VNR）もしくはゲムシタビン（GEM）といった第三世代抗癌剤での単剤療法を行うことが推奨されている（推奨度1A）．プラチナ製剤併用療法については明確な結論には至っていないが，海外の第III相試験の結果を踏まえCBDCAとの併用療法は推奨度2Bとされている．一方で，ベバシズマブ併用療法については本邦での有効性・安全性に関するデータが十分でなく，ベバシズマブの追加により有害事象が増える傾向が認められることから，推奨度2Cとなっている．

② 知っておきたい，主な治験・臨床試験

a. 第三世代抗癌剤単剤が標準治療（表1）

◆ ELVIS試験[2]

　　本試験はイタリアにおいて70歳以上の非小細胞肺癌患者を対象にVNR単剤療法と緩和治療群を比較し，高齢者に対する抗癌剤治療の有用性を証明した試験である．PS 0〜2の患者

表1 高齢者に対し実施された非プラチナ単剤療法もしくは併用療法の比較試験

試験	治療	N	奏効率	無増悪生存期間中央値	全生存期間中央値
ELVIS[2]	VNR	76	19.7%	-	28週（$p=0.03$）
	BSC	78	-	-	21週
MILES[3]	VNR + GEM	232	21%	19週	30週
	GEM	233	16%	17週	28週
	VNR	233	18%	18週	36週
WJTOG9904[4]	DTX	89	22.7%（$p=0.019$）	5.5カ月（$p<0.001$）	14.3カ月（$p=0.138$）
	VNR	91	9.9%	3.1カ月	9.9カ月

VNR：ビノレルビン，BSC：緩和治療，GEM：ゲムシタビン，DTX：ドセタキセル

を対象に，治療はVNR群において最大計6サイクル実施された．主要評価項目であるQOLは，VNR群において，QOL functioning scaleと肺癌関連症状に関する項目では改善していたが，有害事象に関する項目は悪化していた．全生存期間に関しては，薬物療法群で有意に改善を認めた．

◆ MILES試験[3]

本試験もイタリアにおいて70歳以上のPS 0〜2の非小細胞肺癌患者を対象にVNR単剤療法，GEM単剤療法，VNR + GEM併用療法の有効性と安全性を比較検討した試験である．

治療は最大6サイクル実施された．主要評価項目である全生存期間に関しては併用療法群と単剤療法群で有意差なく，無増悪生存期間，奏効率も有意差はなかった．

一方，有害事象に関しては，VNR単剤と比較し，併用療法群において，血小板減少や肝機能障害の頻度が増加し，GEM単剤群との比較では，好中球減少，嘔吐，疲労，心毒性，血管外漏出後遺症，便秘の頻度が増加していた．

◆ WJTOG9904試験[4]

本試験は本邦において，70歳以上のPS 0〜2の非小細胞肺癌患者を対象に行われた比較第Ⅲ相試験である．

有効例に対しては4サイクル以上の抗癌剤治療が実施された．主要評価項目である全生存期間は有意差を認めなかった．しかし，無増悪生存期間や奏効率はDTX群において有意に良好であった．またGlobal QOLの結果は両群間で差を認めなかったが，肺癌関連症状についてはDTX群で有意に改善を認めた．

一方，有害事象に関しては，Grade 3〜4の好中球減少症の発現割合や全Gradeの口内炎，嘔吐，脱毛の発現割合はDTX群で有意に高かったが，その他有害事象は全体的に軽度で忍容可能であった．

この結果を踏まえ，その後行われた本邦における高齢者を対象とした比較試験はDTX単剤療法を標準治療として実施された．

b. 高齢者に対するプラチナ併用療法の位置づけ（表2）

◆ JCOG0803/WJOG4307L試験[5]

本邦においては，70歳以上のシスプラチン（CDDP）の一括投与が適応とならないPS 0〜1の非小細胞肺癌患者を対象に，3週間ごとのDTX単剤療法とCDDPとDTXの毎週投与（3

表2 高齢者に対し実施されたプラチナ併用療法と非プラチナ単剤治療の比較試験

試験	治療	N	奏効率	無増悪生存期間中央値	全生存期間中央値
JCOG0803/WJOG4307L[5)]	Weekly CDDP + DTX	139	34.4%	4.7カ月	13.3カ月
	DTX	137	24.6%	4.4カ月	14.8カ月
IFCT0501[6)]	CBDCA + weekly PTX	225	29.1%	6.0カ月（$p<0.0001$）	10.3カ月（$p<0.0001$）
	GEM or VNR	226	10.9%	2.8カ月	6.2カ月
NJLCG0801[7)]	CBDCA + weekly PTX	41	54%	6.6カ月	-
	DTX	42	24%	3.5カ月	-

CDDP：シスプラチン，DTX：ドセタキセル，CBDCA：カルボプラチン，PTX：パクリタキセル，GEM：ゲムシタビン，VNR：ビノレルビン

投1休，4週ごと）との比較が行われた．

しかし最初の中間解析の時点で，全生存期間のHRが1.56であり，試験を継続して優越性が証明される見込みが0.996％であることが判明した．最終的に計276例の患者が登録された時点で試験中止となり，主要評価項目である全生存期間は有意差がなく，無増悪生存期間，奏効率も有意差はなかった．

一方，有害事象に関しては，併用療法群においてGrade 3以上の貧血，低ナトリウム血症，食欲不振が多く，2.9％に治療関連死を認めた．一方でDTX群では，Grade 3以上の白血球減少，好中球減少，発熱性好中球減少が多く認められた．

◆ IFCT0501試験[6)]

本試験はフランスにおいて70歳以上のPS 0～2非小細胞肺癌患者を対象にVNRもしくはGEMによる単剤療法とCBDCA＋PTX（毎週投与）併用療法を比較検討した試験である．治療は併用療法群においては最大4サイクル，単剤療法群で5サイクル実施された．主要評価項目である全生存期間については併用療法群で有意に延長しており，無増悪生存期間も併用療法群で有意に延長していた．

一方，有害事象に関しては，併用療法群でGrade 3～4の好中球減少，発熱性好中球減少，貧血，血小板数減少，感覚性末梢神経障害に関しては増加し，治療関連死が併用療法群で4.4％，単剤群で1.3％と併用療法群で頻度が高いことが問題とされている．

◆ NJLCG0801試験[7)]

本試験は本邦において70歳以上のPS 0～1の非小細胞肺癌 計83例（DTX群 42例，CBDCA＋毎週投与PTX群）に対し実施されたランダム化第Ⅱ相試験である．主要評価項目である奏効率は，CBDCA＋PTX群で54％と有意に改善していた．無増悪生存期間もCBDCA＋PTX群の方が良好であった．有害事象に関しても重篤な好中球減少や発熱性好中球減少，嘔気の割合はDTX群で頻度が高かった．

本試験は，IFCT0501で用いられたCBDCA＋PTX療法と用量が異なる上に，探索的に行われ，群間差について比較検討を行っていない．そのため本試験の結果を踏まえて結論づけることは困難であるが，IFCT0501試験を本邦の患者に外挿するにあたっては参考になる結果である．

◆ CA031試験，NJLCG1301試験[8)]

年齢にかかわらず実施された，CBDCA＋3週ごとPTX併用療法とCBDCA＋毎週投与

nab-PTX併用療法を比較した国際共同研究CA031試験において，CBDCA＋毎週投与nab-PTX療法は，3週ごとCBDCA＋PTX療法と比較し，有意に奏効率の上昇を認めていた．そして，70歳以上のサブグループでは，CBDCA＋毎週投与nab-PTX療法は，CBDCA＋PTX療法と比較し有意に全生存期間の延長を認めた（19.9カ月 vs 10.4カ月，HR 0.583，$p＝0.009$）．

NJLCG1301試験は本邦において，75歳以上，PS 0～1の非小細胞肺癌患者32例を対象に実施されたCBDCA＋毎週投与nab-PTX療法の単群第Ⅱ相試験である．本試験においては，nab-PTXは毎週投与で3週繰り返した後1週休薬で実施され，nab-PTXの用量も75 mg/m^2に減量されていたが，主要評価項目である奏効率は50％，無増悪生存期間中央値6.4カ月と期待できる結果であった．

本結果を踏まえると，**高齢者に対しても毒性に注意しながら，CBDCA＋毎週投与nab-PTX療法も選択肢となり得る**．

2 治療の選択と進め方のコツ

① 高齢者の定義

海外の試験においては高齢者を対象とした試験は70歳以上を対象に行われていることが多く，本邦においても高齢者を対象とした試験は70歳以上で実施されてきた．

そのため，JCOG0803/WJOG4307L試験においても70歳以上が対象であったものの，「CDDPの一括投与の適応とならない」患者のなかで75歳未満は23％に留まっていた．若年者を対象とした試験においては75歳未満を対象に行われること多い状況も踏まえ，**2017年版 肺癌診療ガイドラインにおいては高齢者を75歳以上と定義している**．

② 単剤治療，それともCBDCA併用？

本邦での75歳以上 PS 0～1に対する非小細胞肺癌に対する標準治療はDTXとみなされている．しかし，DTXは好中球減少や，発熱性好中球減少などの有害事象発現頻度が高いため，実際の治療に際しては注意する必要がある．

これまでは，消化器毒性を中心とした有害事象がCBDCA併用療法を避ける一因であったと思われる．しかし，**近年は制吐療法の進歩により以前と比べ消化器毒性も軽減してきており，このような状況では，好中球減少の発現頻度が少ないCBDCA併用療法は安全性の観点からはむしろ望ましく**，高齢者に対するCBDCA併用療法への期待が高まっている．

そのため，日常診療においては，全身状態が良好な75歳未満の患者にはCBDCA併用療法を検討し，二次治療以降でDTXを用いることを考慮してもよいと思われる．

そうしたなか，これら論争に終止符を打つべく，CBDCA併用療法とDTX単剤療法を比較する大規模比較試験が本邦において進行中である．

非扁平上皮非小細胞肺癌に対しては，JCOG1210/WJOG7813L試験「高齢者進行非扁平上皮非小細胞肺癌に対するドセタキセル単剤療法とカルボプラチン・ペメトレキセド併用後ペメトレキセド維持療法のランダム化比較第Ⅲ相試験（UMIN000011460）」が行われ，現

在，症例登録が終了し追跡期間中である．また扁平上皮肺癌に対しては，CAPITAL試験「高齢者化学療法未施行ⅢB/Ⅳ期扁平上皮肺がんに対するnab-Paclitaxel＋Carboplatin併用療法とDocetaxel単剤療法のランダム化第Ⅲ相試験（UMIN000019843）」が実施中である．

将来，これら試験結果が公表された後には，高齢者非小細胞肺癌に対する一次治療の治療方針が大きく変わる可能性がある．

③ 合併症に応じた治療選択

高齢者を対象に実施された臨床試験であっても，多くの臨床試験が適格基準・除外基準から，臓器機能が保たれ，併存疾患の少ない全身状態の良好な患者を対象に実施されている．そのため，**すべての高齢者にこれら臨床試験の結果が外挿できるわけではないことを十分に認識しておく必要がある**．

a. 腎機能低下例

日本腎臓病薬物療法学会から，腎機能低下例に最も注意の必要な薬剤投与量一覧が示されている[9]．そのなかで，肺癌に対し頻用される抗癌剤においては**CDDP，CBDCA，PEM，S-1が腎機能低下例に対し注意を要するよう掲載されている**．

- カルボプラチンに関しては，Calvert式［投与量＝AUC目標値（mg/mL×分）×〔GFR（mL/分）＋25〕］を用いて腎機能に応じてCBDCAの投与量を調整する．
- なお，GFRは推定クレアチニンクリアランスで代用されることが多いが，高齢者においては筋肉量の個人差も大きく，推定クレアチニンクリアランスと実際のGFRに乖離を認めることもあり，**可能であれば実測値を用いて算出**することが望ましい．
- PEMに関しては，腎機能低下の程度に従いAUCの増加が報告されており，毒性の増強が予想される．そしてクレアチニンクリアランスが45 mL/分未満の患者については安全性に関するデータも十分でない点に注意を要する．
- S-1に関しては成分であるギメラシルの排泄が遅延し，フルオロウラシルの濃度が上昇し，骨髄抑制などの副作用の発現頻度が増加し重症化することが示されている．そのため腎機能低下例では1段階減量を行い，クレアチニンクリアランスが30 mL/分未満の患者には投与を避ける必要がある．
- DTX，PTX，nab-PTX，VNRに関しては腎機能低下による用量調整は不要である．

b. 糖尿病合併例

海外からの報告によると，糖尿病合併例は糖尿病非合併例と比べ，肺癌死亡のリスクが1.27倍上昇すると報告されている[10]．本邦の久山町コホート研究においては，食後2時間血糖値の高値が肺癌死亡のリスクを1.99倍上昇させることが報告されている[11]．

有害事象の観点でも，**糖尿病合併患者ではCDDP投与が腎機能障害発症の危険因子である**ことも報告されており，CDDPを使用する際には注意を要する[12]．その他，**長期糖尿病を罹患した患者では糖尿病性末梢神経障害を併発していることもあり，PTXなどの抗癌剤による末梢神経障害の発症についても注意を払う必要がある**．

前述のCA031試験において，糖尿病を合併した患者では奏効率は27％と52％と有意に上昇し，無増悪生存期間も中央値4.9カ月と10.9カ月と有意に延長を認め，CBDCA＋毎週投与nab-PTX併用療法は選択肢の1つとなり得る[13]．

3 投与の実際

① DTX単剤

a. 投与方法

【投与スケジュール】3週間ごと，増悪もしくは忍容できない有害事象が出現するまで継続

投与日	投与順	投与薬剤・投与量	投与時間
Day 1	①	デキサメタゾン（デキサート®）6.6 mg 生理食塩液 50 mL	15分
	②	DTX 60 mg/m² 生理食塩液 250 mL	60分
	③	生理食塩液 50 mL	5分
			計80分

【投与開始基準】

	投与開始前
PS	0～2
白血球数（/mm³）	≧3,000
好中球数（/mm³）	≧1,500
ヘモグロビン（g/dL）	≧8.0
血小板数（/mm³）	≧100,000
AST/ALT（IU/L）	≦100
T-Bil（mg/dL）	≦2.0
血清クレアチニン（mg/dL）	≦1.5
肺臓炎（CTCAE v4.0）	Grade 0

【減量基準】

	前治療での有害事象
好中球数（/mm³）	＜500
発熱性好中球減少（CTCAE v4.0）	Grade≧3
上記以外の非血液毒性（CTCAE v4.0）	Grade≧3

【用量調整】

前コースで減量基準に抵触した場合，下記に則って次サイクル以降，1段階ずつ減量を行う．

	ドセタキセルの用量
初回投与量	60 mg/m²
1段階減量	50 mg/m²
2段階減量	40 mg/m²

【投与のポイント】
- 通常の溶解時にはエタノールを使用するが，アルコール不耐の患者には生理食塩液や5%ブドウ糖液を用いて，アルコールフリーでの調整も可能である．ただし，その際には激しくふり混ぜ均一に混和していることを確認することや，泡がある程度消えるまで待ってから薬液を抜き取るなど調整に際しては注意を要する

b. 有害事象

【頻度・発現時期】

有害事象	発現時期（Day）	発現率（%）Grade ≧ 3
白血球減少	8〜14	63
好中球減少	8〜14	89
発熱性好中球減少	8〜14	15
貧血	14〜	3.7
血小板減少	8〜14	0
全身倦怠感	1〜7	3.0
食欲不振	1〜7	1.5
悪心	1〜7	0.8
下痢	5〜14	3.8
低ナトリウム血症	3〜	5.2
感染	5〜	7.6
肺臓炎	7〜	5.3

【注意点と対策】
- 患者指導を十分に行い，外来治療に際してはレボフロキサシンなどの抗菌薬を事前に処方し，37.5℃以上の発熱を認めた際には，早期の内服してもらい，それでも改善しない場合には早めに来院してもらうよう指導を行う
- 発熱性好中球減少症の予防のため，投与後24時間以降〜次サイクル14日前までにペグ化G-CSF製剤（ジーラスタ®）の投与も考慮する
- 下痢は好中球減少と同時期に起こることがあり，これらを併発した場合には重症化する恐れがあるため入院管理下での対応が望ましい
- 長期投与に伴い，全身浮腫を認めることがある．その場合は投与の際のデキサメタゾンを3日間程度に延長したり，利尿薬を処方するなどして対処する

 Pitfall　間質性肺炎合併例に対する使用は，添付文書上，慎重投与で禁忌ではないが，後ろ向きの検討によると急性増悪の頻度は高く，適応については慎重に判断する必要がある．

② CBDCA ＋毎週投与 PTX

a. 投与方法

【投与スケジュール】 4週間ごと最大6サイクル

		Day	1	8	15	22
CBDCA	AUC6		↓			
PTX	70 mg/m²		↓	↓	↓	

【投与順】

投与日	投与順	投与薬剤・投与量	投与時間
Day 1	①	ジフェンヒドラミン（レスタミンコーワ）（10 mg） 5錠	内服
	②	デキサメタゾン（デキサート®） 13.2 mg ファモチジン（ガスター®） 20 mg 生理食塩液 50 mL	15分
	③	パロノセトロン（アロキシ®） 0.75 mg 5％ブドウ糖液 100 mL	30分
	④	PTX（タキソール®） 70 mg/m² 生理食塩液 250 mL	60分
	⑤	CBDCA（パラプラチン®） AUC＝6 生理食塩液 250 mL	60分
	⑥	生理食塩液 50 mL	5分
			計2時間50分
Day 8, 15	①	ジフェンヒドラミン（レスタミンコーワ）（10 mg） 5錠	内服
	②	デキサメタゾン（デキサート®） 6.6 mg ファモチジン（ガスター®） 20 mg 生理食塩液 50 mL	15分
	③	生理食塩液 100 mL	30分
	④	PTX 70 mg/m² 生理食塩液 250 mL	60分
	⑤	生理食塩液 50 mL	5分
			計1時間50分

【投与開始基準】

	投与開始前	
	Day1	Day 8, 15
白血球数（/mm³）	≧3,000	≧2,000
好中球数（/mm³）	≧1,500	≧1,000
ヘモグロビン（g/dL）	≧9.0	-
血小板数（/mm³）	≧100,000	≧50,000
AST/ALT（IU/L）	≦100	≦100
T-Bil（mg/dL）	≦1.5	≦1.5
血清クレアチニン（mg/dL）	≦1.5	-
末梢神経障害（CTCAE v4.0）	Grade ≦ 1	Grade ≦ 2

【減量基準】

	前治療での有害事象
好中球数（/mm³）	＜500
血小板数（/mm³）	＜25,000
発熱性好中球減少（CTCAE v4.0）	Grade≧3
末梢神経障害	≧忍容出来ない Grade 2
上記以外の非血液毒性（CTCAE v4.0）	Grade≧3

【用量調整】

前コースで減量基準に抵触した場合，下記に則って次サイクル以降，減量を行う．

	CBDCAの用量	PTXの用量
初回投与量	AUC＝6	70 mg/m²
1段階減量	AUC＝5	60 mg/m²
2段階減量	AUC＝4	50 mg/m²

【投与のポイント】
- 溶媒にエタノールが含有されており，アルコール不耐の患者には禁忌である．また通院治療に際しても公共の交通機関での通院するよう指導する
- アナフィラキシー予防のためにあわせてジフェンヒドラミン投与を行うが，これら薬剤により抗コリン作用から尿閉や眼圧上昇などをきたすことがあり，これら有害事象についても注意し，本治療の適応を検討する
- デキサメタゾンの初回投与量は8 mgであるが，アナフィラキシーを認めない患者では次回以降半量に減量し，最低1 mgまで減量し投与してもよい
- 投与順序はPTX投与を行い，その後CBDCAを投与する
- 近年は，毎週投与PTXの代わりに，CA031もしくはNJLCG1301の用法用量に従って，nab-PTX（アブラキサン®）の使用も検討する

b. 有害事象

【頻度・発現時期】

有害事象	発現時期（Day）	発現率（%）Grade≧3
白血球減少	14〜21	31.7
好中球減少	14〜21	56.1
発熱性好中球減少	14〜21	7.3
貧血	14〜	14.6
血小板減少	14〜21	9.8
全身倦怠感	1〜7	0
悪心	1〜7	2.4
下痢	5〜	2.4
感覚性末梢神経障害	2〜	0
関節痛/筋肉痛	2〜	0

【注意点と対策】

本治療では，アナフィラキシー予防のためのデキサメタゾンも毎週投与されることになる．そのため，ニューモシスチス肺炎やせん妄，血糖値上昇に注意する必要があり，問題ないようであれば，デキサメタゾンの投与量を減量することを考慮する．

> **MEMO** PTXによる末梢神経障害
> PTXによる末梢神経障害の予防に，治療前の手足の局所冷却の有効性が報告された[14]．

Summary

- 75歳以上のPS 0〜1かつドライバー変異陰性，PD-L1＜50％の進行期非小細胞肺癌の一次治療は，第三世代抗癌剤単剤療法が用いられる
- CBDCA併用療法は奏効率も高く，全身状態によっては選択肢となる
- 高齢者は症例ごとで状態が大きく異なり，暦年齢だけではなく，症例ごとの臓器機能や併存疾患・全身状態，患者の希望を踏まえたうえで，各薬剤の特性・副作用から総合的に判断し，治療を選択する必要がある

文献

1) 「EBMの手法による肺癌診療ガイドライン 2017年版」(日本肺癌学会/編)，2017
   https://www.haigan.gr.jp/modules/guideline/index.php?content_id=3
2) The Elderly Lung Cancer Vinorelbine Italian Study Group：Effects of Vinorelbine on Quality of Life and Survival of Elderly Patients With Advanced Non-Small-Cell Lung Cancer. J Natl Cancer Inst, 91：66-72, 1999
3) Gridelli C, et al：Chemotherapy for elderly patients with advanced non-small-cell lung cancer: the Multicenter Italian Lung Cancer in the Elderly Study (MILES) phase III randomized trial. J Natl Cancer Inst, 95：362-372, 2003
4) Kudoh S, et al：Phase III study of docetaxel compared with vinorelbine in elderly patients with advanced non-small-cell lung cancer: results of the West Japan Thoracic Oncology Group Trial (WJTOG 9904). J Clin Oncol, 24：3657-3663, 2006
5) Abe T, et al：Randomized phase III trial comparing weekly docetaxel plus cisplatin versus docetaxel monotherapy every 3 weeks in elderly patients with advanced non-small-cell lung cancer: the intergroup trial JCOG0803/WJOG4307L. J Clin Oncol, 33：575-581, 2015
6) Quoix E, et al：Carboplatin and weekly paclitaxel doublet chemotherapy compared with monotherapy in elderly patients with advanced non-small-cell lung cancer: IFCT-0501 randomised, phase 3 trial. Lancet, 378：1079-1088, 2011
7) Maemondo M, et al：Randomized phase II trial comparing carboplatin plus weekly paclitaxel and docetaxel alone in elderly patients with advanced non-small cell lung cancer: north japan lung cancer group trial 0801. Oncologist, 19：352-353, 2014
8) Miyauchi E, et al：Phase II Study of Modified Carboplatin Plus Weekly Nab-Paclitaxel in Elderly Patients with Non-Small Cell Lung Cancer: North Japan Lung Cancer Study Group Trial 1301. Oncologist, 22：640-e59, 2017
9) 「腎機能低下時に最も注意が必要な薬剤投与量一覧(改訂第31版)」(日本腎臓病薬物療法学会/編)，2018
   https://www.jsnp.org/docs/JSNP-yakuzai_dosing_31.pdf
10) Rao Kondapally Seshasai S, et al：Diabetes mellitus, fasting glucose, and risk of cause-specific death. N Engl J Med, 364：829-841, 2011
11) Hirakawa Y, et al：Association between glucose tolerance level and cancer death in a general Japanese population: the Hisayama Study. Am J Epidemiol, 176：856-864, 2012
12) Mizuno T, et al：The risk factors of severe acute kidney injury induced by cisplatin. Oncology, 85：364-369, 2013

13) Hirsh V, et al：Weekly nab-Paclitaxel in Combination With Carboplatin as First-Line Therapy in Patients With Advanced Non-Small-Cell Lung Cancer: Analysis of Safety and Efficacy in Patients With Diabetes. Clin Lung Cancer, 17：367-374, 2016
14) Hanai A, et al：Effects of Cryotherapy on Objective and Subjective Symptoms of Paclitaxel-Induced Neuropathy：Prospective Self-Controlled Trial. J Natl Cancer Inst, 110：141-148, 2018

コラム ①

免疫チェックポイント阻害薬の
バイオマーカー

山口　央，各務　博

① がん免疫サイクルを考えてみる

　がん免疫サイクルは，がん抗原→プライミング相→エフェクター相と続く抗腫瘍免疫メカニズムをスマートに説明している（図）[1]．すなわち，①がん抗原の放出→②抗原提示細胞（主に樹状細胞）によるがん抗原の取り込みと遊走→③リンパ節でのT細胞のプライミングと活性化→④（末梢血を介した）腫瘍局所へのT細胞の遊走→⑤腫瘍局所へのT細胞の浸潤→⑥T細胞によるがん抗原の認識→⑦T細胞によるがん細胞死の誘導→①がん抗原の放出，といった一連の流れのことである[1]．

　このサイクルのなかでProgrammed cell death-1（PD-1）は主に⑦のエフェクター相に

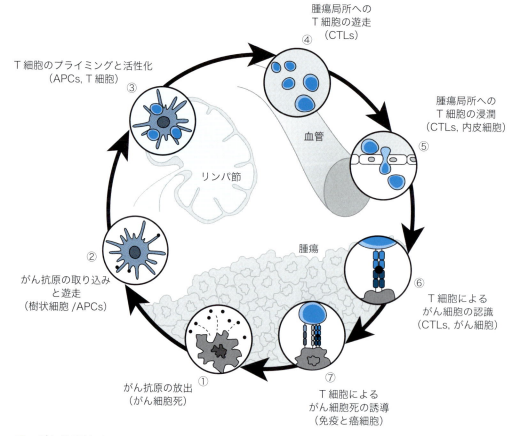

図　がん免疫サイクル
APCs：抗原提示細胞，CTLs：細胞障害性T細胞
文献1から引用

おけるT細胞機能を阻害していると考えられている．腫瘍免疫が主にPD-1によって抑制されている状態であれば，抗PD-1抗体でT細胞機能抑制を解除することで治療効果が出る．逆に，PD-1以外が原因でT細胞の機能が抑制されている場合は，抗PD-1抗体を使用しても効果が乏しいと考えることができる．

❷ バイオマーカー候補のうらおもて

　薬物の奏効メカニズムにおける重要な因子を解析，測定し，効果予測に用いようとするのが，バイオマーカーである．免疫チェックポイント阻害薬は抗腫瘍T細胞免疫を活性化することで効果を示している．したがって，抗腫瘍T細胞免疫ががん免疫サイクルにおいてどのような役割をしているものかを考えることで，免疫チェックポイント阻害薬バイオマーカー候補の意義や重要性を理解することができる．

① 腫瘍上のPD-L1発現

　すでに用いられているバイオマーカーとして免疫染色による腫瘍上のProgrammed cell death-ligand-1（PD-L1）発現の確認があるが，これはがん免疫サイクル⑦における腫瘍局所の状態を評価している．非小細胞肺癌の一次治療においてPD-L1 TPS 50％をカットオフとすると，ペムブロリズマブが従来の細胞障害性抗癌剤に比べ無増悪生存期間（PFS），全生存期間を有意に延長することで注目された[2]．なお，非小細胞肺癌では有用とされているが，癌種によっては必ずしも予後と相関しないことがわかっている[3, 4]．また，ニボルマブを投与した患者の5年生存を解析した結果では，PD-L1＜1％であっても長期生存している例も少なからず認められている[5]．

　PD-L1にはインターフェロンγ（IFNγ）などのサイトカインによって発現する機序と，細胞増殖シグナルなどに依存して発現する機序がある．IFNγ依存性にPD-L1が発現している場合は，免疫活性化状態にあると理解できるが，増殖シグナルに基づいて発現したPD-L1は免疫活性化の状態を示しているものではない．

② Tumor Mutation Burden

　腫瘍遺伝子変異量を示すTumor Mutation Burden（TMB）もよく検討されているバイオマーカーの1つである．TMBはがん免疫サイクルにおける①に関わる因子である．ニボルマブの第Ⅲ相試験のサブセット解析の結果として，whole exome解析で得られたmissense mutationをもとにしたTMBが高い患者でPFSが良好であることが報告されている[6]．しかし，TMBの数だけが重要なわけではない．腎癌は古くから免疫療法が奏効し，免疫原性が高い腫瘍と考えられてきた．抗PD-1抗体の奏効率も非小細胞肺癌と比べ遜色がないが，腎癌のmissense mutation数は全癌種のなかでも中間に位置している[7]．一方，腎癌にはinsertion/deletion型の遺伝子変異が多いという報告がなされている．Insertion/deletionはframe shift型の変異となることで，腫瘍組織適合抗原（MHC）と結合能を有する変異遺伝子産物を多く生むと報告されている[8]．TMBの本質は，がん抗原のソースとなっている点にある．今後は，免疫原性の高いエピトープを生む遺伝子変異か否かが評価されるようになると予想される．

③ 腫瘍浸潤リンパ球

腫瘍浸潤リンパ球（TIL）をバイオマーカーとする場合は，免疫サイクルにおける⑤～⑦の現場を見ていることになる．TILが認められる症例では抗PD-1抗体による治療効果が高い[9]．しかしながら，TILにはエフェクターT細胞以外に制御性T細胞が含まれ，Foxp3陽性の制御性T細胞が多い例では抗PD-1抗体の効果は得られにくい[10]．

マスサイトメーターであるCyTOF®を用いたTILのunsupervised cluster分析により，どのclusterが抗腫瘍効果と関連しているのか，どの薬剤によりどのclusterが増減するのかという解析がなされており，抗腫瘍T細胞免疫メカニズムが明らかになりつつある[11]．

❸ 末梢血を用いたバイオマーカーの開発

末梢血は，最小限の侵襲で経時的に情報を得ることができる点で優れている．がん免疫サイクルから考えても，**プライミングされたT細胞は末梢血を通って腫瘍組織に至っており，末梢血で十分な情報が得られる可能性が十分にある**．実際，メラノーマ患者の末梢血CD8$^+$T細胞と腫瘍浸潤CD8$^+$T細胞を解析した結果，末梢血PD-1$^+$CD8$^+$T細胞分画と腫瘍浸潤PD-1$^+$CD8$^+$T細胞分画は同じ抗原ペプチドを認識していたと報告されている[12]．また，肺癌患者において抗PD-1抗体を投与した後の奏効例では4週間以内に末梢血でPD-1$^+$CD8$^+$T細胞の増加がみられたとされている[13]．

筆者らは末梢血中でバイオマーカーとなるのはCD8$^+$T細胞だけではないと考えている．末梢血中のCD4$^+$T細胞のエフェクター型T細胞と，制御性T細胞のバランスを評価することで免疫状態を推測できると考えている[14]．

最後に本稿で紹介したバイオマーカーの特徴をまとめたので参照してほしい（表）．

表　バイオマーカーの分類

	腫瘍細胞の評価		免疫状態の評価（主にT細胞）	
	腫瘍上PD-L1染色	TMB	TIL	末梢血
利点	・臨床試験におけるデータが豊富 ・比較的低コスト	・腫瘍抗原を探索する端緒となりうる	・腫瘍局所の免疫担当細胞を直接評価できる ・比較的低コスト	・低侵襲 ・低コスト ・全身の免疫状態を反映しうる ・経時的測定が可能
欠点	・発現が時間空間的に一様でない ・腫瘍上PD-L1の抗腫瘍免疫メカニズムにおける意義が不詳 ・発現の要因が多様である ・癌組織採取が必要（経時的評価も困難）	・免疫原性の高い腫瘍抗原を同定する条件が不明 ・確率論的な意義にとどまるためカットオフ値が定まらない ・癌組織採取が必要（経時的評価も困難） ・高額	・全身の免疫状態が必ずしも反映されているわけではない ・癌組織採取が必要（経時的評価も困難）	・癌組織局所の免疫状態を反映しているのか不明

■ 文献

1) Chen DS & Mellman I : Oncology meets immunology: the cancer-immunity cycle. Immunity, 39 : 1-10, 2013
2) Reck M, et al : Pembrolizumab versus Chemotherapy for PD-L1-Positive Non-Small-Cell Lung Cancer. N Engl J Med, 375 : 1823-1833, 2016
3) Tsang JY, et al : PD-L1 expression and tumor infiltrating PD-1+ lymphocytes associated with outcome in HER2+ breast cancer patients. Breast Cancer Res Treat, 162 : 19-30, 2017
4) Mazza C, et al : Nivolumab in renal cell carcinoma: latest evidence and clinical potential. Ther Adv Med Oncol, 9 : 171-181, 2017
5) Brahmer J, et al : Five-year follow-up from the CA209-003 study of nivolumab in previously treated advanced non-small cell lung cancer: Clinical characteristics of long-term survivors. American Association for Cancer Research Annual Meeting 2017 : April 3, 2017
6) Carbone DP, et al : First-Line Nivolumab in Stage IV or Recurrent Non-Small-Cell Lung Cancer. N Engl J Med, 376 : 2415-2426, 2017
7) Alexandrov LB, et al : Signatures of mutational processes in human cancer. Nature, 500 : 415-421, 2013
8) Turajlic S, et al : Insertion-and-deletion-derived tumour-specific neoantigens and the immunogenic phenotype: a pan-cancer analysis. Lancet Oncol, 18 : 1009-1021, 2017
9) Ruffini E, et al : Clinical significance of tumor-infiltrating lymphocytes in lung neoplasms. Ann Thorac Surg, 87 : 365-71; discussion 371-2, 2009
10) Tao H, et al : Prognostic potential of FOXP3 expression in non-small cell lung cancer cells combined with tumor-infiltrating regulatory T cells. Lung Cancer, 75 : 95-101, 2012
11) Wei SC, et al : Distinct Cellular Mechanisms Underlie Anti-CTLA-4 and Anti-PD-1 Checkpoint Blockade. Cell, 170 : 1120-1133.e17, 2017
12) Gros A, et al : Prospective identification of neoantigen-specific lymphocytes in the peripheral blood of melanoma patients. Nat Med, 22 : 433-438, 2016
13) Kamphorst AO, et al : Proliferation of PD-1+ CD8 T cells in peripheral blood after PD-1-targeted therapy in lung cancer patients. Proc Natl Acad Sci U S A, 114 : 4993-4998, 2017
14) Kagamu H, et al : CD4+ T cells in PBMC predict the outcome of anti-PD-1 therapy. J Clin Oncol,35:11525, 2017

第2章 Ⅳ期非小細胞肺癌 〜PD-L1 TPS≧50％，EGFR/ALK/ROS1陰性〜

1 治療の選択とシークエンス

原　尚史，堀田勝幸

症例提示

73歳女性，脱毛を嫌うPS良好，PD-L1高発現の進行期非小細胞肺癌患者

症例　73歳女性

主訴　頭痛

現病歴　1月に以前からの片頭痛様の症状が増悪したため，かかりつけの近医を受診した．頭部MRIを撮影したところ，左後頭葉に腫瘤を認めたため，当院を紹介され受診した．全身CT・PET検査で左肺下葉の腫瘤と肺門・縦隔リンパ節腫大，肝転移を認めた．同年2月下旬に経気管支鏡下生検で肺扁平上皮癌cT2bN3M1c（BRA, HEP）stageⅣB（EGFR遺伝子変異陰性，ALK融合遺伝子陰性，ROS1融合遺伝子陰性）と診断．脳転移に対しサイバーナイフを行った後，一次治療導入目的で同年3月上旬に入院となった．

既往歴　十二指腸潰瘍，大腸ポリープ，脂質異常症，骨粗鬆症．ただし，自己免疫疾患の既往はない．

内服薬　アルファカルシドール，プラバスタチン，レベチラセタム

生活歴　職業：施設の運営（日々人前に出る機会の多い仕事で容姿の変化を嫌っている）．喫煙歴：15本/日×15年（20〜35歳）．アレルギー：ヨード造影剤

現症　ECOG PS 1，身長149 cm，体重40 kg，左下肺野で呼吸音が減弱

血液検査　WBC 5,210/mm^3, Hb 18 g/dL, Plt 273,000/mm^3, Alb 4.2 g/dL, AST 25 IU/L, ALT 13 IU/L, LDH 263 IU/L, T-Bil 0.91 mg/dL, CK 32 IU/L, AMY 63 IU/L, BUN 12.2 mg/dL, Cr 0.98 mg/dL, Na 141 mEq/L, K 3.2 mEq/L, Ca 9.7 mg/dL, TSH 2.17 μU/mL, fT4 1.52 ng/mL, ACTH 14.2 pg/mL, COR 15.5 μg/dL, HbA1c 5.8％, BNP 16.5 pg/mL, KL-6 120 U/mL, CEA 3.36 ng/mL, SCC 1.2 ng/mL, CYFRA 8.4 ng/mL.

PET/CT　左肺下葉に底幹支を閉塞する長径42 mmの腫瘤，同側肺門・縦隔・対側縦隔リンパ節腫大，肝S6に占拠性病変あり．それぞれFDGの異常集積を伴っている．

病理　原発巣からの経気管支生検検体を用いて診断した．低分化な異型細胞の胞巣状増殖あり，p40陽性，TTF-1陰性で扁平上皮癌とみなされる．PD-L1免疫染色（抗22C3抗体）Tumor Proportion Score（TPS）80％．

問題点

- 70歳代，PS良好，PD-L1高発現（TPS ≧ 50％）の進行期非小細胞肺癌の一次治療は？　　　　　　　　　　　　　　　　　　　➡ p.69 **1** -① 参照
- 容姿の変化を嫌がる女性患者に対して脱毛を回避できるレジメンを提案できるか？　　　　　　　　　　　　　　　　　　　　　➡ p.71 **2** -③ -a 参照

治療Strategy

PD-L1高発現であり，PSも良好，かつ自己免疫疾患などの併存もなかったため，一次治療としてペムブロリズマブを選択した．患者は施設運営で人前に出る機会が多く，脱毛による容姿の変化が生じにくいレジメンを提案・選択できたことに満足していた．

1 ガイドラインとエビデンス

① ガイドラインのポイント

2017年版の肺癌診療ガイドライン[1]では，75歳未満のPS 0〜1でEGFR遺伝子変異陰性，ALK遺伝子転座陰性，ROS1遺伝子転座陰性（もしくはいずれも不明）かつPD-L1 ≧ 50％の進行期非小細胞肺癌の一次治療には，非扁平上皮癌・扁平上皮癌ともに抗PD-1抗体であるペムブロリズマブ単剤が推奨されている（推奨度1B）．

② 知っておきたい，主な治験・臨床試験

a. KEYNOTE-024試験

一次治療としてのペムブロリズマブ単剤療法とプラチナ製剤併用療法を比較した第Ⅲ相試験[2]である．腫瘍細胞のPD-L1陽性割合（抗22C3 pharmDx抗体による免疫染色）が50％以上のPS 0〜1，18歳以上，薬物療法未施行のⅣ期非小細胞肺癌患者305名を，ペムブロリズマブ単剤200 mg/bodyまたはプラチナ製剤併用細胞障害性抗癌剤での治療を各3週ごとに行う群に無作為割付けした．主要評価項目である無増悪生存期間（PFS）はペムブロリズマブ vs 細胞障害性抗癌剤で10.3カ月 vs 6.0カ月〔ハザード比（HR）0.50，95％信頼区間（CI）：0.37〜0.68，$p < 0.001$〕であった．副次評価項目である奏効率は44.8％ vs 27.8％，全生存期間（OS）は両群とも中央値に達していないがペムブロリズマブ群が有意に優っていた（HR 0.60, 95％ CI：0.41〜0.80, $p = 0.005$）．またPFSのサブグループ解析では扁平上皮癌，非扁平上皮癌いずれの組織型でもペムブロリズマブ群が有意に優っていた．

b. CheckMate026試験

一次治療として抗PD-1抗体であるニボルマブとプラチナ製剤併用療法を無作為化比較した第Ⅲ相試験[3]である．腫瘍細胞のPD-L1 ≧ 1％のPS 0〜1，全身薬物療法未施行の進行非小細胞肺癌423名が無作為化され，PFSやOSはいずれも有意差を認めなかった．またPD-L1 ≧ 50％のサブグループにおいても，PFSに有意差は認めず（5.4カ月 vs 5.8カ月，

HR 1.07, 95％CI：0.77〜1.49)，OSでも有意差は認めなかった（15.9カ月 vs 13.9カ月，HR 0.90, 95％CI：0.63〜1.29)．

2 治療のポイント

① ペムブロリズマブを選ぶ理由は？ ニボルマブじゃダメなの？

　　KEYNOTE-024試験，CheckMate026試験はいずれも抗PD-1抗体であるペムブロリズマブ，ニボルマブを初回治療として用い，プラチナ製剤併用療法とそれぞれ比較した第Ⅲ相試験であるが，生存延長効果は，前者のみにて認められた．以上から，未治療の進行期非小細胞肺癌でPD-L1陽性率が50％以上の症例に，一次治療としてペムブロリズマブが推奨される一方，ニボルマブを用いるに足る根拠は乏しい．

　　なお，CheckMate026試験において主要評価項目で有意差が出なかった理由については，サブ解析においてニボルマブ群のPD-L1高発現（≧50％）割合が細胞障害性抗癌剤群に比べて低かったことや，診断から治療開始までの中央値が2カ月と時間を要した症例が多かったことなどが考えられるが，詳細は不明である．

② PD-L1ってなに？

a. 抗PD-1抗体の作用機序

　　人体には，自己に対する免疫応答を制御するための免疫チェックポイント機構が備わっており，これに関連する分子の1つとして，T細胞の細胞表面に発現している膜タンパクであるPD-1がある．このPD-1と，末梢組織の細胞が発現しているリガンドであるPD-L1が結合することでT細胞の活性化が抑制され，正常組織は過剰な免疫応答から免れることができる．

　　このPD-L1は腫瘍細胞表面にも存在し，**腫瘍細胞のPD-L1とT細胞のPD-1が結合することで腫瘍は抗腫瘍免疫応答から巧みに逃れてしまう**．抗PD-1抗体は**この結合を阻害してT細胞活性化の抑制経路を遮断することで腫瘍増殖を抑える**とされ，免疫チェックポイント阻害薬と呼ばれる（図）．

b. TPSの意味は？ 高発現って？

　　KEYNOTE-024試験においては，腫瘍組織の免疫染色でのPD-L1陽性割合（TPS）50％以上を高発現と定義の上，組み入れ基準に含んでおり，この際に用いたDako社の抗22C3抗体（PD-L1 IHC 22C3pharmDx）がペムブロリズマブのコンパニオン診断薬となっている．

　　この**TPSとは，組織検体中の全腫瘍細胞に対して抗体試薬で染色された腫瘍細胞の割合**であり，光学顕微鏡を用いて行う免疫染色判定にあたり，該当検体に適切な腫瘍細胞が100個以上含まれることが必要である．したがって，診断時には可能な限り良質な検体採取を行うことが重要である．

　　また，PD-L1免疫染色に用いられる抗体は複数あり，4つの抗体（28-8，22C3，SP142，SP263）での一致率をみたBlueprint projectでは36.8％の症例が抗体間でTPSの不一致を認めた[4]．このように，免疫チェックポイント阻害薬の効果を予測するバイオマーカーの1つであるPD-L1染色検査法とその結果の解釈は意外に複雑である．

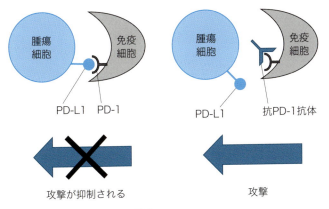

図　抗PD-1抗体の作用機序

> **MEMO** PD-L1発現はどの検体からどのタイミングで検査すべきか？
>
> PD-L1の発現は同一検体内でも不均一な場合があり，採取部位によってあるいは，手術検体か生検検体かによってTPSに差を生じるなど，動的なマーカーであることが報告されている[5, 6]．
>
> 少なくとも，これまで施行された第Ⅲ相試験では採取部位に規定はなく，現時点では原発巣，転移巣および生検検体，切除検体のいずれも使用可能であると考えられる．なお，胸水や心嚢水などの体腔液由来のセルブロック検体を用いた検査に関しては，これまでの臨床試験で用いられておらず，その使用意義は不明確である．

③「いきなり免疫療法」は大丈夫？

a.「脱毛はあるんですか？ ほかにも副作用ってどんなものが…？」

　従来の細胞障害性抗癌剤でみられる脱毛，血液毒性や消化器毒性（嘔気・嘔吐）は免疫チェックポイント阻害薬では頻度が少ないとされている（KEYNOTE-024試験においては，脱毛0％；好中球減少0％；嘔気・嘔吐12.3％，いずれもany Grade）．一方，ペムブロリズマブなど抗PD-1抗体は前述の通り，その作用機序として組織での免疫寛容を阻害し，免疫を賦活化（活性化）するため，あらゆる自己免疫性疾患類似の有害事象（免疫関連有害事象）をきたしうる．既報のうち高頻度なのは間質性肺炎，腸炎，肝機能障害，甲状腺機能障害などだが，頻度は少ないものの劇症1型糖尿病や急性心筋炎など重篤な全身状態の悪化につながる副作用も報告されており，**従来の細胞障害性抗癌剤とは有害事象のスペクトラムが異なる**．患者の問診，身体診察に重点を置くとともにルーチンの検査として，細胞障害性抗癌剤治療ではあまり調べることのない**甲状腺機能・膵酵素・血糖などを定期的にチェックし，異常を認めた場合はすみやかに各科専門医と連携し対応を検討する必要がある**．

b.「この免疫療法って"ホンモノ"ですか？」

　いわゆる**癌免疫療法とは人体に生まれつき備わっている免疫系を利用して抗腫瘍効果を発揮する治療法の総称である**．免疫チェックポイント阻害薬が開発される以前は，古典的にサイトカイン療法，癌ワクチン，BRM（Biological Response Modifier）療法など多くの手法があり，さまざまな非臨床・臨床研究が行われてきた．しかし，現在までに厚生労働省から

認可され各診療ガイドラインでも推奨されているものは，抗PD-1抗体といった免疫チェックポイント阻害薬などの一部に限られており，その他多くのものは有効性が確立されていない．

抗PD-1抗体であるペムブロリズマブは，進行期非小細胞肺癌に初回治療として用いることができる既承認薬であるが，患者は聞き慣れない免疫療法という概念に戸惑うこともある．**過度の抵抗感を抱かず治療を受けられるよう医療者側から情報提供を行うなど適切な配慮が重要である．**

c.「いつまで続ければいいのですか？」

KEYNOTE-024試験においてペムブロリズマブ群は病勢の進行，患者の同意撤回，または忍容できない毒性のいずれに該当しない場合でも，投与回数は最長35回（約2年）までと規定されていた．この規定の設定根拠は明確でなく，また添付文書上に同規定の表記は反映されていない．厳密に言えば，至適投与期間についてのエビデンスはまだ確立されていない．

同じ抗PD-1抗体であるニボルマブは一般には二次治療で用いるが，その投与期間についても添付文書に明確な記載はない．二次治療としてニボルマブを投与開始後，1年の時点で効果持続していた220人をランダム化し，その時点で治療終了する群とその後も投与継続する群に分けて比較した前向き試験（CheckMate153試験）が行われた[7]．投与継続群でPFSの優位な延長を認めるなど（HR 0.42, 95% CI：0.25〜0.71），継続投与を支持する報告もある．しかし，免疫チェックポイント阻害薬については，有害事象などで投与中止した後も長期間効果が持続する事例が報告されており，今後至適投与期間に関するさらなる検討が期待される．

3 投与の実際

● ペムブロリズマブ

a. 投与方法

【投与スケジュール】3週間ごと

投与日	投与順	投与薬剤・投与量	投与時間
Day 1	①	生理食塩液　100 mL（ルート確保用）	5分
	②	ペムブロリズマブ（キイトルーダ®）　200 mg/body 生理食塩液　100 mL	30分

【投与開始基準※】

	投与開始基準
好中球数（/mm^3）	≧1,500
血小板数（/mm^3）	≧100,000
ヘモグロビン（g/dL）	≧9

クレアチニンまたはクレアチニンクリアランス（CCr）	ULNの1.5倍以下またはULNの1.5倍を超える場合は，CCr≧60 mL/分以上
総ビリルビン	ULN以下
AST/ALT/ALP	ULN以下
甲状腺刺激ホルモン（TSH）	基準範囲内

ULN：施設基準上限値
※KEYNOTE-024試験の組み入れ基準から臨床検査に関連する項目を一部抜粋．なお実際の投与開始にあたっては，添付文書や適正使用ガイドなども十分参考にすること

【投与のポイント】（ペムブロリズマブ添付文書および適正使用ガイドより）
- 分子量が大きく，強く震盪懸濁すると凝集体を生じる恐れがあるため調剤時には注意し，投与する際はインラインフィルター（0.2〜5μm）を使用する
- 投与中，悪心や掻痒感といった過敏症状が現れることがあるため（頻度：1.6〜4.5％, any Grade），投与時にはモニターを装着して慎重に観察を行うことが望ましい．関連症状が現れた場合は直ちに投与を中断する．中断後1時間以内に症状が回復する場合は最初の50％の投与速度で投与を再開してもよい．その場合，次回以降の投与時には以下の薬剤での前処置を考慮する

> **MEMO** 塩酸ジフェンヒドラミン50 mg経口投与（または同等の抗ヒスタミン薬），アセトアミノフェン500〜1,000 mg経口投与（または同等の解熱薬）
> 上記の前処置にもかかわらずGrade 2の症状がある場合は投与を中止する

b. 有害事象
【頻度】

主な有害事象	発現率（％）	
	All Grade	Grade ≧ 3
悪心	9.7	0
貧血	5.2	1.9
倦怠感	10.4	1.3
食欲低下	9.1	0
下痢	14.3	3.9
発熱	10.4	0
甲状腺機能障害（亢進と低下）	16.9	0
間質性肺疾患	5.8	2.6
腸炎	1.9	1.3
筋炎	1.9	0
腎炎	0.6	0.6
膵炎	0.6	0.6
1型糖尿病	0.6	0.6

GradeはCTCAE v4.0に準じる
KEYNOTE-024試験より

【注意点と対策】
- 投与にあたっては，添付文書や適正使用ガイドを十分参考にすること
- 一般的にGrade 2の免疫関連有害事象が出現した場合，休薬する．休薬後，Grade 1以下に改善した場合は原則として投与再開を考慮するが，その適切性については症例ごとに有害事象の種類や程度をよく吟味のうえ，慎重に判断する
- Grade 3以上の免疫関連有害事象出現の場合はすみやかに投与を中止し，十分な支持療法を行う
- 投与開始前に一般的な採血項目に加えて，膵酵素，心筋逸脱酵素，BNP，KL-6，SP-D，TSH，fT4，ACTH，コルチゾール，血糖値，HbA1cなどのベースライン値を確認しておくことが望ましい

c. 主な免疫関連有害事象への具体的な対応

下記詳細については，適正使用ガイドの該当箇所を精読すること．

◆ 間質性肺疾患

【概要】

ペムブロリズマブ単剤の国際共同試験（KEYNOTE-024およびKEYNOTE-010）における間質性肺疾患の発症率は4.8％（any Grade）であり，肺癌に用いられる細胞障害性抗癌剤でのそれより高く，市販後調査でも死亡例が報告されておりすみやかな対応が重要である．

【症状】

咳嗽，発熱，呼吸困難など

【発現時期】
- ペムブロリズマブ単剤の国内臨床試験（KEYNOTE-025）での発現時期の中央値は28日（範囲：16〜64日）

【フォローアップのコツ】
- 肺感染症や原疾患の増悪，あるいは，心不全との鑑別がきわめて重要である
- 治療効果判定および有害事象のフォローのいずれの観点からもベースラインの画像評価（HRCTが望ましい）が必須と考えられる

【対処法】
- 血清学的な評価（KL-6など）や呼吸機能検査，CTなどの画像検査をすみやかに行い，場合によっては呼吸器内科医と連携して気管支肺胞洗浄を含む気管支鏡検査を考慮する
- Grade 2以上の場合は休薬の上，ステロイド投与および酸素投与などによる加療をすみやかに開始する

◆ 大腸炎

【概要】

免疫関連有害事象のなかでは比較的頻度が高い（2.0〜5.3％，any Grade）．下痢・腹痛といった症状が出現した場合は同事象を常に念頭に置いて，感染性腸炎を含むさまざまな腹部疾患との鑑別が重要である．

【症状】

下痢，血便，腹痛，発熱

【発現時期】
- ペムブロリズマブ単剤の国内臨床試験（KEYNOTE-025）での発現時期の中央値は133日（範囲：85〜181日）と報告されているが，国際共同試験（KEYNOTE-024およびKEYNOTE-010）では同薬単剤の投与開始数日から発症する例も報告されている

【フォローアップのコツ】
- 頻回の水様下痢を訴えて外来受診する場合もあり，偽膜性腸炎や感染性腸炎との鑑別のため，問診と病歴聴取が特に重要である
- 脱水の所見を注意深く観察して，症状に応じて入院加療を検討する

【対処法】
- 詳細な問診に加え，CT・消化管内視鏡といった画像検査を症例に応じて行い評価する
- 消化器内科専門医との連携も積極的に考慮する
- Grade 2以上の場合は休薬し，消化器専門医とも協議のうえ，ステロイド投与による加療を開始する

◆ 甲状腺機能障害

【概要】
　免疫チェックポイント阻害薬による内分泌障害のうち，甲状腺機能障害が最も頻度が高く（12.3％，any grade），機能低下・亢進のいずれも報告されている．

【症状】
- 甲状腺機能低下症：倦怠感，体重増加，眼瞼浮腫，便秘，皮膚乾燥など
- 甲状腺機能亢進症：動悸，発汗過多，体重減少，軟便

【発現時期】
- ペムブロリズマブ単剤の国内臨床試験（KEYNOTE-025）での発現時期の中央値は22日（範囲：6～64日）である

【フォローアップのコツ】
- 症状を認めず，検査値だけの異常がみられる場合もあるため，TSH，fT4などの定期的なモニタリングが推奨される
- 患者は自覚症状に乏しい場合があるため，検査値の異常がみられた場合は脈拍異常など身体所見の有無を注意深く確認する

【対処法】
- 甲状腺機能低下症：Grade 2でも，内分泌代謝科専門医へ相談の上，甲状腺ホルモン補充療法で臨床的に安定していれば投与継続可能だが，Grade 3以上の場合は休薬する
- 甲状腺機能亢進症：Grade 2以上の場合は休薬，および内分泌代謝科専門医へ相談の上，β遮断薬など甲状腺中毒症に対しての加療を開始し，Grade 3以上の場合はステロイド投与による加療を検討する

◆ 1型糖尿病

【概要】
　国際共同試験（KEYNOTE-024およびKEYNOTE-010）での発現頻度は低い（0.2％，any Grade）が，いったん発症すると長期にわたりインスリン依存状態となる可能性がある．また，著しい高血糖で発症し重篤なケトアシドーシスを合併する劇症1型糖尿病の報告がなされており[8]，発症後直ちに治療を開始しなければ急激な進行で致死的な経過を辿るため，高血糖または口渇など関連する症状を認めた場合は本事象を疑い，すみやかに専門医への相談を検討する．

【症状】
　口渇，多飲，多尿，易疲労感など

【発現時期】
　国内および国際共同試験の統合解析での発現時期の中央値は94.5日（範囲：31～160日）

【フォローアップのコツ】
- 空腹時血糖値とHbA1cは必ずベースライン値をチェックしておく
- 血糖値が正常範囲内であってもベースラインより高値となった場合は，フォロー期間を短くするなど慎重に観察し，糖尿病専門医への相談のタイミングを過たないようにする
- 放置すると致命的になる恐れがあるため初期症状を見逃さない．口渇など症状出現時には受診するよう患者によく伝えておく

【対処法】
- CTCAEのGradeにかかわらず，1つの目安として空腹時血糖126 mg/dL以上あるいは随時血糖200 mg/dL以上を認めた場合は可及的すみやかに糖尿病専門医へ相談する
- ケトアシドーシスを疑う場合は直ちに脱水補正とインスリンによる血糖降下療法を開始する

◆心筋炎

【概要】

非小細胞肺癌を対象とした国際共同試験（KEYNOTE-024およびKEYNOTE-010）および国内臨床試験（KEYNOTE-025）においては報告されておらず明確な頻度は不明だが，海外の市販後調査では重症例も報告されている[9]．重篤化すると致死的な経過を辿るため，胸痛・労作時呼吸困難・不整脈など症状に応じて適切な対応や専門医への相談を要する．

【症状】

浮腫，頻脈，胸痛，労作時呼吸困難など

【発現時期】

海外の市販後調査では投与140日目に発症した報告がある．

【フォローアップのコツ】
- 治療開始前には心電図や，心筋逸脱酵素・BNPといったラボデータのベースライン評価と，心拡大の有無などを胸部写真で確認しておくべきである

【対処法】
- Grade 2以上の場合は休薬の上，循環器専門医と連携し，ステロイド投与による加療を検討する

Summary

- PS 0〜1かつPD-L1 TPS ≧ 50％のEGFR/ALK/ROS1陰性の進行期非小細胞肺癌の一次治療にはペムブロリズマブが推奨される
- 大前提として，肺癌診断時にはEGFR/ALK/ROS1といったdriver mutationのみならずPD-L1のTPSを検査することが重要であり，確実で良好な検体採取が望ましい
- 免疫チェックポイント阻害薬は，従来の細胞障害性抗癌剤と副作用のスペクトラムが大きく異なるため，診療に内科全般的な知識を要する
- 免疫関連有害事象のなかには致命的なものもあるため，患者には免疫チェックポイント阻害薬を用いた治療について十分な説明を行い，同意を得る必要がある

文献

1) 「EBMの手法による肺癌診療ガイドライン 2017年版」（日本肺癌学会/編），2017
https://www.haigan.gr.jp/modules/guideline/index.php?content_id=3
2) Reck M, et al：Pembrolizumab versus Chemotherapy for PD-L1-Positive Non-Small-Cell Lung Cancer. N Engl J Med, 375：1823-1833, 2016
3) Carbone DP, et al：First-Line Nivolumab in Stage IV or Recurrent Non-Small-Cell Lung Cancer. N Engl J Med, 376：2415-2426, 2017
4) Hirsch FR, et al：PD-L1 Immunohistochemistry Assays for Lung Cancer: Results from Phase 1 of the Blueprint PD-L1 IHC Assay Comparison Project. J Thorac Oncol, 12：208-222, 2017
5) Ilie M, et al：Comparative study of the PD-L1 status between surgically resected specimens and matched biopsies of NSCLC patients reveal major discordances: a potential issue for anti-PD-L1 therapeutic strategies. Ann Oncol, 27：147-153, 2016
6) Phillips T, et al：Development of an automated PD-L1 immunohistochemistry (IHC) assay for non-small cell lung cancer. Appl Immunohistochem Mol Morphol, 23：541-549, 2015
7) Spigel D, et al：1297ORandomized results of fixed-duration (1-yr) vs continuous nivolumab in patients (pts) with advanced non-small cell lung cancer (NSCLC). Presented at ESMO 2017 Congress：September 8-12, 2017.
8) Mizab Mellah C, et al：Fulminant type 1 diabetes mellitus associated with pembrolizumab. Endocrinol Diabetes Nutr, 64：272-273, 2017
9) Heinzerling L, et al：Cardiotoxicity associated with CTLA4 and PD1 blocking immunotherapy. J Immunother Cancer, 4：50, 2016

コラム ②

免疫チェックポイント阻害薬の今後の展望

村上修司

❶ 二次治療から一次治療へ

他癌種への適応も含め現在国内では，抗PD-1抗体であるニボルマブ，ペムブロリズマブ，抗CTLA-4抗体であるイピリムマブ，抗PD-L1抗体であるアベルマブ，アテゾリズマブ，デュルバルマブの6品目の免疫チェックポイント阻害薬が承認されている（表1）．肺癌では，ニボルマブ，ペムブロリズマブ，アテゾリズマブが進行・再発非小細胞肺癌に対し，デュルバルマブは切除不能非小細胞肺癌に対して承認が得られ，使用可能な状況にある．

PD-1はPD-L1およびPD-L2と，一方PD-L1はPD-1やB7-1（CD80）と結合することから，抗PD-1抗体と抗PD-L1抗体では阻害する結合が一部異なる．このことが臨床的な効果として影響する可能性があるが，実際のニボルマブ（CheckMate017試験[1]，CheckMate057試験[2]），ペムブロリズマブ（KEYNOTE-010試験[3]），アテゾリズマブ（OAK試験[4]）の試験のハザード比を比較する限りでは大きな差はなく（表2），抗PD-1抗体と抗PD-L1抗体の単剤での効果には大きな差がないと予想される．そのため実際の薬剤選択においては，投与間隔や最適使用推進ガイドラインを参考にして，これらの薬剤選択を行っていることが多い．

現在までのところ，**免疫チェックポイント阻害薬には，分子標的薬に対するドライバー遺伝子変異のような強力な効果予測因子は確認されていない**．腫瘍のPD-L1発現強度による効果の差が多くの試験で確認されているところから，**PD-L1の発現は効果予測の有用なバイオマーカーの1つとして現在実臨床では薬剤選択に利用されている**．PD-L1 IHC 22C3 pharmDx「ダコ」での染色によるPD-L1発現（TPS：Tumor Proportion Score）が50％以

表1　国内で承認中の免疫チェックポイント阻害薬

作用機序	一般名	商品名	肺癌への承認	PD-L1 IHC検査
抗PD-1抗体	ニボルマブ	オプジーボ®	承認	PD-L1 IHC 28-8 pharmDX「ダコ」
	ペムブロリズマブ	キイトルーダ®	承認	PD-L1 IHC 22C3 pharmDX「ダコ」
抗PD-L1抗体	アテゾリズマブ	テセントリク®	承認	VENTANA PD-L1(SP142)
	デュルバルマブ	イミフィンジ®	承認	VENTANA PD-L1(SP263)
	アベルマブ	バベンチオ®	未承認	PD-L1 IHC 73-10 pharmDX「ダコ」
抗CTLA-4抗体	イピリムマブ	ヤーボイ®	未承認	-

上の非小細胞肺癌においてペムブロリズマブ単剤が，薬物療法を上回る奏効割合，無増悪生存（PFS）と全生存期間（OS）の延長を認めたことから，現在の標準治療となった．しかしながら，PD-L1発現陰性の患者でも免疫チェックポイント阻害薬の投与で一定の効果があり長期奏効がみられる患者がいる一方で，二次治療において病勢進行を示す患者が薬物療法よりも多く存在することも事実であり，抗PD-1抗体や抗PD-L1抗体単独での効果は満足のいくものではない．現在，抗PD-1/PD-L1抗体の開発は，単剤療法から細胞障害性抗癌剤，分子標的薬，放射線治療，ほかの免疫チェックポイント阻害薬など，さまざまな薬剤との併用療法による初回治療を見すえたものにシフトしてきている．

❷ 一次治療における免疫チェックポイント阻害薬とほかの薬剤との併用療法（表3）

抗PD-1/PD-L1抗体と細胞障害性抗癌剤の併用療法や他の免疫チェックポイント阻害薬との併用に関する複数の臨床試験の結果が近時報告されており，今後の実臨床に影響を与える可能性がある．細胞障害性抗癌剤との併用においては，併用する薬剤の適応症に応じ，非扁平上皮癌と扁平上皮癌に分けて試験が行われている．

非扁平上皮癌については，ペムブロリズマブと薬物療法（プラチナ製剤＋ペメトレキセド）の併用を検証した第Ⅲ相試験（KEYNOTE-189試験[5]）において，ペムブロリズマブとの併用は薬物療法単独と比較してOS〔ハザード比：0.49（95％信頼区間：0.38〜0.64，$p<0.001$）〕およびPFS〔ハザード比：0.52（95％信頼区間：0.43〜0.64，$p<0.001$）〕の延長を認めた．また，アテゾリズマブと薬物療法（カルボプラチン＋パクリタキセル＋ベバシズマブ）の併用を検証した第Ⅲ相試験（IMPower150試験[6]）においても，アテゾリズマブとの併用は薬物療法単独と比べた中間解析においてOS〔ハザード比：0.78（95％信頼区間：0.64〜0.96，$p=0.02$）〕およびPFS〔ハザード比：0.62（95％信頼区間：0.52〜0.74，$p<0.0001$）〕の延長を認めた．2つの試験は，PD-L1発現強度にかかわらず併用療法が優れた結果であることを示しており，今後は抗PD-1/PD-L1抗体と薬物療法の併用療法は新たな標準となることが予想される．

表2 非小細胞肺癌の二次治療における免疫チェックポイント阻害薬の結果

薬剤	試験	対象	PD-L1発現	OS（免疫チェックポイント阻害薬）	OS（ドセタキセル）	ハザード比（95％信頼区間）
ニボルマブ	CheckMate017[1]	扁平上皮癌	全例	9.2カ月	6.0カ月	0.59（0.44〜0.79）
	CheckMate057[2]	非扁平上皮癌	全例	12.2カ月	9.4カ月	0.73（0.59〜0.89）
ペムブロリズマブ	KEYNOTE-010[3] 2 mg/kg	非小細胞肺癌	＞1％	10.4カ月	8.5カ月	0.71（0.58〜0.88）
	KEYNOTE-010[3] 10 mg/kg	非小細胞肺癌	＞1％	12.7カ月	8.5カ月	0.61（0.49〜0.75）
アテゾリズマブ	OAK[4]	非小細胞肺癌	全例	13.8カ月	9.6カ月	0.73（0.62〜0.87）

表3 非小細胞肺癌の一次治療を対象とした免疫チェックポイント阻害薬との併用療法の臨床試験

薬剤	試験	対象（PD-L1発現）	無増悪生存期間（PFS, 月）	HR for PFS（95％CI）	全生存期間（OS, 月）	HR for OS（95％CI）
プラチナ製剤/ペメトレキセド±ペムブロリズマブ	KN189[5]	非扁平上皮癌（unselected）	8.8 4.9	0.52（0.43〜0.64），$p<0.001$	未到達 11.3	0.49（0.38〜0.64），$p<0.001$
カルボプラチン/パクリタキセル/ベバシズマブ±アテゾリズマブ	IM150[6]	非扁平上皮癌（unselected）	8.3 6.8	0.62（0.52〜0.74），$p<0.0001$	19.2 14.7	0.78（0.64〜0.96），$p=0.0162$
カルボプラチン/(nab)パクリタキセル±ペムブロリズマブ	KN407[7]	扁平上皮癌（unselected）	6.4 4.8	0.56（0.45〜0.70），$p<0.0001$	15.9 11.3	0.64（0.49〜0.85），$p=0.0008$
カルボプラチン/nabパクリタキセル±アテゾリズマブ	IM131[8]	扁平上皮癌（unselected）	6.3 5.6	0.71（0.60〜0.85），$p=0.0001$	14.0 13.9	0.96（0.78〜1.18），$p=0.6931$
プラチナタブレット±ニボルマブ	CM227[9]	非小細胞肺癌（＜1％）	5.6 4.7	0.74（0.58〜0.94）	－	Not shown
ニボルマブ/イピリムマブ vs プラチナタブレット	CM227[12]	非小細胞肺癌 TMB high（≧10 mut/Mb）	7.2 5.4	0.58（0.41〜0.81），$p<0.001$		Immature

また，扁平上皮癌については，ペムブロリズマブと薬物療法（カルボプラチン＋パクリタキセル/nabパクリタキセル）の併用を検証した第Ⅲ相試験（KEYNOTE-407試験[7]）において，ペムブロリズマブと薬物療法との併用はPD-L1の発現にかかわらずOS〔ハザード比：0.64（95％信頼区間：0.40〜0.85，$p=0.0008$）〕およびPFS〔ハザード比：0.52（95％信頼区間：0.42〜0.65，$p<0.001$）〕の延長を示した．一方，アテゾリズマブと薬物療法（カルボプラチン＋nabパクリタキセル）の併用を検証した第Ⅲ相試験（IMPower131試験[8]）では，アテゾリズマブと薬物療法の併用はPFS〔ハザード比：0.71（95％信頼区間：0.60〜0.85，$p=0.0001$）〕の延長を示したが，中間解析時点におけるOS〔ハザード比：0.96（95％信頼区間：0.78〜1.18，$p=0.6931$）〕の延長は示されてはいない．これらの結果から，**扁平上皮癌においても抗PD-1抗体と薬物療法の併用は新たな標準治療となることが予想される**．同様に，PD-L1発現が1％未満の非小細胞肺癌を対象にニボルマブと薬物療法の併用を検証した第Ⅲ相試験（CheckMate227試験[9]）では，ニボルマブと薬物療法の併用はPFS〔ハザード比：0.74（95％信頼区間：0.56〜0.94）〕の延長を示した．しかしながら，これらの薬物療法と抗PD-1/PD-L1抗体の併用を検証した試験はいずれも薬物療法単独との比較である．現時点でのPD-L1発現が50％以上の非小細胞肺癌に対する標準治療であるペムブロリズマブ単剤との比較ではないことには，PD-L1発現が50％以上の非小細胞肺癌における抗PD-1/PD-L1抗体と薬物療法の併用の効果を十分に検証したとは言えず，試験結果の解釈に注意を要する．

ほかの免疫チェックポイント阻害薬との併用では，未治療の進行悪性黒色腫に対して，ニボルマブと抗CTLA-4抗体であるイピリブマブの併用療法がそれぞれの単剤療法よりも生存期間を延長することが示されている（CheckMate067試験[10]）．非小細胞肺癌では，未治療の非小細胞肺癌を対象としてニボルマブ単剤とニボルマブとイピリムマブの併用療法を比較

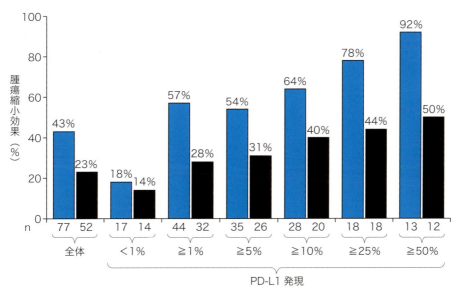

図　非小細胞肺癌に対する初回治療におけるニボルマブとイピリムマブ併用療法の奏効率[11]

した第Ib相試験（CheckMate012試験[11]）が行われ，ニボルマブ単剤と比べてイピリムマブ併用により奏効率が高くなることが期待される結果であった．またこの傾向はPD-L1発現が50％以上のグループでより強く認められ，この群での奏効率はニボルマブ単独の50％に対し併用レジメンでは92％であり（図），この結果は併用療法の効果を期待させる結果であった．現在進行中の第Ⅲ相試験（CheckMate227[12]）では，Tumor Mutation Burden（TMB）high（≧10 mut/Mb）の非小細胞肺癌の初回治療として，ニボルマブとイピリムマブの併用とプラチナ併用療法を比較し，主要評価項目の1つであるPFSの延長〔ハザード比：0.58（95％信頼区間：0.41～0.81，$p<0.0001$）〕を示した．ほかの主要評価項目であるOSについては，最終解析の報告を待つ必要がある．

　一方で，PD-L1の発現（VENTANA SP263）が25％以上の非小細胞肺癌の初回治療とし，抗PD-L1抗体であるデュルバルマブと抗CTLA-4抗体であるトレメリムマブの併用療法とプラチナ併用療法を比較した第Ⅲ相試験（MYSTIC試験）では，主要評価項目の1つであるPFSの改善を達成できず，免疫チェックポイント阻害薬の併用療法を否定する結果となった．MYSTIC試験はPD-L1の発現が25％以上の非小細胞肺癌を対象としていることから，TMB highの非小細胞肺癌を対象としたCheckMate227試験とは対象が異なる試験であり，今後この併用療法の有効性の評価には，PD-L1の発現ごとの解析や，ほかの主要評価項目であるOSの最終解析の報告を待つ必要がある．

③ 今後の展望

　免疫チェックポイント阻害薬は細胞障害性抗癌剤と異なり長期奏効と長期生存が期待できる薬剤であり，進行・再発非小細胞肺癌や切除不能局所進行非小細胞肺癌のみならず，術後補助化学療法としてや小細胞肺癌へも対象を広げて臨床試験が進行中である．一方で，効果が得られない患者が一定数いることから，ほかの薬剤（薬物療法，ほかの免疫チェックポイント阻害薬，分子標的薬）との併用による効果の増強を目的とした臨床試験も現在多数進行中であり，今後これらの結果からも眼が離せない．

　より多くの患者が免疫チェックポイント阻害薬の適応となる一方で，抗PD-1/PD-L1抗体の使用には免疫関連有害事象や高額な薬剤費の問題もあり，適切な患者選択を行うためのバイオマーカーの開発が望まれている．現時点では，PD-L1の発現が効果予測因子として広く用いられているが，バイオマーカーとしての意義は非扁平上皮癌と扁平上皮癌でも異なっている．非扁平上皮癌ではPD-L1発現例でのOSの延長がみられるものの，CheckMate017試験によると，扁平上皮癌ではPD-L1発現によるニボルマブの治療効果の差は認められていない．また，各薬剤のPD-L1 IHCで用いられるコンパニオン診断薬および評価方法が一定でないこと，腫瘍内におけるPD-L1発現が不均一であることの問題もある．さらには，PD-L1にはインターフェロンγに依存して外因性に発現する機序と細胞増殖シグナルに依存して内因性に発現する機序が知られており，内因性のPD-L1発現については，免疫チェックポイント阻害薬の効果予測因子とならない可能性が示唆されている．これらのことからは，**PD-L1の発現は有効なバイオマーカー候補であるが，単独では十分とは言えない**．PD-L1の発現以外で，今後実臨床に利用されることが期待されるバイオマーカーとして，**Tumor Mutation Burden（TMB），また末梢血液中のCD62L低発現（CD62L^{low}）CD4陽性のエフェクター型T細胞と制御性T細胞（Treg）のバランスが注目されている**（コラム1参照）．今後，薬物療法と抗PD-1/PD-L1抗体の併用療法がPD-L1の発現によらず実施されるようになると，PD-L1を測定する意義は小さくなる可能性があるなかで，PD-L1以外のバイオマーカーの開発動向にも注目しておきたい．

文献

1) Brahmer J, et al：Nivolumab versus Docetaxel in Advanced Squamous-Cell Non-Small-Cell Lung Cancer. N Engl J Med, 373：123-135, 2015
2) Borghaei H, et al：Nivolumab versus Docetaxel in Advanced Nonsquamous Non-Small-Cell Lung Cancer. N Engl J Med, 373：1627-1639, 2015
3) Herbst RS, et al：Pembrolizumab versus docetaxel for previously treated, PD-L1-positive, advanced non-small-cell lung cancer (KEYNOTE-010): a randomised controlled trial. Lancet, 387：1540-1550, 2016
4) Rittmeyer A, et al：Atezolizumab versus docetaxel in patients with previously treated non-small-cell lung cancer (OAK): a phase 3, open-label, multicentre randomised controlled trial. Lancet, 389：255-265, 2017
5) Gandhi L, et al：Pembrolizumab plus Chemotherapy in Metastatic Non-Small-Cell Lung Cancer. N Engl J Med, 378：2078-2092, 2018
6) Socinski MA, et al：Atezolizumab for First-Line Treatment of Metastatic Nonsquamous NSCLC. N Engl J Med, 378：2288-2301, 2018
7) Paz-Ares L, et al：Phase 3 study of carboplatin-paclitaxel/nab-paclitaxel (Chemo) with or without Pembrolizumab (pembro) for patients (pts) with metastatic squamous (Sq) non-small cell lung cancer (NSCLC), #105, ASCO Annual Meeting, 2018
8) Jotte RM, et al：IMpower131: primary PFS and safety analysis of a randomized phase III study of atezolizumab + carboplatin + paclitaxel or nab-paclitaxel vs carboplatin + nab-paclitaxel as 1L therapy in advanced squamous NSCLC, #LBA9000, ASCO Annual Meeting, 2018

9) Borghaei H, et al：Nivolumab (Nivo) + platinum-doublet chemotherapy (chemo) vs chemo as first-line (1L) treatment (Tx) for advanced nonsmall cell lung cancer (NSCLC) with<1% tumor PD-L1 expression: results from CheckMate 227, #9001, ASCO Annual Meeting, 2018
10) Larkin J, et al：Combined Nivolumab and Ipilimumab or Monotherapy in Untreated Melanoma. N Engl J Med, 373：23-34, 2015
11) Hellmann MD, et al：Nivolumab plus ipilimumab as first-line treatment for advanced non-small-cell lung cancer (CheckMate 012): results of an open-label, phase 1, multicohort study. Lancet Oncol, 18：31-41, 2017
12) Hellmann MD, et al：Nivolumab plus Ipilimumab in Lung Cancer with a High Tumor Mutational Burden. N Engl J Med, 378：2093-2104, 2018

第3章 EGFR遺伝子変異陽性肺癌の治療

1 ファーストラインの選択

西野　誠

症例提示

EGFR遺伝子変異陽性進行非小細胞肺癌の76歳男性（無症候性脳転移あり，寛解状態の潰瘍性大腸炎あり）

- **症　例**　76歳男性
- **主　訴**　無症状（左下肺野の腫瘤影）
- **現病歴**　健診の胸部X線写真で異常陰影を指摘され，紹介受診した．胸部CTにて，左下葉S9に28 mm大のspiculaを伴う孤立性肺結節と縦隔リンパ節腫脹（#7）を認め，気管支鏡検査で非小細胞肺癌（腺癌）EGFR遺伝子変異陽性（エクソン19欠失変異：del19）と診断された．全身精査で多発脳転移を認めたが自覚症状を伴わず，その他の遠隔転移巣はなかった（cT1cN2M1c stage IVB）．
- **既往歴**　潰瘍性大腸炎，本態性高血圧症
- **内服薬**　テルミサルタン/アムロジピン，サラゾスルファピリジン，アザチオプリン
- **生活歴**　喫煙歴：60本/日×33年．飲酒歴：機会飲酒．アレルギー：なし
- **現　症**　ECOG PS 0，身長 170 cm，体重 63 kg
- **血液検査**　［血算］WBC 7.5×10^3/mm^3，Hb 14.4 g/dL，Plt 285×10^3/mm^3，［生化学］BUN 10.2 mg/dL，Cr 1.14 mg/dL，Na 142.1 mEq/L，K 5.0 mEq/L，Cl 100 mEq/L，eGFR-M 51，GLU 108 mg/dL，LDH 191 IU/L，T-Bil 1.0 mg/dL，AST 30 IU/L，ALT 20 IU/L，ALP 291 IU/L，GGT 24 IU/L，CRP 0.08 mg/dL，CEA 140 ng/mL，SLX 30 IU/mL
- **病　理**　豊富な繊維性間質を伴い浸潤性増殖を示す腫瘍組織を認めるクロマチンの増した増大核を有する円柱状細胞からなり，不規則な腺管構造ないしは乳頭状構造を呈し，腺癌と判断する．TTF-1陽性，p40陰性である．

問題点

- 抗腫瘍効果と副作用を加味すると，目の前の患者にはどのEGFR-TKIがベストフィットするか？　→ p.87 **2** - ① 参照
- mutationごとにEGFR-TKIは使い分けるべきか？　→ p.89 **2** - ② 参照
- 脳転移症例は特別扱いした方がよいか？　→ p.90 **2** - ③ 参照

治療Strategy

一次治療は，細胞障害性抗癌剤ではなく，EGFRチロシンキナーゼ阻害薬（EGFR-TKI）を選択する方針とした．PS 0ではあったが，潰瘍性大腸炎の既往があり，下痢症状を最小限にすべく，アファチニブを避け，また脳転移を有するため髄液移行性の高いエルロチニブ単剤を選択する方針とした．最良効果はPR．その後，PDとなるも，安全かつ正確に再生検できる病変がなかったため，シスプラチン（CDDP）＋ペメトレキセド（PEM）を4コース投与後のPEM維持療法を施行した．

1 ガイドラインとエビデンス

① ガイドラインのポイント

最新の肺癌診療ガイドライン[1]では，75歳未満のPS 0～1の上皮増殖因子受容体：EGFR遺伝子高感受性変異（L858R，del19）の進行非扁平上皮癌の一次治療は，EGFR-TKI単剤治療が推奨されている（推奨度1A）．

現在，日本で使用できるEGFR-TKIは，ゲフィチニブ，エルロチニブ，アファチニブのいずれかとなる．以下にあげるすべての試験において，一貫して，プラチナ製剤を併用する細胞障害性抗癌剤治療に対する，EGFR-TKI単剤治療の無増悪生存期間（PFS）の有意な延長が報告されている（後述）．また，EGFR-TKIを一度も使わないEGFR遺伝子変異陽性患者は生命予後が悪いというdataがある[2]のも覚えておく必要がある（図1）．

ほかにも，併用療法も有効な可能性が示唆されている．ランダム化第Ⅱ相試験2本[3,4]からエルロチニブ＋ベバシズマブ行うように考慮してもよい（推奨度2C）という推奨度になっていたが，ASCO2018で発表された第Ⅲ相試験のNEJ026試験[5]の結果や，現在進行中のエルロチニブ＋ラムシルマブのRELAY試験のデータなどが次のガイドラインにどれだけ反映されるか待ちどおしい．

② 知っておきたい，主な治験・臨床試験

ゲフィチニブ，エルロチニブ，アファチニブのいずれも，異なる2つの臨床試験をもとにエビデンスとして確立された．

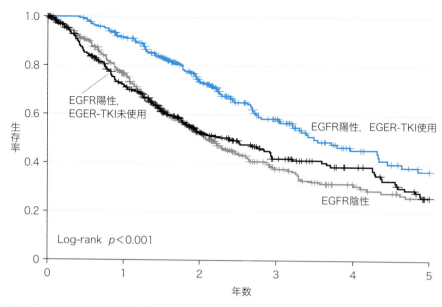

図1 EGFR遺伝子変異陽性でも分子標的薬治療をしないと生命予後は陰性並みに短くなる

文献2より引用

a. 歴史を変えた，IPASS試験

　EGFR-TKIの臨床試験（ISEL試験，V15-32試験）がネガティブとなった中，アジア9カ国共同で，1,217例の腺癌で非/軽喫煙の進行非小細胞肺癌患者を対象にし，はじめてpositiveとなった大規模比較試験がIPASS試験[6]である．EGFR遺伝子変異の有無によらず，非小細胞肺癌の一次治療の標準治療である，細胞障害性レジメンのカルボプラチン（CBDCA）＋パクリタキセル（PTX）に対するゲフィチニブの無増悪生存期間（PFS）の非劣性が示された．さらに，生存曲線は途中で交差していたことから，特に有効なサブグループの存在が示唆され，Scorpion-ARMS法によるEGFR遺伝子変異陽性の集団（全体の6割）のサブグループ解析において，PFSのHR 0.48，（$p<0.001$），PFS中央値がゲフィチニブ群で9.5カ月とCBDCA＋PTXの群6.3カ月に対して良好であった．

　この結果から，EGFR-TKIの時代がはじまったと言える．以下に，日本で使用できるEGFR-TKIのピボタル試験についておさらいしよう．

b. ゲフィチニブ：WJTOG3405試験・NEJ002試験

　EGFR遺伝子変異陽性非小細胞癌日本人患者の一次治療を対象にした，ゲフィチニブの代表的な多施設共同ランダム化比較第III相試験を2つ紹介する．

　WJTOG3405試験ではmajor mutation（L858R，del19）の172例を対象に，ゲフィチニブがCDDP＋ドセタキセル（DTX）に対し，PFS中央値の有意な延長を認めたが（9.2カ月 vs 6.3カ月），OSは有意差を認めなかった（27.7カ月 vs 26.6カ月）[7]．

　NEJ002試験ではmajor mutations（L858R，del19）＋α（G719X，L861Q）の228例を対象に，ゲフィチニブがCBDCA＋PTXに対し，PFS中央値の有意な延長を認めた（10.8カ月 vs 5.4カ月）[8]．

> **MEMO** major mutationとminor mutation
> EGFR遺伝子変異において頻度の多い2つの遺伝子変異（L858R, del19）をmajor mutationと，それ以外の頻度の少ない変異をminor mutationという．

c. エルロチニブ：EURTAC試験・OPTIMAL試験

EGFR遺伝子変異陽性非小細胞癌患者の一次治療を対象にした，エルロチニブの代表的な多施設共同ランダム化比較第Ⅲ相試験を2つ紹介する．

EURTAC試験ではEGFR遺伝子変異陽性のうちmajor mutations（L858R, del19）の173例を対象に，エルロチニブがCDDP/CBDCA＋DTX/ゲムシタビン（GEM）の併用療法に対し，PFS中央値の有意な延長を認めた（9.7カ月 vs 5.2カ月）[9]．

OPTIMAL試験ではEGFR遺伝子変異陽性のうちmajor mutations（L858R, del19）の165例を対象に，エルロチニブがCBDCA＋GEMの併用療法に対し，PFS中央値の有意な延長を認めた（13.1カ月 vs 4.6カ月）[10]．

d. アファチニブ：LUX-Lung 3試験・LUX-Lung 6試験

EGFR遺伝子変異陽性患者を対象にした，アファチニブの代表的な多施設共同ランダム化比較第Ⅲ相試験を2つ紹介する．第二世代ということもあり，機序としても十分な抗腫瘍効果が得られ，さらに，L858R, del19以外のminor mutationへの効果も示されたのは，特筆すべきである．

LUX-Lung 3試験ではEGFR遺伝子変異陽性のうちmajor mutations（L858R, del19）とminor mutations（G719X, L861Q, 20ins, S768L）の日本人を含めた230例を対象に，アファチニブがCDDP＋PEMの併用療法に対し，PFS中央値の有意な延長を認めた（11.1カ月 vs 6.9カ月）[11]．

LUX-Lung 6試験ではEGFR遺伝子変異陽性のうちmajor mutations（L858R, del19）とminor mutations（G719X, L861Q, 20ins, S768L）の患者242例を対象に，アファチニブがCDDP＋GEMの併用療法に対し，PFS中央値の有意な延長を認めた（11.0カ月 vs 5.6カ月）[12]．

これらの結果に加え，LUX-Lung 3試験とLUX-Lung 6試験の統合解析では，OSにおいても細胞障害性抗癌剤に対する優越性が示された[13]．

2 治療の選択と進め方のコツ

① EGFR-TKI各薬剤の違い：第一世代・第二世代（図2）

第一世代EGFR-TKIのゲフィチニブ[14]とエルロチニブ[15]は，EGFRに可逆的に結合するのに対し，第二世代EGFR-TKIのアファチニブは，EGFRのみならず，ErbBファミリーを不可逆的に阻害する，pan HER阻害薬として知られている[16]．

シャーレの中の癌細胞に非常によく効くアファチニブであるが，生身の人間に投与すると有害事象も気にする必要がある．これは，癌細胞にある変異型EGFRではない，野生型の

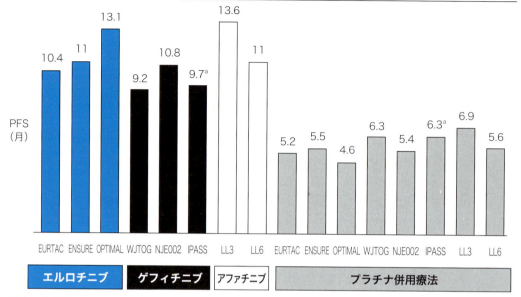

図2 各試験におけるEGFR-TKIのPFS（月）

EGFRが皮膚や消化管上皮などの複数の組織の上皮細胞に広く発現しているからである[17]．さて，そうなると上記の背景の異なるそれぞれの薬の抗腫瘍効果のチャンピオンデータを数字比較するだけでなく，副作用のプロファイルも注目したうえで，使い分けなければならない．重要になるのは，現在，日本で使えるゲフィチニブ・エルロチニブ・アファチニブの3つを同じ患者集団の対象に，前向きにガチンコ比較した試験となる．第三相試験は存在しないので，あくまで効果の外挿および副作用プロファイルの把握ということとなるが…．

a. イレタル試験（WJOG5108L試験）ゲフィチニブ vs エルロチニブ

WJTOG5108L試験は，進行肺腺癌の二次治療以降の561例を対象に，エルロチニブのゲフィチニブに対する非劣性を検討したランダム化比較第III相試験であった[18]．

EGFR遺伝子変異陽性症例は401例（71.7％）で陰性も含まれていたが，PFS中央値がゲフィチニブ6.5カ月とエルロチニブ7.5カ月（HR 1.125, $p=0.257$），OS中央値はゲフィチニブ22.8カ月とエルロチニブ24.5カ月（HR 1.038, $p=0.768$）であった．

PFSもOSも両EGFR-TKIに統計学的有意差はなかったが，二次治療でのEGFR-TKIのエビデンスであること，EGFR陰性患者も多くエントリーしていることなどからデザインとして解釈が難しい．加えて，CTONG0901という中国でのエルロチニブとゲフィチニブの比較でもPFS/OSともに統計学的に差がないことが確認された[19]．

なお，Grade 3以上の有害事象について，**肝機能障害はゲフィチニブに多く，皮疹はエルロチニブに多いことが改めて確認され**，効果の比較というよりも日本人に対する副作用プロファイルを再確認できたことがこの試験の主たる旨味だと言えるかも知れない．

b. エルエル7試験（LUX-Lung 7試験）アファチニブ vs ゲフィチニブ

LUX-Lung 7試験は，EGFR遺伝子変異陽性の進行肺腺癌の319例に対し，アファチニブのゲフィチニブに対する非劣性を検討したランダム化比較第IIb相試験であった[20]．

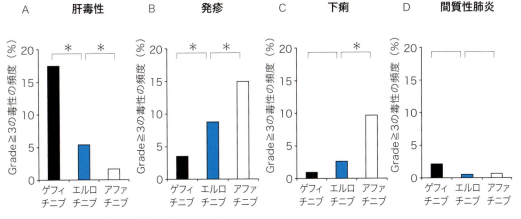

図3 EGFR-TKIごとの副作用プロファイル

PFS中央値がアファチニブ11.0カ月とゲフィチニブ10.9カ月（HR 0.73, $p=0.017$），OS中央値はアファチニブ27.9カ月とゲフィチニブ24.5カ月（HR 0.86, $p=0.258$）であり，第II相試験ではあるものの効果の比較という意味合いで注目に値する．さらに，**副作用が強くて扱い方に難渋するイメージだったアファチニブだが，確かに減量を要した有害事象はゲフィチニブに比して如実に多かったものの（41.9% vs 1.9%），治療中止に至った有害事象は同等であった**（6.3% vs 6.3%）．加えて，QOLスコアにおいて，ゲフィチニブとアファチニブの結果が同等であることも示され，副作用管理目的の減量に関しても，用量維持し続ける治療と遜色ない腫瘍制御効果を示した．

> **MEMO** アファチニブを上手に使うコツ
> 副作用が出現したら，早めに減量がよいとの意見が多い．
> LUX-lung 7でも，早めに減量しても，効果はむしろよくなり，副作用やそれに伴うQOLの低下を防げたとの報告がある．

c. 21個の臨床試験でのEGFR-TKIごとの副作用プロファイル

2006年から2014年までに施行され，合計1,468人が参加した，EGFR-TKIを使用した21の臨床試験の治療関連有害事象（肝機能障害・皮疹・下痢，間質性肺炎）をプール解析したdataが報告された[21]．臨床的にも経験するが，**ゲフィチニブは肝毒性がその他よりも，アファチニブは皮疹や下痢がほかよりも多い**．そして，訴訟にもなった**薬剤性間質性肺炎は3つのEGFR-TKIで差がなかった**というのは注目に値する（図3）．

② mutationごとに使い分けする？

a. major mutationに対して

機序も含めた基礎的な観点からmajor mutationのL858Rとdel19において，EGFRのリン酸化のされ方に違いがあることはわかっており[22]，さらに後ろ向きデータでは，del19の方がゲフィチニブ・エルロチニブの恩恵を得やすいことが示された[23]．加えて，前述のLUX-Lung 3, 6の統合解析において，前向きにもアファチニブはdel19の方が効果のあることが示された[13]．

表 各EGFR-TKIのPD時におけるCNS PD率

薬剤	臨床試験	ベースライン脳転移率	CNS PD率
アファチニブ	LUX-Lung 3	10.14%	9.1%
	LUX-Lung 6	7.40%	6.6%
エルロチニブ	JO22903	21%	3.4%
	JO25567	0%	2.6%
	ASPIRATION	N.R.	2.9%
ゲフィチニブ	NEJ005	N.R.	25.1%
	プラチナ交替療法	N.R.	39.4%

文献 25～29を参考に作成

一方で，その後は，必ずしも臨床試験で再現されていないのも事実である．EGFR-TKIの選択にmajor mutationで使い分ける必要があるかどうかは，まだ研究が進まないといけない．

b. minor mutationに対するアファチニブ

minor mutation (uncommon mutation) に対するdataがあるのは，アファチニブのみ[24]である．uncommonといっても，(それでも頻度は高く，見たことがあるであろう) G719X, L861G, S768Iなどのpoint mutationやduplicationのGroup 1はORR 71.1%と効果が期待でき，de novo T790Mやexon20 insertionのGroup 2や3はORR 14.3%，8.7%と，対照群の細胞障害性抗癌剤のORR 24.0%に大きく水をあけられる結果となった．EGFR遺伝子変異陽性だからといって，すべてがEGFR-TKIの恩恵を得られないということも注目に値する．ASCO2018では，第Ⅱ相であるものの，オシメルチニブにおいてもminor mutationへの効果が示唆されるデータが韓国のグループから報告されている．現在，アファチニブやオシメルチニブのminor mutationに対する臨床開発が進んでいる．

③ 脳転移症例では薬剤を使い分ける？ (表)

血液と脳・脊髄を含む中枢神経系との間には，血液脳関門 (blood brain barrier：BBB) が存在し，物質の交換が制限されている[30]．脳転移巣の制御において，細胞障害性抗癌薬・分子標的薬のBBB通過率 (penetration) は重要であり，症候性脳転移であれば，ガンマナイフあるいは手術にて局所制御をすることが求められる．

一方，薬が届きにくい聖域であるとはいえ，脳・脊髄を含む中枢神経系に届く薬は検討されており，EGFR変異陽性の非小細胞癌症例におけるゲフィチニブとエルロチニブ投与後の脳脊髄液移行濃度・移行率を解析したところ，優位にエルロチニブの脳脊髄液移行がよく，BBB移行性があることが示されている[31]．脳転移PD率はゲフィチニブに比して，エルロチニブとアファチニブが有効であることも示されているので，脳転移症例にはゲフィチニブは分が悪い可能性がある (表)．

3 投与の実際

●ゲフィチニブ，エルロチニブ，アファチニブ

a. 投与方法
【投与スケジュール】
- ゲフィチニブ（イレッサ®），1回250 mg（1錠），1日1回，経口投与
- エルロチニブ（タルセバ®），1回150 mg（1錠），1日1回，経口投与
- アファチニブ（ジオトリフ®），1回40 mg（1錠），1日1回，経口投与

【投与のポイント】
- ゲフィチニブとエルロチニブはCYP3A4による代謝を受けるため，また，アファチニブは肝代謝を受けないが，p-糖タンパクの基質であるため，併用薬に気をつける必要がある
  （例）フェニトイン，リファンピシン，アゾール系抗真菌薬，マクロライド系抗菌薬，ワルファリン，PPI/H2阻害薬

b. 有害事象
【注意点と対策】
- エルロチニブはゲフィチニブと異なり，副作用に皮疹（ざ瘡様皮疹，爪囲炎，乾燥性皮膚炎）への積極的な予防対応（保湿剤やテーピングなど）が求められ，皮膚科医や看護師との連携が重要になっている
- アファチニブは副作用の下痢マネージメント（止痢剤の使い方など）と積極的な減量がさじ加減として求められる

【用量調節】

減量レベル	ゲフィチニブ	エルロチニブ	アファチニブ
初回投与量	250 mg，1日1回	150 mg，1日1回	40 mg，1日1回
1段階減量	250 mg，隔日投与	100 mg，1日1回	30 mg，1日1回
2段階減量	250 mg，3日に1回	50 mg，1日1回	20 mg，1日1回

Summary

- EGFR遺伝子変異陽性肺癌の一次治療は，EGFR-TKI単剤のゲフィチニブ，エルロチニブ，アファチニブのいずれかを患者の背景因子（遺伝子変異／併存疾患／希望），抗腫瘍効果，副作用のバランスからリスク・ベネフィットで薬剤選択をする
- 下痢や皮疹などの副作用を乗り越えられそうで効果を期待したいならアファチニブを．脳転移病変を有しているときはエルロチニブもしくはアファチニブを．副作用をできる限り避けたい症例，特に高齢者やPS不良症例の際はゲフィチニブが望ましいというのが現状のコンセンサスの1つと考えられるかもしれない
- 新たに，第二世代のダコミチニブ，第三世代のオシメルチニブが使えるようになり，これらの使い分けとsequenceについても，今後basicな機序と臨床試験の双方から吟味の余地がある

文献

1) 「EBMの手法による肺癌診療ガイドライン2017年版」(日本肺癌学会/編), 2017
   https://www.haigan.gr.jp/modules/guideline/index.php?content_id=3
2) Kris MG, et al：Using multiplexed assays of oncogenic drivers in lung cancers to select targeted drugs. JAMA, 311：1998-2006, 2014
3) Seto T, et al：Erlotinib alone or with bevacizumab as first-line therapy in patients with advanced non-squamous non-small-cell lung cancer harbouring EGFR mutations (JO25567): an open-label, randomised, multicentre, phase 2 study. Lancet Oncol, 15：1236-1244, 2014
4) Rosell R, et al：Erlotinib and bevacizumab in patients with advanced non-small-cell lung cancer and activating EGFR mutations (BELIEF): an international, multicentre, single-arm, phase 2 trial. Lancet Respir Med, 5：435-444, 2017
5) Maemondo M, et al：NEJ026:PhaseIII study comparing bevacizumab plus erlotinib to erlotinib in patients woth untreated NSCLC harboring activating EGFR mutations. Ann Oncol, 27, issue suppl 6：1286, 2016
6) Mok TS, et al：Gefitinib or carboplatin-paclitaxel in pulmonary adenocarcinoma. N Engl J Med, 361：947-957, 2009
7) Mitsudomi T, et al：Gefitinib versus cisplatin plus docetaxel in patients with non-small-cell lung cancer harbouring mutations of the epidermal growth factor receptor (WJTOG3405): an open label, randomised phase 3 trial. Lancet Oncol, 11：121-128, 2010
8) Maemondo M, et al：Gefitinib or chemotherapy for non-small-cell lung cancer with mutated EGFR. N Engl J Med, 362：2380-2388, 2010
9) Rosell R, et al：Erlotinib versus standard chemotherapy as first-line treatment for European patients with advanced EGFR mutation-positive non-small-cell lung cancer (EURTAC): a multicentre, open-label, randomised phase 3 trial. Lancet Oncol, 13：239-246, 2012
10) Zhou C, et al：Erlotinib versus chemotherapy as first-line treatment for patients with advanced EGFR mutation-positive non-small-cell lung cancer (OPTIMAL, CTONG-0802): a multicentre, open-label, randomised, phase 3 study. Lancet Oncol, 12：735-742, 2011
11) Sequist LV, et al：Phase III study of afatinib or cisplatin plus pemetrexed in patients with metastatic lung adenocarcinoma with EGFR mutations. J Clin Oncol, 31：3327-3334, 2013
12) Wu YL, et al：Afatinib versus cisplatin plus gemcitabine for first-line treatment of Asian patients with advanced non-small-cell lung cancer harbouring EGFR mutations (LUX-Lung 6): an open-label, randomised phase 3 trial. Lancet Oncol, 15：213-222, 2014
13) Yang JC, et al：Afatinib versus cisplatin-based chemotherapy for EGFR mutation-positive lung adenocarcinoma (LUX-Lung 3 and LUX-Lung 6): analysis of overall survival data from two randomised, phase 3 trials. Lancet Oncol, 16：141-151, 2015
14) Baselga J & Averbuch SD：ZD1839 ('Iressa') as an anticancer agent. Drugs, 60 Suppl 1：33-40; discussion 41-2, 2000
15) Pollack VA, et al：Inhibition of epidermal growth factor receptor-associated tyrosine phosphorylation in human carcinomas with CP-358,774: dynamics of receptor inhibition in situ and antitumor effects in athymic mice. J Pharmacol Exp Ther, 291：739-748, 1999
16) Li D, et al：BIBW2992, an irreversible EGFR/HER2 inhibitor highly effective in preclinical lung cancer models. Oncogene, 27：4702-4711, 2008
17) Yano S, et al：Distribution and function of EGFR in human tissue and the effect of EGFR tyrosine kinase inhibition. Anticancer Res, 23：3639-3650, 2003
18) Urata Y, et al：Randomized Phase III Study Comparing Gefitinib With Erlotinib in Patients With Previously Treated Advanced Lung Adenocarcinoma: WJOG 5108L. J Clin Oncol, 34：3248-3257, 2016
19) Yang JJ, et al：A phase III randomised controlled trial of erlotinib vs gefitinib in advanced non-small cell lung cancer with EGFR mutations. Br J Cancer, 116：568-574, 2017
20) Park K, et al：Afatinib versus gefitinib as first-line treatment of patients with EGFR mutation-positive non-small-cell lung cancer (LUX-Lung 7): a phase 2B, open-label, randomised controlled trial. Lancet Oncol, 17：577-589, 2016
21) Takeda M, et al：Pooled safety analysis of EGFR-TKI treatment for EGFR mutation-positive non-small cell lung cancer. Lung Cancer, 88：74-79, 2015
22) Cho J, et al：Cetuximab response of lung cancer-derived EGF receptor mutants is associated with asymmetric dimerization. Cancer Res, 73：6770-6779, 2013
23) Jackman DM, et al：Exon 19 deletion mutations of epidermal growth factor receptor are associated with prolonged survival in non-small cell lung cancer patients treated with gefitinib or erlotinib. Clin Cancer Res, 12：3908-3914, 2006
24) Yang JC, et al：Clinical activity of afatinib in patients with advanced non-small-cell lung cancer harbouring uncommon EGFR mutations: a combined post-hoc analysis of LUX-Lung 2, LUX-Lung 3, and LUX-Lung 6. Lancet Oncol, 16：830-838, 2015

25) 神田慎太郎：EGFR遺伝子変異陽性非小細胞肺癌に対するゲフィチニブ単剤療法とゲフィチニブ＋プラチナ併用療法途中挿入との比較第III相試験．第55回日本肺癌学会学術集会, 2014, S1-6
26) 大泉 聡史：EGFR遺伝子変異陽性の非小細胞肺癌におけるEGFR-TKIとプラチナ療法の併用の治療戦略〜NEJグループの試み〜．第55回日本肺癌学会学術集会, 2014, S1-5
27) Park K, et al：First-Line Erlotinib Therapy Until and Beyond Response Evaluation Criteria in Solid Tumors Progression in Asian Patients With Epidermal Growth Factor Receptor Mutation-Positive Non-Small-Cell Lung Cancer: The ASPIRATION Study. JAMA Oncol, 2：305-312, 2016
28) 片上 信之：EGFR変異陽性NSCLCの1次治療としてerlotinibを評価する第II相臨床試験：JO22903全生存期間解析結果．第55回日本肺癌学会学術集会, 2014, O-124
29) Yang JC, et al：Influence of dose adjustment on afatinib safety and efficacy in patients (pts) with advanced EGFR mutation-positive (EGFRm+) non-small cell lung cancer (NSCLC), #8073, ASCO Annual Meeting, 2018
30) Rubin LL & Staddon JM：The cell biology of the blood-brain barrier. Annu Rev Neurosci, 22：11-28, 1999
31) Togashi Y, et al：Cerebrospinal fluid concentration of gefitinib and erlotinib in patients with non-small cell lung cancer. Cancer Chemother Pharmacol, 70：399-405, 2012

第3章 EGFR遺伝子変異陽性肺癌の治療

2 セカンドライン以降の選択

高濱隆幸

症例提示

一次治療が効かなくなってきたが，T790M検索のための再生検が難しいEGFR遺伝子変異陽性78歳男性

- **症　例**　78歳男性
- **主　訴**　咳嗽
- **現病歴**　検診で胸部異常陰影を指摘され精密検査の結果，EGFR遺伝子変異陽性のstage IV肺腺癌と診断された．一次治療としてゲフィチニブの内服を開始し部分奏効が得られ，かつ副作用のコントロールは良好で約1年間投与したが，定期的なフォローアップの造影CTで肺内転移が多発し，増大していることが確認された．
- **既往歴**　高血圧症，脳梗塞
- **内服薬**　アムロジピン，アスピリン
- **生活歴**　喫煙歴：なし．飲酒歴：機会飲酒
- **現　症**　ECOG PS 1，身長 168 cm，体重 65 kg，SpO$_2$ 97％（room air）
- **血液検査**　WBC 8,600/mm^3，Hb 14.3 g/dL，Plt 370,000/mm^3，Alb 4.7 g/dL，AST 22 IU/L，ALT 16 IU/L，LDH 203 IU/L，T-Bil 0.3 mg/dL，BUN 12 mg/dL，Cr 0.53 mg/dL，Na 136 mEq/L，K 3.7 mEq/L
- **造影CT**　微小な肺内転移が無数に散在し，個数が増加し，大きさも増大．腰椎，肋骨に既知の骨転移あり

問題点

- EGFR遺伝子変異陽性進行肺非扁平上皮癌の二次治療は？　　　　　　　　➡ p.95 **1** 参照
- 再生検は実際にどれくらい一般的なのか？再生検が難しい場合は？　　　➡ p.96 **2** - **3** 参照
- オシメルチニブの使用のコツは？　　　　　　　　　　　　　　　　　　➡ p.101 **4** 参照

治療Strategy

一次治療として第一世代EGFR-TKIの投与を受け，約1年でPDが確認された症例である．T790M遺伝子変異の有無を確認するため，組織学的検査の実施可能性について十分検討したが，転移性肺腫瘍は気管支鏡検査を行うにはいずれも大きさが小さく，その他の臓器にも生検が可能な部位は認められなかった．外科的肺生検の実施も検討されたが，本人の同意が得られなかった．そこで，血漿を用いたEGFR遺伝子検査を実施することを提案し，同意の下で実施したところ，T790M遺伝子変異陽性という結果であった．

患者に，オシメルチニブという薬の奏効が期待できること，飲みはじめてから3カ月程度は特に間質性肺疾患の発症に気をつけること，などを十分に説明し，投与を開始することとした．

1 ガイドラインとエビデンス

●ガイドラインのポイント

2017年版の肺癌診療ガイドラインでは，非扁平上皮癌かつEGFR遺伝子変異陽性の二次治療以降では，T790M陽性症例に対してはオシメルチニブが推奨される（推奨度1B）．

一方，T790M陰性の症例では，遺伝子変異のない患者で推奨される細胞傷害性抗癌剤の投与を行うことが推奨されている（推奨度1A）[1]．

2 治療の選択と進め方のコツ

① そもそもEGFR-TKIはどうして効きにくくなるの？
…EGFR-TKIへの獲得耐性

一次治療のEGFR-TKIは非常によく奏効するが，奏効期間は1年程度とされており，やがて効きにくくなってしまう．その耐性化機序はさまざま知られているが，**最も多いものはEGFR遺伝子のエクソン20領域でのT790M変異であり，機序の50～60％を占めている**[2]．**この変異が起こると，EGFR-TKIはEGFRへの結合が低下することから効き目が減弱してしまう．**

その他にも，MET遺伝子増幅，HGF過剰発現，HER増幅のバイパス経路の活性化や，小

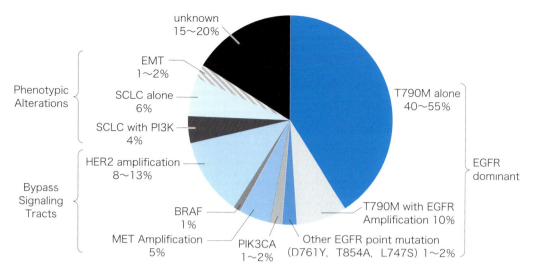

図1　EGFR-TKIsに対する獲得耐性のメカニズム
文献2より転載

細胞肺癌への転化，上皮間葉転換（EMT）などの細胞の表現型の変化などが知られている．
したがって，**EGFR-TKIを用いた治療に耐性となった際に，どのような機序で耐性化したのか知ることはその後の治療方針決定に重要な情報である**（図1）．

② EGFR T790M遺伝子変異を標的とした治療薬：オシメルチニブ

耐性化機序のうち，最も多いT790M遺伝子変異を標的とした治療が検討されてきた．
わが国では2016年3月から第三世代EGFR-TKIであるオシメルチニブ（タグリッソ®）が「EGFR-TKIに抵抗性のEGFR T790M変異陽性の手術不能または再発非小細胞肺癌」に対して承認された．オシメルチニブは，まるで初回のEGFR-TKIと同じような高い効果を示すことから[3]，患者・医療者にとっても待ち望まれた治療薬である．

オシメルチニブの特徴として，正常細胞に発現している野生型EGFRチロシンキナーゼに対しては影響が少ない一方で，**T790M遺伝子変異，major mutationをもつ癌細胞に対しては非常に低濃度でも効果を示しており**[4]，**選択性が高い**．これが，比較的マネジメントしやすい毒性プロファイルにつながっている．

しかし，**第一・二世代EGFR-TKIと同様に間質性肺疾患の発症には注意が必要である**．

③ T790M遺伝子変異があるかないか，それが問題だ…「再生検（re-biopsy）」

オシメルチニブが承認されたことから，実際の臨床のなかでT790M変異の有無を確認する必要が出てきた．

耐性化の機序を確認するためには，EGFR-TKIに耐性獲得後，組織学的検査を行う必要がある．これを「再生検（re-biopsy）」と呼んでいる．

オシメルチニブを使用するためには，基本的には再生検で得られた組織検体を用いて，コバス®EGFR変異検出キット V2.0でT790M遺伝子変異を確認する必要がある．

表 EGFR-TKI 使用後の増悪部位

	Hasegawa, et al	Yoshida, et al	Kawamura, et al
肺	52.5 %※	54 %	77.5 %※
リンパ節	5 %※	8 %	12.5 %※
骨	12.5 %※	13 %	17.5 %※
肝臓	2.5 %※	8 %	5.8 %※
副腎	2.5 %※	0 %	―
脳	27.5 %※	16 %	21.7 %※

※重複例を含む
文献5, 6, 7を参考に作成

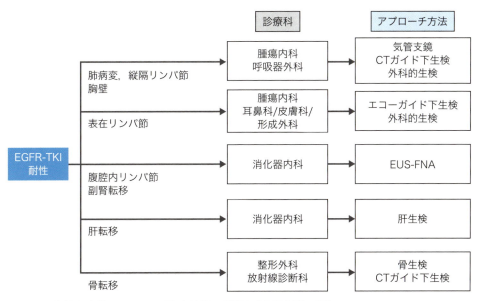

図2 再生検を実施するための院内連携の構築（近畿大学の例）

④ 再生検を患者に勧める前に知っておくべきこと

　しかし，再生検が必要となる患者のなかには，再度組織検査を受けることをためらう方がおり，実際に，5％の患者が検査を拒否した，という報告もある[5]．侵襲的な検査であることから，患者への説明を十分に行うと同時に，実施する意義を理解してもらい，同意を得る必要がある．今後は，**初回診断時から「治療方針を変更する必要があるごとに再生検を行う必要がある」などはじめから再生検を考慮に入れて病状説明をしたり，鎮静薬を上手に使用した気管支鏡検査を実施して抵抗をへらすなどの工夫がより求められる**．

　また，再生検は技術的に難しい場合も多い．表に示すように，獲得耐性を示した場合に病勢進行を認める部位はさまざまであり，腫瘍が小さく，線維化が起こるなどしていることもあるためである[5〜8]（表）．

　したがって，肺だけではなく，リンパ節，骨，肝臓，副腎，脳などのさまざまな部位から生検を実施しなければならない．そのため，われわれの施設では，図2のように院内の複数の診療科と連携している．安全に，部位によらず，できるだけ確実な生検が実施できるような体制を日頃から構築しておくことが重要である（図2）．

⑤ 再生検ができない場合もある
…血漿を用いた遺伝子検査「リキッドバイオプシー」

再生検は病変の部位や患者の希望によって実施困難であることも少なくない．また，再生検を行ったものの，腫瘍組織が採取できない場合もある．

そこで，低侵襲かつ簡便に実施できるT790M遺伝子変異検査として，血漿を用いた遺伝子検査である「リキッドバイオプシー」が2016年末にわが国でも承認された．

しかし，オシメルチニブのコンパニオン診断薬として承認を受けている「コバス® EGFR変異検出キット v2.0」は，FFPE組織検査を陽性コントロールとした場合に，血漿検査の感度は58.7％，特異度は80.2％と報告されており，感度がやや低く，同時に特異度も十分高くない．つまり，血漿T790M遺伝子検査の結果が陰性であった場合にも「偽陰性」である可能性を考慮する必要がある．このような成績となる背景には，血漿検査の検出力の問題，T790M遺伝子の存在が体内で不均一であることで検体種によって不一致が生じているなど，複数の要因が考えられる[9]．

したがって，現時点ではT790M遺伝子検査において，標準的検体はあくまでも「組織」であり，組織採取が難しい場合に「リキッドバイオプシー」を試みることを原則とすべきである．

一方では，どうしても組織採取ができない症例について，血漿検査でT790M陽性が確認された場合にはオシメルチニブの投与が可能であり，治療の機会を失わないようにしたい（図3）．

⑥ T790M遺伝子変異が陰性だった場合はどうすればよいか

現在のところ，T790M遺伝子変異陰性であった患者を対象とした前向きの大規模な介入試験のデータはない．したがって，非扁平上皮癌（EGFR/ALK/ROS1陰性，PD-L1陽性細胞＜50％もしくは不明）の一次治療に準じて治療を行う（**第1章**を参照）．

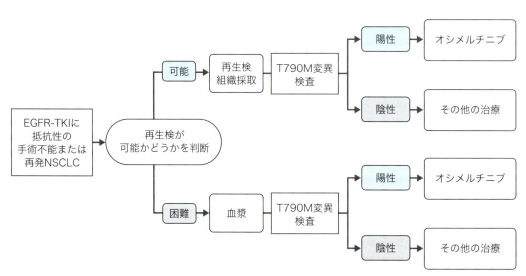

図3 再生検の可能性をもとに検討した治療戦略

3 知っておきたい，主な治験・臨床試験

①「AURA3試験」…EGFR T790M遺伝子変異陽性という標的に対する標準治療を確立した試験

　EGFR-TKIによる一次治療に抵抗性のT790M変異陽性非小細胞肺癌患者を対象として，オシメルチニブとプラチナ製剤併用療法による有効性と安全性を比較，検討した国際共同第Ⅲ相試験である[3]．PS 0〜1，局所進行または遠隔転移を伴う非小細胞肺癌患者のうち，組織検体を用いてT790M遺伝子変異陽性であった患者419名が2：1でオシメルチニブ群とプラチナ製剤併用群に割り付けられた．有効性に関して，主要評価項目である無増悪生存期間の中央値はオシメルチニブ群で10.1カ月に対してプラチナ製剤併用群は4.4カ月であり，有意な延長が認められた．客観的奏効率は71％であった．

　また，オシメルチニブ群の279例において認められた有害事象の発現率は98％，Grade 3以上の有害事象の発現率は23％で，主な有害事象は下痢，発疹，皮膚感想，爪囲炎などであった．この結果をもって，第一・二世代EGFR-TKI既治療の非小細胞肺癌のうち，T790M遺伝子変異である対象にはオシメルチニブが標準治療として位置づけられることとなった（図4）．

②「IMPRESS試験」…EGFR-TKIはPD後も継続するべきか？ negativeだが知っておくべき試験

　耐性獲得後もEGFR-TKIの効果は一定程度続いている，という考え方から「EGFR-TKIを継続しながら薬物療法を上乗せすると，よりよい治療効果が得られるのではないか」という検討が行われた．IMPRESS試験は，一次治療としてゲフィチニブ治療を受けたがPDが確認された患者を対象とした試験である．シスプラチン（CDDP）とペメトレキセド（PEM）に加えて，ゲフィチニブを併用する群（ゲフィチニブ群）とプラセボを加えて投与する群（プラセボ群）が1：1に割り付けられ，ゲフィチニブ群133人，プラセボ群132人がITT（Intention-to-treat）解析の対象となった．

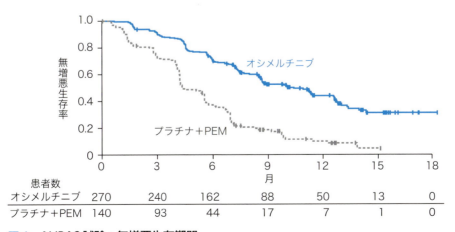

図4　AURA3試験：無増悪生存期間
PEM：ペメトレキセド

試験の結果，主要評価項目である無増悪生存期間はゲフィチニブ継続投与群，プラセボ群ともに5.4カ月と有意な差はなかった．

　しかし，その後の全生存期間（OS）の解析において，ゲフィチニブ群のOS中央値が13.4カ月であったのに対して，プラセボ群は19.5カ月であった[10]．

　この試験の結果から，「**一次治療でEGFR-TKIを用いた患者において，薬物療法に加えてEGFR-TKIを継続投与すべきでない**」，と結論付けられている．

　本試験に付随するバイオマーカー解析の結果からは，T790M遺伝子変異の有無が生存に寄与している可能性が示唆されており[11]，やはり**T790M遺伝子の検索が重要である**と再認識する必要がある．

③「WJOG8815L/LPS試験」
…血漿遺伝子検査は本当に治療効果予測に適しているのか？

　血漿検査でT790M遺伝子変異が確認された症例において，組織で確認された症例と同じような効果が期待できるかどうか，十分な前向きデータは存在しないため，血漿検査は「組織採取が困難な場合に限り」実施が認められている．そこで，西日本がん研究機構（WJOG）では，血漿T790M遺伝子変異陽性が確認された患者を対象にオシメルチニブの奏効率を検証する医師主導治験を実施しており，2018年中に結果公表を予定している．この結果によって，血漿先行でT790Mのスクリーニングが可能になることを期待している．

④「FLAURA試験」
… 一次治療でオシメルチニブが用いられる可能性，その後は？

　ここまで，第一・二世代EGFR-TKIを使用した後の耐性について書いてきたわけだが，近々大きな治療のパラダイムシフトが近々起こりそうである．

　2017年に公表されたFLAURA試験は，一次治療としてEGFR遺伝子変異陽性肺癌にオシメルチニブを投与した症例と，標準治療としての第一世代EGFR-TKI（ゲフィチニブまたはエルロチニブ）を投与した症例を直接比較する第Ⅲ相試験である．主要評価項目である，無増悪生存期間は，オシメルチニブ群と標準治療群でそれぞれ18.9カ月，10.2カ月であった[12]．この結果を受けて，一次治療としてオシメルチニブが使用できる方向で進むものと思われるが，現時点ではまだ全生存期間の情報が少なく，EGFR遺伝子変異陽性肺癌の最適な治療戦略については議論が続きそうである．

　一次治療としてオシメルチニブが使用された場合，その耐性機序についてはまだ不明な部分が多い．新たな治療ターゲットについてどのような治療戦略をとればよいのか，検討が続いている．

　つまり，**今後の一次治療の戦略によって，二次治療以降は見直しを迫られる可能性が高い．耐性機序とその克服にかかわる検討が必要であることは言うまでもない．**

4 投与の実際

●オシメルチニブ

a. 投与方法

【投与スケジュール】 PDまで継続

オシメルチニブ（タグリッソ®），1回80 mg（1錠），1日1回，経口投与する．

【投与開始基準】（参考）

		投与開始規準
		Day1
好中球数（/mm³）		>1,500
血小板数（/mm³）		>100,000
ヘモグロビン（g/dL）		>9
AST・ALT	（肝転移なし）	基準値上限の2.5倍未満
	（肝転移あり）	基準値上限の5倍未満
総ビリルビン	（肝転移なし）	基準値上限の1.5倍未満
	（肝転移ありまたはジルベール症候群）	基準値上限の3倍未満
クレアチニン		基準値の1.5倍未満またはCCr>50 mL/分

【投与のポイント】
- 食事の影響を受けないと考えられ，空腹時・食後の制限なく服用できる
- オシメルチニブは主にCYP3Aにより代謝されるため，CYP3A誘導薬との併用は注意する
- QT間隔延長を起こすことが知られている薬剤との併用にも注意が必要である

b. 有害事象

【頻度】

AURA3試験データより10％以上の頻度のものを抜粋．

有害事象	オシメルチニブ投与症例（N=279）			
	全Grade		Grade≧3	
	N	%	N	%
下痢	113	41	3	1
皮疹	94	34	2	1
皮膚乾燥	65	23	0	0
爪囲炎	61	22	0	0
食欲低下	50	18	3	1
咳嗽	46	16	0	0
嘔気	45	16	2	1
倦怠感	44	16	3	1

胃腸炎	41	15	0	0
便秘	39	14	0	0
搔痒症	35	13	0	0
嘔吐	31	11	1	<1
背部痛	29	10	1	<1
血小板減少症	28	10	1	<1
鼻咽頭炎	28	10	0	0
頭痛	28	10	0	0

その他，添付文書上の重大な副作用を以下に示す（頻度はAURA試験の第II相部分およびAURA2試験より）．
- 間質性肺疾患（2.7％）
- QT間隔延長（2.9％）
- 血小板減少（12.7％），好中球減少（8.0％），白血球減少（9.2％），貧血（5.1％）
- 肝機能障害（7.8％）：ALT（GPT），AST（GOT）

【注意点と対策】
- 間質性肺炎が認められることがあり，投与開始12週間以内の発現が多いことが報告されている．初期症状（呼吸困難，咳嗽，発熱等）の確認および定期的な胸部画像検査の実施など，観察を十分に行う
- QT間隔延長，肝障害，血球減少については定期的に心電図，血液検査などで十分な観察を行う
- 搔痒症，皮膚乾燥などは投与開始2週間以内に発現する可能性が最も高い．保湿クリームを，顔，手，足に1日2回，治験開始時期から使用することを検討する
- ざ瘡様皮疹に対しては抗菌薬（ミノサイクリン）の内服やステロイド外用の使用を検討する
- その他，オシメルチニブとの因果関係が否定できないGrade 3以上の有害事象が認められた場合には休薬し，Grade 2以下に改善した場合には必要に応じて減量のうえで再開ができる

Summary

- 非扁平上皮癌，EGFR遺伝子変異陽性の二次治療以降では，PS 0～1のT790M陽性症例に対してはオシメルチニブが推奨される
- T790Mを検出するためには再生検が必要だが，困難な場合に限り血漿検体を用いたEGFR遺伝子検査が実施可能となった
- T790M陰性の症例については，非扁平上皮癌（EGFR/ALK/ROS1陰性，PD-L1<50％もしくは陰性）の一次治療を行うことが推奨されている
- EGFR遺伝子変異陽性に対する治療戦略は，現在一次治療を含めて大きく変化が起こっているため，二次治療も影響を受けることが予想される．最新の情報に注意してベストな治療戦略を常に検討し続ける必要がある

文献

1) 「EBMの手法による肺癌診療ガイドライン 2017年版」(日本肺癌学会/編), 2017
   https://www.haigan.gr.jp/modules/guideline/index.php?content_id=3
2) 「肺癌患者におけるEGFR遺伝子変異検査の手引き 第3.05版」(日本肺癌学会, バイオマーカー委員会/編), 2016
   https://www.haigan.gr.jp/uploads/files/photos/1329.pdf
3) Mok TS, et al：Osimertinib or Platinum-Pemetrexed in EGFR T790M-Positive Lung Cancer. N Engl J Med, 376：629-640, 2017
4) Kobayashi Y & Mitsudomi T：Not all epidermal growth factor receptor mutations in lung cancer are created equal: Perspectives for individualized treatment strategy. Cancer Sci, 107：1179-1186, 2016
5) Kawamura T, et al：Rebiopsy for patients with non-small-cell lung cancer after epidermal growth factor receptor-tyrosine kinase inhibitor failure. Cancer Sci, 107：1001-1005, 2016
6) Hasegawa T, et al：Feasibility of Rebiopsy in Non-Small Cell Lung Cancer Treated with Epidermal Growth Factor Receptor-Tyrosine Kinase Inhibitors. Intern Med, 54：1977-1980, 2015
7) Yoshida T, et al：RECIST progression patterns during EGFR tyrosine kinase inhibitor treatment of advanced non-small cell lung cancer patients harboring an EGFR mutation. Lung Cancer, 90：477-483, 2015
8) Nosaki K, et al：Re-biopsy status among non-small cell lung cancer patients in Japan: A retrospective study. Lung Cancer, 101：1-8, 2016
9) Takahama T, et al：Detection of the T790M mutation of EGFR in plasma of advanced non-small cell lung cancer patients with acquired resistance to tyrosine kinase inhibitors (West Japan oncology group 8014LTR study). Oncotarget, 7：58492-58499, 2016
   ⇒ 西日本がん研究機構で行われた，リキッドバイオプシーの有用性を検討した日本発のデータです．現在，この試験の後継試験となる介入試験を実施しており，結果が楽しみです．
10) Soria JC, et al：Gefitinib plus chemotherapy versus placebo plus chemotherapy in EGFR-mutation-positive non-small-cell lung cancer after progression on first-line gefitinib (IMPRESS): a phase 3 randomised trial. Lancet Oncol, 16：990-998, 2015
11) Mok TSK, et al：Gefitinib Plus Chemotherapy Versus Chemotherapy in Epidermal Growth Factor Receptor Mutation-Positive Non-Small-Cell Lung Cancer Resistant to First-Line Gefitinib (IMPRESS): Overall Survival and Biomarker Analyses. J Clin Oncol, 35：4027-4034, 2017
12) Soria JC, et al：Osimertinib in Untreated EGFR-Mutated Advanced Non-Small-Cell Lung Cancer. N Engl J Med, 378：113-125, 2018

コラム ③

EGFRチロシンキナーゼ阻害薬の未来
―医師自主臨床研究に携わっているものとして―

大泉聡史

1 はじめに

非小細胞肺癌における重要なドライバー変異は，やはりEGFR遺伝子変異である．本邦で世界に先駆けて2002年にゲフィチニブが承認されて臨床応用されてから，早くも15年が経過した．この15年間でわれわれは大変多くのことを学んできた．はじめはゲフィチニブによる薬剤性間質性肺炎という負の側面に苦しむことになったが，そこに一筋の明かりを差し込んだのは「EGFR遺伝子変異をもつ症例ではEGFRチロシンキナーゼ阻害薬による著明な治療効果が得られる」という画期的な知見であった．実際にそれまでの細胞障害性抗癌剤では得られなかった劇的な治療効果に大変驚いたことを鮮明に記憶している．これは，ドライバー変異とそれを標的とした分子標的治療の先駆けであり，文字通りbreakthroughであった．またゲフィチニブによる薬剤性間質性肺炎の教訓は，現在の全例使用成績調査など新規の抗癌剤を適正に使用していくことへの道しるべとなっている．

2 EGFRチロシンキナーゼ阻害薬による治療

その後に同じ第一世代のエルロチニブ，また第二世代のアファチニブが登場して，非小細胞肺癌の初回標準治療であるプラチナ併用療法との大規模比較試験が施行されてきた．ゲフィチニブ，エルロチニブ，アファチニブともにプラチナ併用療法を凌駕する高い治療効果をもたらすことが報告されて，EGFR遺伝子変異陽性の非小細胞肺癌ではEGFRチロシンキナーゼ阻害薬による初回治療が標準治療として確立されてきた．

そして最近では，EGFRチロシンキナーゼ阻害薬同士の比較試験，すなわち第一世代のEGFRチロシンキナーゼ阻害薬を標準治療群として，新規の第二世代ダコミチニブおよび第三世代オシメルチニブとの比較第Ⅲ相試験（ARCHER1050試験[1]およびFLAURA試験[2]）が施行されて，前者の無増悪生存期間（中央値）が14.7カ月，後者が18.9カ月（図1）と良好な結果が報告されている．また第四世代EGFRチロシンキナーゼ阻害薬といわれるEAI045なども現在開発中である．

3 EGFRチロシンキナーゼ阻害薬の併用療法

筆者はこれまでEGFR遺伝子変異陽性の非小細胞肺癌を対象とした臨床研究に携わってき

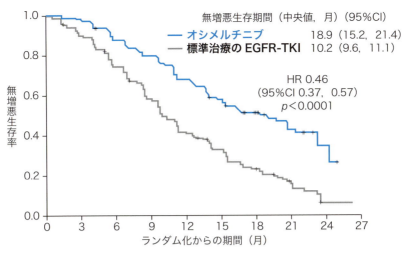

図1 FLAURA試験におけるゲフィチニブまたはエルロチニブ群とオシメルチニブ群の無増悪生存期間の比較

た．特にEGFRチロシンキナーゼ阻害薬とプラチナ療法との併用に興味をもって取り組んでおり，NEJ005/TCOG0902試験ではゲフィチニブとカルボプラチン/ペメトレキセドの同時併用療法で，無増悪生存期間（中央値）が17.5カ月，全生存期間（中央値）が41.9カ月という成績を報告している[3]．さらにその併用療法のコンセプトを日常臨床で応用できるか検証するために，NEJ009試験（ゲフィチニブ vs ゲフィチニブとカルボプラチン/ペメトレキセドの同時併用療法）が行われ，2018年度のアメリカ臨床腫瘍学会（ASCO）において，併用群で無増悪生存期間（中央値）が20.9カ月，全生存期間（中央値）が52.2カ月という非常に良好な治療成績が報告された[4]（図2）．またJO25567試験[5]と同じコンセプトで血管新生阻害薬ベバシズマブとエルロチニブの併用療法の治療効果を検証したNEJ026試験の結果もASCO2018で報告されており，無増悪生存期間（中央値）が16.9カ月と，JO25567試験とほぼ同じ良好な治療成績であった[6]．これらの結果によって，EGFR遺伝子変異陽性の非小細胞肺癌では，ゲフィチニブとカルボプラチン/ペメトレキセドの併用療法，またベバシズマブ/エルロチニブ併用療法が初回標準治療として選択肢となった．

④ EGFRチロシンキナーゼ阻害薬の未来

特に第Ⅱ相試験から第Ⅲ相試験へと進むと，観察期間も含めてどうしても長い期間を要することになる．しかし，**最近の薬剤開発のスピードは目覚ましく，ドライバー変異が判明している分子標的薬のように患者にとって有望な薬剤の承認までの期間もより短くなってきている**．実際に前述のFLAURA試験の結果より，オシメルチニブの初回投与の臨床応用も2018年度よりはじまった．また分子標的薬を用いた新たな治療法の開発も次々と開始され，例えば免疫チェックポイント阻害薬との併用などの多くの治療戦略が検証されている．

その領域で現在実践されている治療アルゴリズムが数年程度で大きく変遷していく時代にあり，**医師自主臨床研究は大きな変革期を迎えている**．「EGFRチロシンキナーゼ阻害薬の未

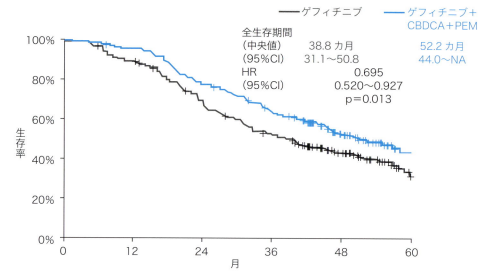

図2 NEJ009試験におけるゲフィチニブ単剤群とゲフィチニブ／プラチナ療法併用群の全生存期間の比較

Nakamura A, et al: Phase III study comparing gefitinib monotherapy (G) to combination therapy with gefitinib, carboplatin, and pemetrexed (GCP) for untreated patients (pts) with advanced non-small cell lung cancer (NSCLC) with EGFR mutations (NEJ009), #9005, ASCO Annual Meeting, 2018より作成

来」とは「EGFR遺伝子変異陽性非小細胞肺癌においてEGFRチロシンキナーゼ阻害薬の単剤でも，または併用療法でも，より効果的な治療法を開発する」という課題に置き換えることができる．

製薬メーカー主体の開発治験との兼ね合い，さらには短期間での治療アルゴリズムの変遷とどのように向き合っていくのか，言いかえれば将来的にまだ有望な治療法となりえるのか，EGFR遺伝子変異陽性非小細胞肺癌における医師自主臨床研究をすすめるうえで，これらをよく考えていかねばならない難しい時代になったことを日々痛感している．

文献

1) Wu YL, et al: Dacomitinib versus gefitinib as first-line treatment for patients with EGFR-mutation-positive non-small-cell lung cancer (ARCHER 1050): a randomised, open-label, phase 3 trial. Lancet Oncol, 18: 1454-1466, 2017
2) Soria JC, et al: Osimertinib in Untreated EGFR-Mutated Advanced Non-Small-Cell Lung Cancer. N Engl J Med, 378: 113-125, 2018
3) Sugawara S, et al: Randomized phase II study of concurrent versus sequential alternating gefitinib and chemotherapy in previously untreated non-small cell lung cancer with sensitive EGFR mutations: NEJ005/TCOG0902. Ann Oncol, 26: 888-894, 2015
4) Nakamura S, et al: Phase III study comparing gefitinib monotherapy (G) to combination therapy with gefitinib, carboplatin, and pemetrexed (GCP) for untreated patients (pts) with advanced non-small cell lung cancer (NSCLC) with EGFR mutations (NEJ009), #9005, ASCO Annual Meeting, 2018
5) Seto T, et al: Erlotinib alone or with bevacizumab as first-line therapy in patients with advanced non-squamous non-small-cell lung cancer harbouring EGFR mutations (JO25567): an open-label, randomised, multicentre, phase 2 study. Lancet Oncol, 15: 1236-1244, 2014
6) Furuya N, et al: Phase III study comparing bevacizumab plus erlotinib to erlotinib in patients with untreated NSCLC harboring activating EGFR mutations: NEJ026, #9006, ASCO Annual Meeting, 2018

第4章 ALK遺伝子転座/ROS1遺伝子転座陽性の非扁平上皮・非小細胞肺癌

1 ALK陽性肺癌のファーストライン

栁谷典子

症例提示

多発脳転移を有するがPS良好な67歳女性

症例	67歳女性
主訴	咳嗽，血痰
現病歴	6月に咳嗽と血痰を自覚し，7月にかかりつけ医で胸部異常陰影を指摘された．肺癌が疑われ気管支鏡検査を施行し，細胞診で腺癌と診断されたが，組織検体は得られず，遺伝子検査は施行できなかった．多発脳転移も認め，臨床病期c-T4N3M1c stage ⅣBと診断された．9月初旬に治療目的に当院を紹介受診した．再度，気管支鏡検査を施行し，組織診でも腺癌と診断された．EGFR遺伝子変異は陰性，ALK融合遺伝子免疫染色検査は陽性であった．9月下旬から，アレクチニブによる初回薬物療法を開始した．
既往歴	糖尿病，脊柱管狭窄症，大動脈狭窄症，高脂血症
内服歴	アカルボース，メトホルミン，シタグリプチン，ピタバスタチン
生活歴	職業：主婦（以前は食堂勤務）．喫煙歴：なし．飲酒歴：なし
現症	ECOG PS 1，身長 156.7 cm，体重 57.9 kg（体重減少 −3 kg/6カ月）
血液検査	WBC 6,000/mm^3, Hb 12.4 g/dL, Plt 125,000/mm^3, T-Bil 0.4 mg/dL, AST 23 IU/L, ALT 19 IU/L, LDH 230 IU/L, BUN 10 mg/dL, Cr 0.42 mg/dL, Ca 9.3 mg/dL, CRP 0.06 mg/dL, CEA 3.7 ng/mL, CYFRA 1.5 ng/mL, ProGRP 79.0 pg/mL
造影CT	左下葉に長径48 mmの結節影を認め，周囲には二次性の淡い陰影を伴う．右中葉や他にも肺内に微小結節影を複数認める．左肺門リンパ節・縦隔リンパ節も腫大している．腹部と骨には明らかな転移は認めず（図1a）．
脳MRI	一部浮腫を伴う多発脳転移を認める．15個以上，最大経は15 mm（図2a）．
病理	好酸性の細胞質が豊かな異型細胞の集塊があり，粘液産生を認める．低分化腺癌疑い．肺癌ALK蛋白高感度免疫染色陽性（スコア3），ALK FISH陽性，PD-L1（28-8）0％
治療経過	アレクチニブ内服開始約1カ月後の胸部CT検査，脳MRI検査の結果，腫瘍は著明な縮小を認めた（図1b, 2b）．有害事象は肝機能障害 Grade 1 のみであった．現在も外来にてアレクチニブによる治療を継続中である．

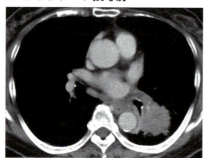
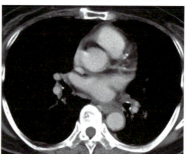

図1 胸部造影CT
a. アレクチニブ投与前
b. アレクチニブ投与1カ月後

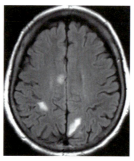
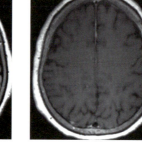

図2 脳MRI
a. アレクチニブ投与前
b. アレクチニブ投与1カ月後

問題点

- 非小細胞肺癌（腺癌）と診断されたが，遺伝子変異不明の場合はどうするか？　　➡ p.109 **1** - ② 参照
- 60代女性，PS良好，多発脳転移あり，ALK陽性肺癌の一次治療は？　　➡ p.109 **1** - ④ 参照
- 多発脳転移に対する治療戦略は？　　➡ p.109 **1** - ③ 参照

治療Strategy

遺伝子変異の有無により治療が大きく異なるため，再生検を行い，遺伝子検索を行った．その結果ALK陽性肺癌であることが判明したため，一次治療はALK阻害薬を考えた．また，患者は薬物療法の副作用により体が弱って歩けなくなってしまうのではないか，脱毛などにより見た目が大きく変化するのではないか，と心配していた．これらを考慮し，奏効率が高く，また脳転移にも奏効が期待されるアレクチニブを一次治療として選択した．

1 治療のポイント

① ALK陽性肺癌は若年者だけではない！

　ALK陽性肺癌は，非小細胞肺癌の2～5％程度で，腺癌の4～5％程度と比較的稀である．非喫煙者や軽喫煙者に多く，ALK陰性肺癌より10歳程度若い50代半ばが平均発症年齢と報告されている[1]．しかしながら，ALK陽性肺癌は喫煙者や高齢者でもしばしばみられるため，**臨床背景のみでALK融合遺伝子の存在を予測することはできない**[2]．

② ALK融合遺伝子を見逃すな！

　ALK陽性肺癌の初回薬物療法には，治療効果および副作用の点から細胞障害性抗癌剤よりも，ALK阻害薬が優れている．クリゾチニブとプラチナ併用薬物療法を比較する第Ⅲ相試験（A8081014試験）[3]の結果，奏効率は74％ vs 45％，PFS（無増悪生存期間）は10.9カ月 vs 7.0カ月（HR 0.45，$p<0.0001$）であった．さらに，セリチニブとプラチナ併用薬物療法を比較する第Ⅲ相試験の結果においては，奏効率は72.5％ vs 26.7％，PFS（無増悪生存期間）は16.6カ月 vs 8.1カ月（HR 0.55，95％CI：0.42～0.73，$p<0.0001$）であった[4]．肺癌診療ガイドライン[5]においても，ALK陽性肺癌の初回治療はALK阻害薬が推奨（アレクチニブ：推奨度1A，クリゾチニブ：推奨度2A，セリチニブ：推奨度2B）されていることからも，**ALK融合遺伝子を見逃さないことが大変重要である**．

　冒頭の症例も多発脳転移を有するⅣB期の肺腺癌であり，治療を急ぐ状況であったが，遺伝子変異を見逃さないために，再生検をしてまでも遺伝子検索を行い，ALK陽性肺癌を診断した．

③ 多発脳転移の治療をどうするか

　肺癌は**脳転移を生じる頻度が高く**，特に症状を有する脳転移症例には，症状を緩和させQOLを向上させる目的で放射線治療を行うことが勧められてきた[6]．少数の脳転移に対してはγナイフなどのSRS（定位手術的照射），多発脳転移に対しては全脳照射が勧められている．細胞障害性抗癌剤による全身薬物療法では，脳転移に対する奏効率は20～40％であり[7]，特に症状を有する脳転移症例については放射線治療を先行する．しかし，**ALK陽性肺癌症例において，初回のALK阻害薬による薬物療法は脳病変にも奏効することが期待されるため，薬物療法を先行することも多い**．特にアレクチニブは，血液脳関門で認識されず通過するため，クリゾチニブと比較しても，中枢神経系においても高い有効性が確認されている[8～10]．

④ 初回薬物療法はクリゾチニブかアレクチニブか
　～ALK阻害薬同士のガチンコ勝負（J-ALEX試験[8]とALEX試験[9]）～

　2016年にALK阻害薬同士であるが，第一世代のクリゾチニブと第二世代のアレクチニブを比較する第Ⅲ相試験が行われた（J-ALEX試験[8]とALEX試験[9]）．結果，J-ALEX試験ではPFS（無増悪生存期間）は，アレクチニブは未到達，クリゾチニブは10.2カ月（HR 0.34，$p<0.0001$）であった．さらにALEX試験[9]においても初回薬物療法レジメンとしてアレクチニブが有意に優れていた．さらに脳転移に対しても，アレクチニブで高い有効性が示された．肺癌診療ガイドラインでもアレクチニブが強く推奨されている．一方で，後ろ向き研究

ではあるが，クリゾチニブ耐性後にアレクチニブで治療を行った症例の方が，初回治療でアレクチニブによる治療を行った症例よりOSが長いかもしれないという報告もある[11]．

2 投与の実際

① アレクチニブ単剤

a. 投与方法

【投与スケジュール】

アレクチニブとして1回300 mg（アレセンサ® 150 mgカプセル2錠）を1日2回経口投与する．病勢増悪（PD）まで継続する．

【〈参考〉J-ALEX試験（国内第Ⅲ相試験）の治療開始基準】

明確な投与開始基準はない．間質性肺炎のある患者またはその既往のある患者と肝機能障害のある患者は，慎重に投与する．

	開始基準
好中球（$/mm^3$）	>1,500
血小板（$/mm^3$）	>100,000
AST，ALT	施設基準値上限の3倍以下
Cr（mg/dL）	≦1.5
PS	0〜2

【投与のポイント】

- アレクチニブには下記のような休薬条件はあるが，減量基準はなく，毒性が回復したら同一用量で再開する

項目	休薬条件	用量調節
血液毒性≧G4または非血液毒性≧G3（肝機能異常を除く）	G2もしくはベースラインに軽快するまで休薬	1回300 mg，1日2回 回復後は同一用量で再開
肺臓炎≧G1	中止	

G：Grade

b. 有害事象

アレクチニブは非常に副作用が少なく，治療継続しやすい薬剤であるが，有害事象にも注意が必要である．

副作用として，J-ALEX試験では以下のようなものがみられた．

有害事象	アレクチニブ		クリゾチニブ	
	N	%	N	%
悪心	11	10.7	77	74.0

下痢	9	8.7	76	73.1
嘔吐	6	5.8	60	57.7
視力障害	1	1.0	57	54.8
味覚異常	19	18.4	54	51.9
便秘	36	35.0	46	44.2
ALT増加	9	8.7	33	31.7
AST増加	11	10.7	32	30.8
鼻咽頭炎	21	20.4	24	23.1
末梢性浮腫	9	8.7	19	18.3
好中球減少	3	2.9	19	18.3
血中CPK上昇	18	17.5	11	10.6
発疹	13	12.6	17	16.3

文献8を参考に作成

【注意点と対策】
- 薬剤性肺障害が疑われる場合は致死的になることもあるため，息切れ，呼吸困難，咳嗽，発熱などの症状があらわれた場合には早急に投与を中止しCTや場合によっては気管支鏡検査など必要な検査を行い，ステロイド投与を検討する
- Cr増加とCK増加は比較的頻度は高いが，臨床的に問題になることはあまりない
- 味覚障害も軽微で，ヨーグルトなどの乳製品など限られた食品のことが多く，食事量に影響を与えるようなものではないことが多い
- 肝障害については，休薬をせざるを得ないこともある

② クリゾチニブ単剤

a. 投与方法

【投与スケジュール】

クリゾチニブとして1回250 mg（ザーコリ® 250 mg 1錠）を1日2回経口投与する．PDまで継続する．

【治療開始基準】

間質性肺疾患のある患者，またはその既往のある患者，肝機能障害のある患者，QT間隔延長のある患者，重度の腎障害のある患者は慎重に投与する．

	開始基準
好中球（/mm^3）	≧1,500
Hb（g/dL）	≧8.0
血小板（/mm^3）	≧3万
AST，ALT	施設基準値上限の3倍以下
Cr	施設基準値上限の2倍以下
PS	0〜2

【減量基準】

項目		投与	用量調節
血液毒性または非血液毒性≧G3（肝機能異常を除く）	開始時		1回250 mg，1日2回
	1回目	G1もしくはベースラインに軽快するまで休薬	1回200 mg，1日2回
	2回目	G1もしくはベースラインに軽快するまで休薬	1回250 mg，1日1回
	3回目	中止	
肺臓炎≧G1		中止	
肝障害 G1以下のビリルビン上昇を伴う≧G3のAST，ALT上昇		G1またはベースラインに回復するまで休薬	1回200 mg，1日2回
G2以上のビリルビン上昇を伴う≧G2のAST，ALT上昇		中止	
QTc延長＝G3		G1以下に回復するまで休薬，回復後は減量して再開	1回200 mg，1日2回
QTc延長＝G4		中止	

G：Grade

【投与のポイント】
- クリゾチニブによる吐き気などの消化器症状は初回から数日間が最も強いため，その期間は制吐薬などで十分サポートをして，内服継続に導く

b. 有害事象

副作用としては，J-ALEX試験では前ページの表のようなものがみられる．また，稀ではあるが特徴的な副作用として，可逆性腎嚢胞がみられる[3, 12]．

【注意点と対策】
- 薬剤性肺障害が疑われる場合は致死的になることもあるため，息切れ，呼吸困難，咳嗽，発熱などの症状があらわれた場合には早急に投与を中止しCTや場合によっては気管支鏡検査などの必要な検査を行い，ステロイド投与を検討する
- クリゾチニブによる眼症状は発現頻度が高いが，重篤になることは少ないため，経過観察のみで治療中止理由になることはほとんどない

> Pitfall　副作用が軽微であるALK阻害薬はBeyondで継続しがちであるが，ペメトレキセド（PEM）を含む薬物療法やほかのALK阻害薬が奏効し，長期間病勢をコントロールできる場合もある．適切なタイミングで次治療に移行するなど，長期的な治療戦略を立てるべきである．

Summary

- 肺癌の薬物療法は遺伝子変異の有無により大きく治療が異なるため，可能な限り確実な遺伝子検索を行う
- 若年者でなくともALK陽性肺癌症例は存在するため，見逃さない
- ALK陽性非小細胞肺癌の症例には，ALK阻害薬が奏効する
- 初回治療において，アレクチニブはクリゾチニブより高いPFSと安全性を認めている
- 多発脳転移に対しても，ALK阻害薬は抗腫瘍効果を発揮する

文献

1) 「肺癌患者におけるALK融合遺伝子検査の手引き第2.1版」（日本肺癌学会、バイオマーカー委員会/編），2015
https://www.haigan.gr.jp/uploads/files/photos/1039.pdf
2) Lindeman NI, et al：Molecular testing guideline for selection of lung cancer patients for EGFR and ALK tyrosine kinase inhibitors: guideline from the College of American Pathologists, International Association for the Study of Lung Cancer, and Association for Molecular Pathology. J Thorac Oncol, 8：823-859, 2013
3) Solomon BJ, et al：First-line crizotinib versus chemotherapy in ALK-positive lung cancer. N Engl J Med, 371：2167-2177, 2014
4) Soria JC, et al：First-line ceritinib versus platinum-based chemotherapy in advanced ALK-rearranged non-small-cell lung cancer (ASCEND-4): a randomised, open-label, phase 3 study. Lancet, 389：917-929, 2017
5) 「EBMの手法による肺癌診療ガイドライン2017年版」（日本肺癌学会/編），2017
https://www.haigan.gr.jp/modules/guideline/index.php?content_id=3
6) Borgelt B, et al：The palliation of brain metastases: final results of the first two studies by the Radiation Therapy Oncology Group. Int J Radiat Oncol Biol Phys, 6：1-9, 1980
7) Nieder C, et al：Integration of chemotherapy into current treatment strategies for brain metastases from solid tumors. Radiat Oncol, 1：19, 2006
8) Hida T, et al：Alectinib versus crizotinib in patients with ALK-positive non-small-cell lung cancer (J-ALEX): an open-label, randomised phase 3 trial. Lancet, 390：29-39, 2017
9) Peters S, et al：Alectinib versus Crizotinib in Untreated ALK-Positive Non-Small-Cell Lung Cancer. N Engl J Med, 377：829-838, 2017
10) Tamura T, et al：Three-Year Follow-Up of an Alectinib Phase I/II Study in ALK-Positive Non-Small-Cell Lung Cancer: AF-001JP. J Clin Oncol, 35：1515-1521, 2017
11) Ito K, et al：Sequential Therapy with Crizotinib and Alectinib in ALK-Rearranged Non-Small Cell Lung Cancer-A Multicenter Retrospective Study. J Thorac Oncol, 12：390-396, 2017
12) Shaw AT, et al：Crizotinib versus chemotherapy in advanced ALK-positive lung cancer. N Engl J Med, 368：2385-2394, 2013

第4章 ALK遺伝子転座/ROS1遺伝子転座陽性の非扁平上皮・非小細胞肺癌

2 ALK陽性非小細胞肺癌のセカンドライン以降

谷﨑潤子

症例提示

ALK陽性肺癌，クリゾチニブによる治療が奏効していたが腫瘍増大に伴い治療中止となった63歳女性

症例	63歳女性
主訴	咳嗽
現病歴	58歳のときにStage IIAの肺腺癌に対して左上葉切除術施行，3年後に肺転移再発を指摘され，細胞障害性抗癌剤治療2レジメンを施行するも腫瘍増大を認めた．手術時組織標本でEML4-ALK陽性であることが判明したため三次治療としてクリゾチニブ治療を開始，良好な腫瘍縮小効果を認めたが，その後肺転移再発の緩徐な増大により治療開始から19カ月で治療中止となった．クリゾチニブ治療中の副作用として消化器症状（悪心Grade 2）および視覚障害Grade 1，徐脈Grade 1があった．
既往歴	めまい症
内服薬	ジフェニドール，メトクロプラミド，モサプリドクエン
生活歴	喫煙歴：10本/日×2年（30〜32歳），アレルギー：造影剤
現症	ECOG PS1，身長 163 cm，体重 48 kg，SpO_2 94 %（RA）
血液検査	WBC 6900/mm^3（Lymph 32.1 %，Mono 3.3 %，Eosino 0.7 %，Baso 0.1 %，Neut 63.8 %），Hb 13.4 g/dL，Plt 29.8万/mm^3，Na 141 mEq/L，K 4.5 mEq/L，Cl 105 mEq/L，Ca 8.9 mg/dL，BUN 18 mg/dL，Cr 0.68 mg/dL，Alb 3.7 g/dL，T-Bil 0.2 mg/dL，ALP 353 IU/L，AST 34 IU/L，ALT 29 IU/L，LDH 267 IU/L，GGT 39 IU/L，CEA 11.2 ng/mL
造影CT	両肺野に多発する腫瘤影，その他の遠隔臓器転移なし
心電図	洞性徐脈（HR 56 bpm），QTc延長なし
病理	Poorly differentiated adenocarcinoma of the lung

問題点

- ALK阻害薬の耐性化のメカニズムは？ ➡ p.115 2-① 参照
- ALK阻害薬としての一次治療でクリゾチニブ後にPDとなった症例の二次治療は？ ➡ p.118 3-①, p.119 3-② 参照

治療Strategy

一次治療としてクリゾチニブ治療を受けたあとにエビデンスのあるALK阻害薬はアレクチニブおよびセリチニブである．本患者では一次治療にクリゾチニブを使用，長期にわたり消化器毒性があったため次治療では同症状の軽いものを希望された．アレクチニブは消化器毒性の頻度が少なく，Grade 3/4の毒性頻度も低い特徴があるため，これを選択した．現在ALK阻害薬の治療開発が進んでおり，今後，J-ALEX試験やALEX試験の結果を踏まえて第二世代ALK阻害薬が一次治療に用いられるようになると，その後の二次治療ストラテジーについて再検討する必要がある．

1 ガイドラインのポイント

ALK陽性肺癌の二次治療は一次治療で使用される薬剤により方針が決定する．すなわち，一次治療でALK阻害薬が使用されていない患者ではALK阻害薬の一次治療を選択する．一次治療としてクリゾチニブ治療を受けた患者（PS 0〜2）は引き続き二次治療でもALK阻害薬を用いる．この際の選択肢はアレクチニブもしくはセリチニブとなる〔肺癌診療ガイドライン推奨度1C（アレクチニブ），2C（セリチニブ）〕[1]．一次治療でアレクチニブ治療を受けた患者における二次治療としてのALK阻害薬は十分なエビデンスが存在しないため，EGFR/ALK/ROS1陰性の非小細胞肺癌患者で用いる一次治療の選択肢を検討する（第1章-1参照）．

2 耐性化のメカニズムと克服への試み

① まずはメカニズムを知ることが大切！

どのような治療であっても，薬剤耐性化したとき，その**メカニズムにより次にとるべき治療戦略は大きく変わる**．このため耐性化の原因を知ることは非常に重要である．

チロシンキナーゼ阻害薬の耐性化メカニズムは一般的に以下の2種類に大きく分けられる．すなわち，耐性獲得後の腫瘍の存在シグナルが，①もともとのoncogene由来のシグナル経路に依存しつづけるメカニズム，②もともとのoncogeneとは違うシグナル経路（バイパス経路）から由来するメカニズム，である[2,3]．

ALK陽性肺癌がALK阻害薬に耐性化する際も同様のメカニズムが報告されている．EGFR陽性肺癌と比較してみると，EGFR遺伝子変異陽性肺癌ではゲフィチニブ（イレッサ®），エ

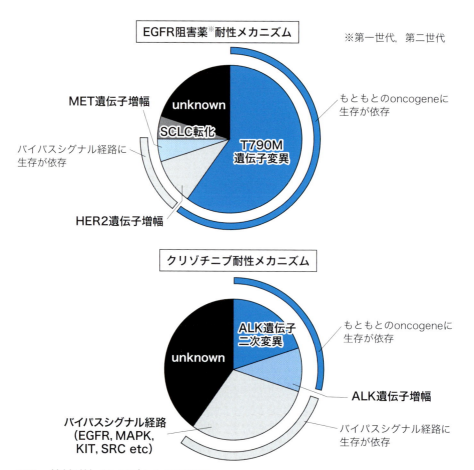

図1 薬剤耐性メカニズムとその頻度

ルロチニブ（タルセバ®），アファチニブ（ジオトリフ®）の耐性メカニズムとしてゲートキーパー遺伝子であるT790Mの遺伝子変異が耐性化症例の半数以上（約50〜60％）を占めるのに対して（図1上），ALK陽性肺癌ではクリゾチニブの耐性メカニズムとして，ALK遺伝子の二次変異が占める割合は低い（約20〜30％）ことが知られている（図1下）[2〜4]．

> **MEMO** oncogene
> 癌が増殖・進展するうえで強く依存する特定のシグナル伝達経路を担う癌遺伝子のこと．EGFR陽性肺癌であれば変異型EGFR遺伝子，ALK陽性肺癌であればALK融合遺伝子がそれに該当する．

a. 耐性獲得後の腫瘍の生存がALKシグナル経路に依存する場合

このケースにはALK遺伝子の二次変異，ALK遺伝子増幅が含まれる．ALK遺伝子の二次変異はこれまでに実にさまざまなものが報告されている（表1）．

クリゾチニブ獲得耐性後に確認されるALK遺伝子二次変異として頻度が高いのはG1269AとL1196Mであるが，全体にしめる割合としてはそれぞれ7％，4％程度である[4]．L1196MはEGFR遺伝子変異のT790Mと同様のゲートキーパー遺伝子変異であるとされる．

表1 BaF3細胞を用いたプレクリニカルモデルでのALK遺伝子変異と各種ALK阻害薬の効果[4, 5]

	クリゾチニブ	アレクチニブ	セリチニブ	Brigatinib	Lorlatinib
1151Tins	×	○	×		
L1196M	×	○ or △	○	○	○
G1202R	×	×	△ or ×	△	○
G1269A	× or △	○	○		○
S1206Y	×	○	○		
L1152R	×	○	×		
F1174L	× or △	○	○	○	○
C1156Y	× or △	○	○		○
I1171T/S/N	× or △	○ (T), △ (S), × (N)	○		○
F1174C	× or △	○	○※	○	
L1152P	○		×		
V1180L	×	×	○		
F1245C	×		○	○	
G1123S	NR	○	×		
L1198F	○	○	△	○	○

○：in vitroモデルで高感受性
△：in vitroモデルで低～中感受性（IC50 50～200 nmol/L）
×：in vitroモデルで耐性
※：in vivoモデルでは耐性の報告あり

b. 耐性獲得後の腫瘍の生存がALK以外のシグナル経路（バイパス経路）に依存する場合

上述のようにクリゾチニブへの獲得耐性メカニズムはa（ALKシグナル経路に依存）は20～30％と報告されているが，b（ALK以外のシグナル経路に依存）はこれと同程度もしくはそれより多い30～50％と報告される（図1下）．バイパスシグナル経路としては**EGFRシグナル経路の活性化（リガンドや受容体の発現亢進），HER2/3とPKCの活性化，cKIT遺伝子増幅，MAPKやIGF-1Rシグナル経路の活性化，SRCの発現の活性化**などが報告されている[2～4]．

② メカニズムに基づいた治療戦略で効果的に攻める！

耐性克服のための治療戦略はメカニズムに基づいて立てられる．すなわちaであれば耐性遺伝子にも有効なALK阻害薬の開発，bであれば活性化したバイパスシグナル経路を阻害する治療戦略となる．bに対する治療戦略の開発は現時点では臨床使用されるほどのエビデンスレベルにいたっておらず，本稿ではaに対する戦略について述べる．

また，上記のメカニズム以外の観点からみた耐性克服への試みとしては中枢神経系（CNS）転移の克服もあげられる．クリゾチニブ耐性患者におけるCNS転移の頻度は約50～70％であり，新規診断のALK陽性肺癌患者におけるCNS転移割合（約20～30％）と比較すると2倍である[6]．このようにALK阻害薬治療中に肺を含む体幹の病巣は非常に良好にコントロー

ルされているにもかかわらず，脳転移PDになる症例は実臨床でよく経験する．

　これはバイオロジカルな耐性というよりはクリゾチニブの脳脊髄液/血清割合が0.06〜0.26％[7, 8]と報告されているように血液脳関門（blood-brain barrier：BBB）によるpharmacokineticな耐性である．これに対する治療戦略はCNSへの移行性の高い，あるいは排出されにくいALK阻害薬の開発ということになる．

3　ALK陽性肺癌二次治療で用いる薬剤：現時点ではアレクチニブとセリチニブをおさえておく

　アレクチニブおよびセリチニブはいずれも第二世代ALK阻害薬であり，第一世代ALK阻害薬であるクリゾチニブの耐性を克服する目的で開発された．第二世代ALK阻害薬は概してクリゾチニブより選択性が強く，また中枢神経系への移行がよい（上述のphamacokineticな耐性に効果が期待できる）．獲得耐性二次変異のうち頻度の高いL1196M変異に有効であるが，変異によっては第二世代ALK阻害薬でも有効なものと有効でないものにわかれる（表1）．

① アレクチニブ

a. 薬剤の概要

　アレクチニブはクリゾチニブと比較して，より強力かつ選択的にALKキナーゼを阻害する薬剤として開発された．酵素活性法で測定されるALKキナーゼ阻害作用はクリゾチニブの5倍とされる．クリゾチニブのようにMETキナーゼ阻害作用は有さず，一方でRETキナーゼ阻害作用と弱いROSキナーゼ阻害作用を有する．

　クリゾチニブ耐性二次変異の大半に有効であることがアレクチニブの特徴であり，またセリチニブ耐性ALK遺伝子変異であるL1198Fにも *in vitro* で有効であることが報告されている（表1）．

　アレクチニブの脳脊髄液への移行率は0.1〜0.3％とされており，クリゾチニブのそれと大きな差はない．しかしアレクチニブはP-glycoprotein（P-gp）によって排出されないため中枢神経系への効果がよいとされる[9]．薬剤のうちP-gp経路で輸送される系統のものは同経路を用いて容易に排出されるため中枢神経系への効果が低くなる．

b. 主な臨床試験

　クリゾチニブ耐性獲得後のALK陽性肺癌に対するアレクチニブのエビデンスを表2に示す．

表2　アレクチニブの主な臨床試験（クリゾチニブ耐性後）

試験名（相）	奏効率	PFS	OS	CNS病変の奏効率
NP28761試験（第Ⅱ相）[10]	48％※	8.1カ月	12カ月 OS率（推測）71％	75％
NP28673試験（第Ⅱ相）[11]	50％	8.9カ月	—	57％

※：初回解析時点での奏効率．その後フォローアップ解析では52％

c. 副作用

これらの試験で報告された主な副作用は便秘（33〜36％），疲労（26〜33％），四肢浮腫（23〜25％），筋肉痛（24％）といったものが主であった．約20％の患者でアレクチニブの減量が行われたが，Grade 3/4の副作用発現の頻度は低い（1〜3％，CK上昇/ALT上昇/AST上昇）（図2）．

② セリチニブ

a. 薬剤の概要

セリチニブによる酵素活性法でのALK阻害作用はクリゾチニブの20倍と報告されている．また，ALK以外にROSおよびinsulin-like growth factor 1 receptor（IGF-1R）に対するキナーゼ阻害作用も有する．

クリゾチニブ耐性遺伝子変異のうちゲートキーパー遺伝子変異であるL1196Mに対しても有効であることが報告されている．

中枢神経系への移行は in vivo の実験でbrain-to-blood exposure ratioは15％であることが示されている[12]．

b. 主な臨床試験

クリゾチニブ耐性獲得後のALK陽性肺癌に対するセリチニブのエビデンスを表3に示す．

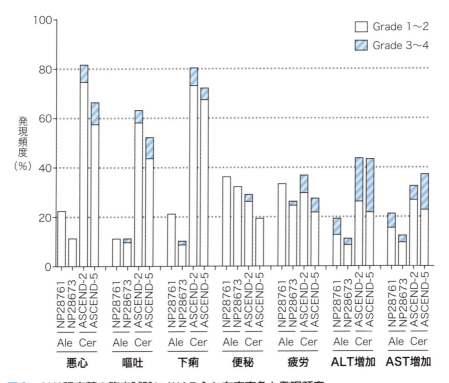

図2 ALK阻害薬の臨床試験における主な有害事象と発現頻度
Ale：アレクチニブ，Cer：セリチニブ

表3 セリチニブについての主な臨床試験

試験名 (相)	奏効率	PFS	OS	CNSへの奏効率
ASCEND-1試験(第Ⅰ相)[13]	58%※1	7.0カ月※1	16.7カ月[14]※2	65.3%[14]
ASCEND-2試験(第Ⅱ相)[15]	38.6%	5.7カ月	—	45%※3
ASCEND-5試験(第Ⅲ相)[16]	39.1%	5.4カ月	18.1カ月※3	35%

※1:400 mg以上コホート,※2:ALK阻害薬既治療例におけるOS,ALK阻害薬未治療は中央値に達していない,※3:investigator-assessed

c. 副作用

　セリチニブの副作用で頻度の高いものは消化器症状である〔下痢(86%),嘔気(60%),腹痛(54%)〕.ASCEND-2試験,ASCEND-5試験では消化器毒性のうちGrade 3/4の頻度は4〜8%であった.ASCEND-1試験では50%の患者でGrade 3/4の毒性が出現し,最も頻度の高いものは肝障害(ALT上昇29.7%,AST上昇10.2%)であった(図2).その他稀ではあるが重篤な有害事象として間質性肺疾患,QTc延長,徐脈が報告されている.同試験では約62%の患者で減量が必要であり,26%は2段階以上の減量が必要であった.また約70%の患者で休薬が必要であったが,副作用による治療中止は10%であった.

③ 薬剤選択で留意すべき点は？

　アレクチニブとセリチニブの直接比較は存在せず,両剤ともにクリゾチニブ耐性後に中枢神経系病変を含めて一定の効果が期待できる.

　薬剤選択の際には**副作用にポイントを置かざるを得ないであろう**.副作用出現の頻度は異なるものの,各薬剤ともに開発臨床試験時の副作用による治療中止率は10%とほぼ同程度であり,**適切な減量や休薬,予防処置含めての副作用対策をしっかり行う必要がある**.

　また,EGFR T790M遺伝子変異と違って,ALK遺伝子の二次変異を検出するコンパニオン診断薬は存在しない.このためクリゾチニブに耐性化した際に,二次変異の種類に応じての薬剤選択は通常診療では行えないのが実情である.

4 第二世代ALK阻害薬耐性後には…？

　第二世代ALK阻害薬投与後に耐性獲得した組織の遺伝子解析結果からはALK遺伝子の二次変異が耐性に関与するケースが56%と報告されている.クリゾチニブ耐性の場合(30%程度)と比較してALK遺伝子二次変異が耐性化に関与しているケースが多い可能性が示唆される結果である[4].

　二次変異のなかでG1202R変異が耐性症例の20〜30%を占める点もクリゾチニブ耐性と異なる(既述のようにクリゾチニブで最も頻度の高い二次変異のL1196Mは全体の7%を占める程度である).

　また,クリゾチニブ耐性メカニズム同様にバイパスシグナル経路の活性化も報告されている.これらにはMAPK経路活性化,SRC活性化,PIK3CA遺伝子変異,MET遺伝子増幅が

含まれる．MET遺伝子変異はクリゾチニブの耐性化では報告されていないが，これはクリゾチニブがALKのほかにMETキナーゼ阻害薬の作用ももつためMETシグナル経路に生存が依存するような獲得耐性細胞が生存・増殖できないためである．

クリゾチニブ，アレクチニブの耐性獲得後腫瘍組織の小細胞肺癌への形質転換も報告されている[2]．

本稿作成時点（2018年8月）で第二世代ALK阻害薬耐性獲得後の引き続いてのALK阻害薬の治療戦略に対するエビデンスは存在しない．

しかし開発中である第三世代ALK阻害薬のLorlatinibはG1202Rを含む既知のALK二次変異全般に対して有効であることが*in vitro*の研究で確認されており，1もしくは2種類のALK阻害薬獲得耐性後のALK陽性肺癌患者に対しても40〜60％の奏効率を示すことが報告されている[17]．その他BrigatinibもALK阻害薬である（表1）。

5 投与の実際

本稿ではセリチニブの内服レジメンと副作用マネジメントを述べる．

● セリチニブ

a. 投与方法

【投与スケジュール】連日内服を継続

セリチニブ（ジカディア®）750 mg（150 mgカプセル×5カプセル），1日1回空腹時※に内服

※食前1時間および食後2時間以内の内服は避ける

		Day	1	2	3	4	...
セリチニブ	750 mg 1日1回内服		↓	↓	↓	↓	↓

【投与のポイント】
内服のタイミングについて

セリチニブは食事摂取と同時に内服すると血中濃度が上昇することがわかっている．健常者を対象とした試験において，絶食時と比較して高脂肪/低脂肪食と同時に内服した場合Cmaxがそれぞれ43％，41％上昇し，AUCは73％，58％上昇することが示された（500 mg内服群）．

また，健常者を対象とした試験でセリチニブ500 mg内服群では，軽食とともに内服すると嘔気が軽減されることが示されたが，一方で750 mg内服群では軽減の傾向はみられなかった．軽食とはいえ食事と一緒に内服することで血中濃度が上昇し消化器毒性が増加する可能性もあるため，この方法で嘔気に対応するのは現時点では望ましいとはいえないだろう[12]．内服タイミングと投薬量を検討する臨床試験が現在ongoingで行われている．

併用薬について

セリチニブはp450（CYP）3Aの基質のためCYP3A阻害薬（例：ケトコナゾール，イトラコナゾールなど）との併用でクリアランスが低下して副作用が増強する可能性があり，CYP3A誘導薬（例：リファンピシン，カルバマゼピン，セイヨウオトギリソウ含有食品など）との併用では効果が減弱する可能性がある．

b. 有害事象

【発現・頻度・時期】

図2を参照．

【注意点と対策】

全体的な副作用発現の頻度は高いものの，ASCEND-1試験で副作用による治療中止が10％であったように適切なマネジメントおよび減量で副作用管理は可能である．

消化器症状に対しては予防的な副作用マネジメントを行うことで副作用による減量を防げる可能性が報告されている[12]．

重篤な副作用として徐脈やQTc延長もあるため，定期的な心電図フォローも行うことが望ましい．

- 嘔気嘔吐

制吐薬ガイドラインを参考に制吐薬を選択する．

現在のところセリチニブはまだガイドラインに記載はされていない．しかしクリゾチニブは中等度催吐性リスクに分類されており，セリチニブの臨床試験での毒性頻度からクリゾチニブに類似した対応を行う必要があるだろう．

> **MEMO　具体的処方例**
> メトクロプラミド（5 mg）もしくはドンペリドン1回1錠1日3回，毎食前
> オランザピン（5 mg）1日1回※
> ※オランザピンは悪心・嘔吐には承認されていなかったが2017年6月に抗悪性腫瘍薬の投与に伴う消化器症状（悪心，嘔吐）に対する使用が公知申請された．ただし，糖尿病患者・糖尿病既往のある患者では禁忌である

- 下痢

> **MEMO　具体的処方例**
> 塩酸ロペラミド1回1～2 mg屯用

- 肝障害

定期的な採血での肝機能フォローを行う．肝障害発生時も減量により治療継続できることがある．

【投与休止・再開基準】

		休止基準	投与中止	再開基準, 減量基準	減量 (150 mgずつ)
	間質性肺疾患	Grade (G) によらず休止	投与中止	-	-
消化器症状	悪心・嘔吐・下痢	・G3以上 ・コントロール不能な症状		G1以下に回復	要
採血検査値異常	肝機能障害	・G1以下のAST or ALT増加＋G2以上のビリルビン増加 ・G2or3のAST or ALT増加＋G1以下のビリルビン増加		AST/ALT/ビリルビン増加がG1以下に回復	回復に8日以上要した場合は減量
		・G1以下のAST or ALT増加＋G3以上のビリルビン増加 ・G2以上のAST or ALT増加＋正常上限値1.5倍以上でG2以下のビリルビン増加	右記参照	AST/ALT/ビリルビン増加がG1以下に回復 ※ただし軽快に8日以上要した場合は中止	要
		・G4のAST or ALT増加＋G1以下のビリルビン増加		AST/ALT/ビリルビン増加がG1以下に回復	要
		・G4のビリルビン増加 ・G2以上のAST or ALT増加＋正常上限値2倍以上のビリルビン増加	投与中止	-	-
	高血糖	コントロール不良（管理しても250 mg/dLを超える状態が持続）		血糖コントロールが良好になれば再開	要
	リパーゼorアミラーゼ上昇	G3以上		G1以下に回復	要
心電図異常	QT間隔延長	QTc 500秒以上が2回以上		ベースラインまたは480秒未満に回復	要
		QTc 500秒以上 or ベースラインからのQTc延長が60秒以上，かつ重症不整脈※の特徴・症状 ※Torsade de popintes, 多形性心室頻脈を含む	投与中止		
	徐脈	症候性で治療を要する重篤な場合		無症候性または心拍数が60 bpm以上に回復	要
		生命の危険があり緊急治療を要する	投与中止	-	

上記は添付文書上の推奨であり，投与中止／休止／減量はこの限りではなく安全な投薬を常にこころがける必要がある

Summary

- ALK陽性肺癌の二次治療はクリゾチニブ後のアレクチニブ，セリチニブの有効性が証明されている
- ALK遺伝子の二次変異の種類によって薬剤の効果に多少の差があるが，実臨床でALK遺伝子の二次変異の測定ができるコンパニオン診断は存在しない
- アレクチニブとセリチニブの直接比較はないため，副作用などの点から薬剤選択する必要がある
- アレクチニブ，セリチニブといった第二世代ALK阻害薬が一次治療で使用されるようになると，また治療ストラテジーが大きく変わる可能性のある領域である

文献

1) 「EBMの手法による肺癌診療ガイドライン 2017年版」（日本肺癌学会/編），2017
https://www.haigan.gr.jp/modules/guideline/index.php?content_id=3
2) Lovly CM, et al：Managing Resistance to EFGR- and ALK-Targeted Therapies. Am Soc Clin Oncol Educ Book, 37：607-618, 2017
3) Camidge DR, et al：Acquired resistance to TKIs in solid tumours: learning from lung cancer. Nat Rev Clin Oncol, 11：473-481, 2014
4) Gainor JF, et al：Molecular Mechanisms of Resistance to First- and Second-Generation ALK Inhibitors in ALK-Rearranged Lung Cancer. Cancer Discov, 6：1118-1133, 2016
5) Muller IB, et al：Anaplastic lymphoma kinase inhibition in metastatic non-small cell lung cancer: clinical impact of alectinib. Onco Targets Ther, 10：4535-4541, 2017.
6) Metro G, et al：Optimal management of ALK-positive NSCLC progressing on crizotinib. Lung Cancer, 106：58-66, 2017
7) Costa DB, et al：CSF concentration of the anaplastic lymphoma kinase inhibitor crizotinib. J Clin Oncol, 29：e443-e445, 2011
8) Metro G, et al：CSF Concentration of Crizotinib in Two ALK-Positive Non-Small-Cell Lung Cancer Patients with CNS Metastases Deriving Clinical Benefit from Treatment. J Thorac Oncol, 10：e26-e27, 2015
9) Kodama T, et al：Antitumor activity of the selective ALK inhibitor alectinib in models of intracranial metastases. Cancer Chemother Pharmacol, 74：1023-1028, 2014
10) Shaw AT, et al：Alectinib in ALK-positive, crizotinib-resistant, non-small-cell lung cancer: a single-group, multicentre, phase 2 trial. Lancet Oncol, 17：234-242, 2016
11) Ou SH, et al：Alectinib in Crizotinib-Refractory ALK-Rearranged Non-Small-Cell Lung Cancer: A Phase II Global Study. J Clin Oncol, 34：661-668, 2016
12) Mok TSK, et al：The accelerated path of ceritinib: Translating pre-clinical development into clinical efficacy. Cancer Treat Rev, 55：181-189, 2017
13) Shaw AT & Engelman JA：Ceritinib in ALK-rearranged non-small-cell lung cancer. N Engl J Med, 370：1189-1197, 2014
14) Kim DW, et al：Activity and safety of ceritinib in patients with ALK-rearranged non-small-cell lung cancer (ASCEND-1): updated results from the multicentre, open-label, phase 1 trial. Lancet Oncol, 17：452-463, 2016
15) Crinò L, et al：Multicenter Phase II Study of Whole-Body and Intracranial Activity With Ceritinib in Patients With ALK-Rearranged Non-Small-Cell Lung Cancer Previously Treated With Chemotherapy and Crizotinib: Results From ASCEND-2. J Clin Oncol, 34：2866-2873, 2016
16) Shaw AT, et al：Ceritinib versus chemotherapy in patients with ALK-rearranged non-small-cell lung cancer previously given chemotherapy and crizotinib (ASCEND-5): a randomised, controlled, open-label, phase 3 trial. Lancet Oncol, 18：874-886, 2017
17) Shaw AT, et al：Lorlatinib in non-small-cell lung cancer with ALK or ROS1 rearrangement: an international, multicentre, open-label, single-arm first-in-man phase 1 trial. Lancet Oncol, 18：1590-1599, 2017

注）スペース上すべてのオリジナル文献の掲載が難しかったため，本文項目にはレビュー論文も多数含まれている

第4章　ALK遺伝子転座/ROS1遺伝子転座陽性の非扁平上皮・非小細胞肺癌

3 ROS1陽性肺癌の治療

和久田一茂

症例提示

発熱，鎖骨上窩リンパ節腫脹，高度貧血を認めた30代女性

症　例	30代女性
主　訴	発熱，咳嗽，倦怠感
現病歴	2月上旬より38℃台の発熱，咳嗽が出現し，2月下旬に近医を受診．上気道感染と診断され，抗菌薬が開始されるが症状の改善を認めず．胸部単純X線撮影を行ったところ異常影を認めたため，3月上旬に紹介元受診．肺炎の診断で入院となり，抗菌薬が開始されたが異常影は改善せず．経過中に腫大を認めた鎖骨上窩リンパ節に対して穿刺吸引細胞診を実施したところ，腺癌の診断となり，3月中旬に当院紹介受診．頸部リンパ節生検，胸腹部造影CT検査，頭頸部造影MRI検査，PET-CT検査の結果，肺腺癌，cT3N3M1b（PLE, LYM），stage IVと診断．EGFR遺伝子変異，ALK遺伝子転座はいずれも陰性であり，4月上旬より一次治療としてカルボプラチン＋ペメトレキセド併用療法を開始．4コース終了後，腫瘍の縮小を認めたため，7月上旬よりペメトレキセド単剤療法による維持療法を開始．2コース投与後，腫瘍の増大を認め二次治療の方針となる．
既往歴	気管支喘息，扁桃腺炎
内服薬	特になし
生活歴	職業：主婦．喫煙歴：10本/日×9年（20〜29歳）．飲酒歴：機会飲酒．アレルギー：花粉症
現　症	ECOG PS 1，身長 159.2 cm，体重 49.5 kg，体温 36.7℃，SpO_2：99 %（room air）
血液検査	WBC 13,700/mm^3, Hb 9.0 g/dL, Plt 684,000/mm^3, TP 9.0 g/dL, Alb 2.0 g/dL, T-Bil 0.3 mg/dL, AST 23 IU/L, ALT 19 IU/L, LDH 150 IU/L, ALP 995 IU/L, CRP 16.37 mg/dL, BUN 8.4 mg/dL, Cr 0.51 mg/dL, CEA 5.1 ng/mL
胸腹部造影CT	右肺中葉に長径21 mmの結節影．右肺上葉，中葉の気管支血管束肥厚．両側鎖骨上窩リンパ節，両側縦隔，肺門リンパ節腫大．腹部傍大動脈リンパ節腫大．胸椎Th11転移．
心電図	洞性頻脈
病　理	頸部リンパ節生検．大型で細胞質が好酸性の異型の著明な細胞を認める．免疫染色では，CK7 陽性，CAM5.2 陽性，TTF-1 陽性，ER 陰性，PgR 陰性，p40 陰性．

問題点

- PS 0〜2のROS1遺伝子転座陽性の非小細胞肺癌に対する治療戦略は？　→ p.126 **1** - ① 参照
- PS 3〜4のROS1遺伝子転座陽性の非小細胞肺癌に対する治療戦略は？　→ p.127 **2** - ① 参照

治療Strategy

一次治療開始時，ROS1遺伝子転座陽性非小細胞肺癌に対するクリゾチニブは保険承認されておらず，EGFR遺伝子変異陰性，ALK遺伝子転座陰性，PD-L1 0％（抗22C3抗体で測定）であり，細胞障害性抗癌剤による治療を行う方針とした．若年であるが，原病によりPS 2とPSの低下を認めていたため，カルボプラチン（CBDCA），ペメトレキセド（PEM）併用療法を選択した．4コース実施し，腫瘍の縮小を認め，PEM単剤による維持療法を行ったが2コースで腫瘍の増大を認めた．経過中にROS1遺伝子転座陽性非小細胞肺癌に対するクリゾチニブが保険承認され，診断時の頸部リンパ節生検のホルマリン固定パラフィン包埋（FFPE）検体を用いてROS1遺伝子転座を測定したところ，陽性であったため，二次治療としてクリゾチニブを選択した．

1 ガイドラインとエビデンス

① ガイドラインのポイント

2017年版の肺癌診療ガイドライン[1]では，ROS1遺伝子転座陽性の非扁平上皮・非小細胞肺癌の一次治療として，クリゾチニブ単剤療法が推奨されている（推奨度1C）．

二次治療については，遺伝子変異陰性・PD-L1＜50％に準じた治療を行うことが推奨されており，PS 0〜1かつ75歳未満ではプラチナ製剤併用療法，PS 0〜1かつ75歳以上では，細胞障害性抗癌剤単剤/カルボプラチン併用療法，PS 2ではプラチナ製剤併用療法/細胞障害性抗癌剤単剤，PS 3〜4では薬物療法は勧められないとされている（詳細は以下の解説を参照）．

② 知っておきたい，主な治験・臨床試験 （表）

● ROS1遺伝子転座に対する初の分子標的薬（PROFILE 1001試験とOO 12-01試験）

2014年に第Ⅰ相試験であるPROFILE 1001試験[2]におけるROS1遺伝子転座陽性群に対するクリゾチニブの治療成績が報告され，主要評価項目である奏効率は72％（完全奏効6％，部分奏効66％），無増悪生存期間中央値は19.2カ月と良好な成績であった．また，東アジア人のROS1遺伝子転座陽性例を対象にクリゾチニブの有効性を検討した第Ⅱ相試験（OO 12-01試験）[3]でも奏効率69％（完全奏効11％，部分奏効58％），無増悪生存期間中央値13.4カ月とクリゾチニブの有効性が再現性をもって示されている．

表　PROFILE 1001試験とOO 12-01試験の比較

		PROFILE 1001	OO 12-01
N		50	127
奏効率（95％CI）		72％（58～84％）	69.3％（60.5～77.2％）
奏効までの期間	中央値	2.0カ月	1.9カ月
	範囲	1.1～8.0カ月	1.6～7.5カ月
無増悪生存期間	中央値	19.2カ月	13.4カ月
	95％CI	14.4カ月～NR	10.3カ月～NR
12カ月生存割合（95％CI）		85％（72～93％）	84.4％（75.9～90.2％）

MEMO ROS1遺伝子は6番染色体の長腕（6q21）に存在しており，細胞の増殖や分化に関与するROS1タンパク質をコードしている[4]．ROS1融合遺伝子は，ROS1遺伝子がさまざまなパートナー遺伝子と融合することで生じ，ROS1融合タンパク質を産生する．ROS1融合タンパク質により，恒常的にROS1キナーゼが活性化されることで癌化すると考えられている．

MEMO 多くの臨床試験で治療の効果判定は，response evaluation criteria in solid tumors（RECIST）[5]に基づいて行われている．奏効率とは，治療を行った症例に対する完全奏効，部分奏効となった症例の割合のことを指しており，完全奏効（complete response：CR）はすべての標的病変・非標的病変が消失すること，部分奏効（partial response：PR）は標的病変の径和が，ベースラインと比較して30％以上小さくなることを意味している．その他，安定（stable disease：SD），増悪（progressive disease：PD），評価不能（not evaluable：NE）があり，抗癌剤治療を行う際には，一度RECISTの原文[6]を読んでみることを勧める．

2 治療の選択と進め方のコツ

①PS 3～4のROS1遺伝子転座陽性例に対する治療は？

　前向き試験の結果，PS不良のEGFR遺伝子変異陽性例に対するゲフィチニブやALK遺伝子転座陽性例に対するアレクチニブの有効性や安全性が報告されている[7,8]．一方，現時点ではPS不良例に対するクリゾチニブの臨床試験は報告されておらず，PS不良のALK遺伝子転座陽性例に対するクリゾチニブの症例報告が少数あるのみである[9,10]．これらの症例報告では，無増悪生存期間は3～8カ月と治療成績はやや不良であり，安全性も明らかではない．しかし，PS不良のEGFR遺伝子変異陽性例やALK遺伝子転座陽性例に対する各キナーゼ阻害薬の前向き試験の結果をかんがみると，ROS1遺伝子転座陽性例でもキナーゼ阻害薬が考慮されるべきであり，2017年版の肺癌診療ガイドラインでは，「遺伝子変異（EGFR遺伝子変異，ALK遺伝子転座，ROS1遺伝子転座，BRAF遺伝子変異）を有するPS 3～4の患者に，

それぞれの遺伝子を標的とするキナーゼ阻害薬を行うよう提案する．（推奨度2C）」とされている．

以上のことから，**PS 3～4のROS1遺伝子転座陽性例に対して，毒性に注意し，休薬や減量を行いながらクリゾチニブ単剤療法を行うことも検討するべきであると考えられる．**

② 検査法について

ROS1遺伝子転座は非小細胞肺癌の1～2％程度を占め，ALK遺伝子転座陽性例と同様に，若年，女性，非喫煙者に多く，病理亜型として，印環細胞（signet-ring cell）や粘液性篩状（mucinous cribriform）パターンを有するsolidタイプが多いとされている[11, 12]．しかし，これらの特徴のみでROS1遺伝子転座陽性を推定することは難しく，ROS1遺伝子転座陽性例に対するクリゾチニブの高い有効性が報告されていることから，**非扁平上皮・非小細胞肺癌では，ROS1遺伝子転座の有無を確認することが治療方針決定の際に重要である．**

ROS1遺伝子転座の検査法について，日本肺癌学会から「肺癌患者におけるROS1融合遺伝子検査の手引き」[13]が提唱されている．ROS1遺伝子転座の検査法はさまざまあるが，ROS1遺伝子転座陽性例に対してクリゾチニブを投与する際の体外診断薬として，RT-PCR法による「OncoGuide® AmoyDx® ROS1融合遺伝子検出キット」が保険適用となっている．RT-PCR法はRNAを解析試料として用いるが，RNAは分解されやすく，検体の取り扱いには注意が必要である．解析で使用することができる検体として，新鮮凍結組織検体，FFPE検体，細胞診検体などがあるが，いずれの場合であっても腫瘍細胞が含まれていることを確認することが重要である．RNAの抽出には，-80℃で凍結を行った新鮮凍結組織検体が最も優れているとされており，FFPE検体を使用する場合には，3年以上保管された検体ではRNAの分解が進んでいる可能性があるため，再生検も検討する必要があると考えられている．また，胸水や器具洗浄液などの細胞診検体の場合には，検体採取後2時間以内に検体の処理を行う必要がある．

3 投与の実際

● クリゾチニブ単剤

a. 投与方法

【投与スケジュール】 増悪，許容できない毒性まで連日

		Day	1	2	3	…
クリゾチニブ	250 mg 1日2回経口投与		↓	↓	↓	↓

【投与順】

投与日	投与順	投与薬剤・投与量	投与時間
連日	①	クリゾチニブ（ザーコリ® カプセル）250 mg	1日2回，内服

【投与開始基準】

下記は臨床試験における投与開始基準であり，投与に際して目安にする．

	投与開始基準
好中球数（/mm^3）	≧1,500
ヘモグロビン（g/dL）	≧9.0
血小板（/mm^3）	≧100,000
AST/ALT（IU/L）	≦2.5×ULN（肝転移によるものでは≦5.0×ULN）
総ビリルビン（g/dL）	≦1.5×ULN
Cr（mg/dL）	≦2.0×UNN

ULN：施設基準値上限

【休薬，再開，減量基準】

	休薬基準	再開基準	用量
血液毒性	G3以上	G2以下	G3の場合は同一用量，G4の場合は一段階減量
非血液毒性	G3以上	G1以下	G3の場合は同一用量または一段階減量 G4の場合は一段階減量または中止
視覚障害	G3以上	回復	G3の場合は一段階減量，G4の場合は中止
肺臓炎	G1以上	−	中止
QTc延長	G3以上	G1以下	G3の場合は一段階減量，G4の場合は中止
ALT上昇 (Bil ≦ ULN × 2)	G3以上	G1以下	G3，4の場合は一段階減量
ALT上昇 (Bil > ULN × 2)	G2以上	−	中止

G：Grade
一段階減量：200 mg，1日2回，二段階減量：250 mg，1日1回

【投与のポイント】

- クリゾチニブは，中等度催吐性リスクに分類される薬剤である．経口の抗癌剤では，標準的な制吐療法は確立していないが，MASCCのガイドラインでは[14]，5-HT$_3$受容体拮抗薬，コルチコステロイドの2剤併用が推奨されており，必要に応じて，5-HT$_3$受容体拮抗薬の頓用使用やメトクロプラミドの定時投与を検討する
- クリゾチニブは主に肝臓で代謝され胆汁に排泄されるが，腎機能障害のある症例では，血中濃度が高くなることが報告されており，Ccrが30 mL/分未満の症例に対しては，250 mgを1日1回投与などの減量を考慮する
- クリゾチニブは，主にCYP3A4を介して代謝されるため，CYP3A4誘導薬と併用すると，血中濃度が低下し作用が減弱する可能性がある．また，CYP3A4阻害薬やCYP3Aの基質と併用すると，血中濃度が上昇し副作用が増強する可能性がある
- クリゾチニブは，QTc延長をきたすため，QTc延長をきたす薬剤との併用は注意する．また，クリゾチニブの内服中は定期的に心電図検査を行う

b. 有害事象

【頻度・発現時期】

有害事象	発現時期(Day)	発現率（%）All Grade	発現率（%）Grade ≧ 3
非血液毒性			
視覚障害	7〜	82	0
下痢	7〜	44	0
悪心	7〜	40	0
末梢性浮腫	28〜	40	0
便秘	7〜	34	0
嘔吐	7〜	34	2
AST増加	21〜	22	2
披露	2〜	20	0
味覚障害	28〜	18	0
ALT増加	21〜	14	4
血液毒性			
白血球減少	14〜	7	2
好中球数減少	14〜	21	11
貧血	84〜	9	0
血小板減少	84〜	1	0

発現時期は目安であり，内服を継続している期間はいつでも発現する可能性がある

【注意点と対策】
- 患者が自覚する有害事象としては視覚障害や悪心・嘔吐などの消化器症状が多い
- 視力障害，光視症，霧視，視野欠損，羞明などの視覚障害は，クリゾチニブ内服後1週間経過後より出現するが，約2週間程度で改善することが多い
- クリゾチニブの内服中は，自動車の運転などの機械を操作する際に注意するように伝える必要がある
- クリゾチニブは，中等度催吐性リスクに分類される薬剤であり，必要に応じて，5-HT$_3$受容体拮抗薬の頓用使用やメトクロプラミドの定時投与を検討する

Summary

- 非扁平上皮非小細胞肺癌では，ROS1遺伝子転座の有無を調べることが，治療方針の決定に際して非常に重要である
- PS 0〜2のROS1遺伝子転座陽性非扁平上皮非小細胞肺癌の一次治療には，クリゾチニブが用いられる
- PS 3〜4のROS1遺伝子転座陽性非扁平上皮非小細胞肺癌の一次治療として，クリゾチニブは有効性・安全性のデータが乏しく，今後，知見の集積が期待される
- ROS1遺伝子転座陽性非扁平上皮・非小細胞肺癌に対する二次治療は，各種遺伝子異常がなく，PD-L1＜50％の症例の一次治療に準じて行う

文献

1) 「EBMの手法による肺癌診療ガイドライン 2017年版」（日本肺癌学会/編），2017
   https://www.haigan.gr.jp/modules/guideline/index.php?content_id=3
2) Shaw AT, et al：Crizotinib in ROS1-rearranged non-small-cell lung cancer. N Engl J Med, 371：1963-1971, 2014
3) Goto K, et al：Phase II study of crizotinib in east Asian patients (pts) with ROS1-positive advanced non-small cell lung cancer (NSCLC). J Clin Oncol, 34：9022-9022, 2016
4) Charest A, et al：Fusion of FIG to the receptor tyrosine kinase ROS in a glioblastoma with an interstitial del(6)(q21q21). Genes Chromosomes Cancer, 37：58-71, 2003
5) 「固形がんの治療効果判定のための新ガイドライン（RECIST ガイドライン）改訂版 version 1.1.」，2010
   http://www.jcog.jp/doctor/tool/RECISTv11J_20100810.pdf
6) Eisenhauer EA, et al：New response evaluation criteria in solid tumours: revised RECIST guideline (version 1.1). Eur J Cancer, 45：228-247, 2009
7) Inoue A, et al：First-line gefitinib for patients with advanced non-small-cell lung cancer harboring epidermal growth factor receptor mutations without indication for chemotherapy. J Clin Oncol, 27：1394-1400, 2009
8) Iwama E, et al：Alectinib for Patients with ALK Rearrangement-Positive Non-Small Cell Lung Cancer and a Poor Performance Status (Lung Oncology Group in Kyushu 1401). J Thorac Oncol, 12：1161-1166, 2017
9) Matsuo N, et al：Promising Effect of Crizotinib on Anaplastic Lymphoma Kinase (ALK)-Positive Non-Small Cell Lung Cancer in an Elderly Patient with a Poor Performance Status: A Case Report and Literature Review. Intern Med, 55：507-509, 2016
10) Ahn HK, et al：Successful treatment with crizotinib in mechanically ventilated patients with ALK positive non-small-cell lung cancer. J Thorac Oncol, 8：250-253, 2013
11) Bergethon K, et al：ROS1 rearrangements define a unique molecular class of lung cancers. J Clin Oncol, 30：863-870, 2012
12) Takeuchi K, et al：RET, ROS1 and ALK fusions in lung cancer. Nat Med, 18：378-381, 2012
13) 「肺癌患者における ROS1 融合遺伝子検査の手引き」（日本肺癌学会バイオマーカー 委員会/編），2017
    https://www.haigan.gr.jp/uploads/files/photos/1398.pdf
14) Roila F, et al：2016 MASCC and ESMO guideline update for the prevention of chemotherapy- and radiotherapy-induced nausea and vomiting and of nausea and vomiting in advanced cancer patients. Ann Oncol, 27：v119-v133, 2016

コラム ④

NGSと希少変異

野崎　要

希少変異とPrecision Medicine

　EGFR遺伝子変異陽性肺癌に対するEGFRチロシンキナーゼ阻害薬（EGFR-TKI）やALK融合遺伝子陽性肺癌に対するALK阻害薬といった分子標的薬の登場によって進行期肺癌に対する薬物療法は大きく進歩し，現在，ドライバー変異の同定とそれに対する分子標的薬の開発がさかんに行われている．遺伝子情報に基づいた個別化治療（Precision Medicine）の幕開けである．しかしながら，EGFR遺伝子変異を除く多くのドライバー変異の頻度は5％未満であり，これらに対する治療開発は困難と考えられていた．希少頻度のドライバー変異にはRET融合遺伝子，ROS1融合遺伝子，BRAF遺伝子変異などが含まれ，本邦では全国規模の遺伝子スクリーニングプロジェクトであるLC-SCRUM-Japanなどを中心に，希少なドライバー変異陽性肺癌の同定とそれに対する分子標的薬の開発が行われてきた．これらのドライバー変異は既存のRT-PCR法，FISH法を用いて同定されてきたが，2015年3月からはLC-SCRUMにおいても次世代シーケンシング（NGS）を用いた遺伝子スクリーニングが導入されている．NGSを用いた遺伝子スクリーニングでは，複数の遺伝子を同時にかつ網羅的に解析できることから，将来NGSがドライバー変異の同定において中心的な役割を示すことになると予想される．

● 今後，承認が見込まれるドライバー変異

a. RET融合遺伝子陽性肺癌

　RET融合遺伝子は本邦で発見されたドライバー変異であり，非小細胞肺癌の1～2％に同定される希少変異である．LC-SCRUMで同定された既治療のRET陽性肺癌を対象としたVandetanibの医師主導治験（LURET試験）が行われ，奏効率53％（N＝17），無増悪生存期間中央値4.7カ月との良好な治療成績が示され[1]，同薬の承認申請が予定されている．その後，LC-SCRUMで同定されたRET陽性肺癌症例に対してLenvatinibを用いた企業治験，アレクチニブを用いた医師主導治験（ALL-RET試験）が試みられている．

b. BRAF変異陽性肺癌

　BRAF V600E変異は悪性黒色腫の20～30％に認められ，ダブラフェニブとトラメチニブの併用療法による生存期間延長効果が確認され，2016年3月に本邦でも承認されていた．非小細胞肺癌では1～3％にのみ認められる希少変異である．既治療のBRAF V600E変異陽性の転移性非小細胞肺癌が登録されたダブラフェニブとトラメチニブ併用の単群第Ⅱ相試験では，奏効率63.2％（N＝57）とほかのドライバー変異に対する分子標的薬と同等の高い治療効果が確認された[2]．未治療のBRAF V600E変異陽性肺癌に対する第Ⅱ相試験でも奏効率

64％（N＝36）との結果が得られ[3]，2017年6月に米国においてBRAF V600E変異陽性肺癌に対するダブラフェニブとトラメチニブの併用療法が承認され，本邦でも2016年12月に承認申請がなされている．また，特筆すべきはFDA（米国食品医薬品局）がダブラフェニブとトラメチニブの併用療法とあわせてNGS（Oncomine™ Dx Target Test）によるBRAF変異検出を承認したことであり，ドライバー変異の検出においてNGSがはじめて承認されたかたちとなる．

❷ 癌治療においてNGSでできること

① 治療標的となる遺伝子異常の検出

NGSにより同時に複数のドライバー変異（遺伝子の変異・融合・増幅）を高感度に診断することが可能となり，現在LC-SCRUMで用いられているOncomine™ Comprehensive Assayでは161のドライバー遺伝子変異を評価することが可能となっている．Memorial Sloan Kettering Cancer Center（MSKCC）からの報告では，NGSによる標的遺伝子の同定（MSK-IMPACT）を前向きに行った結果，肺腺癌860例のうち，86.9％で潜在的に治療標的となりうる遺伝子変異が確認され，319例（37.1％）に対して遺伝子変異に対応した治療が行われ，標準治療を除いた69例中36例（52％）で治療効果が確認された[4]（図）．

② 分子標的薬に対する耐性機序の解明

高い治療効果が得られる分子標的薬においても耐性獲得は大きな課題である．耐性後の検体を用いたNGSによる網羅的遺伝子解析により多くの耐性機序が明らかになっている[5]．新規分子標的薬の開発においてはその耐性機序の解明は必須であり，NGSの役割も今後増していくものと予想される．

③ 癌免疫療法の治療効果予測

NGSを用いた全エクソーム解析を行うことにより体細胞変異数（Mutation burden）の評価が可能となる．Mutation burdenが多いほど，免疫チェックポイント阻害薬の効果が得られやすいことがすでに明らかになっている[6]．また，今後は，Mutation burden以外の治療

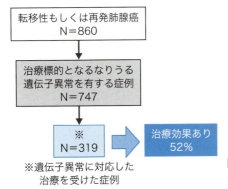

図　MSK-IMPACTにおけるドライバー変異の検出状況[4]

効果予測のバイオマーカー同定，制御性T細胞などほかの免疫抑制機構に対する克服法や免疫反応をプロファイルするパネルの開発・応用が進むことが期待される．

❸ NGSにおけるドライバー変異検出の問題点

① NGSにより検出された遺伝子変異のValidationをどうするか？

差し当たってはEGFR遺伝子変異やALK/ROS1融合遺伝子がNGSで検出された場合には，既存のコンパニオン診断法（PCR法，FISH法，IHC法）で遺伝子変異の存在を再確認する必要があるが，同じサンプルを用いたNGSとコンパニオン診断の解析結果の一致性が確認された後には，NGSの結果をもって対応した分子標的薬が行えるようになると思われる．さらに今後の分子標的薬の開発において症例抽出の段階からNGSが用いられるようになった場合には，NGSがコンパニオン診断法になると思われる．

② 希少変異に対する治療開発をどう行うか？

希少変異に対する試験では症例集積が困難であることから，癌種を限定せず特定の遺伝子異常を有する症例を抽出し，新規薬剤を用いるバスケット試験も行われるようになっている．

❹ 血液検体を用いたNGS

ASCO2017ではMSKCCから上述のMSK-IMPACTに登録された転移性乳癌，非小細胞肺癌，または去勢抵抗性前立腺癌のうち，124例の血液サンプルから抽出したcell free DNAを用いたNGS解析での腫瘍サンプルとの一致性を検討した結果が報告され，腫瘍サンプルで遺伝子異常が検出された症例の89％（非小細胞肺癌症例では85％）で腫瘍サンプルと血液検査の解析結果が一致していた[7]．本邦でもLC-SCRUMにおいてGuardant360®を用いた「Cell free DNAを用いた次世代シーケンサーによるmultiplex遺伝子解析の有効性に関する前向き観察研究」が開始されている．

文献

1) Yoh K, et al：Vandetanib in patients with previously treated RET-rearranged advanced non-small-cell lung cancer (LURET): an open-label, multicentre phase 2 trial. Lancet Respir Med, 5：42-50, 2017
2) Planchard D, et al：Dabrafenib plus trametinib in patients with previously treated BRAF(V600E)-mutant metastatic non-small cell lung cancer: an open-label, multicentre phase 2 trial. Lancet Oncol, 17：984-993, 2016
3) Planchard D, et al：Dabrafenib plus trametinib in patients with previously untreated BRAF^{V600E}-mutant metastatic non-small-cell lung cancer: an open-label, phase 2 trial. Lancet Oncol, 18：1307-1316, 2017
4) Jordan EJ, et al：Prospective Comprehensive Molecular Characterization of Lung Adenocarcinomas for Efficient Patient Matching to Approved and Emerging Therapies. Cancer Discov, 7：596-609, 2017
5) Masago K, et al：Next-generation sequencing of tyrosine kinase inhibitor-resistant non-small-cell lung cancers in patients harboring epidermal growth factor-activating mutations. BMC Cancer, 15：908, 2015
6) Rizvi NA, et al：Cancer immunology. Mutational landscape determines sensitivity to PD-1 blockade in non-small cell lung cancer. Science, 348：124-128, 2015
7) Rizvi NA, et al：Performance of a high-intensity 508-gene circulating-tumor DNA (ctDNA) assay in patients with metastatic breast, lung, and prostate cancer. J Clin Oncol, 35, 2017

第5章　I～III期非小細胞肺癌の治療

1 I～II期の補助化学療法

下川路伊亮

症例提示

pStage IIb，肺扁平上皮癌切除後の56歳男性

症例 56歳男性

主訴 特になし．健診で胸部に異常影の指摘

現病歴 3月の健康診断で胸部X線異常を指摘され近医受診．肺癌が疑われ4月に当院紹介受診．胸部CTで左下葉に2.0 cmの腫瘤影を認めた．1週間後に気管支鏡を施行し，経気管支肺生検で肺扁平上皮癌cT1cN0M0と診断．外科治療を希望し，5月に左下葉切除およびリンパ節郭清術を施行．7月に術後フォローのため呼吸器内科を再受診となった．

既往歴 特記すべき事項なし

生活歴 喫煙歴：30本/日×27年（17～44歳）．職業：事務職（この4月に部長職に昇進）．アレルギー：なし

現症 ECOG PS 0，身長 175 cm，体重 78 kg

血液検査 WBC 4,500/mm^3，Hb 15.2 g/dL，Plt 341,000/mm^3，SCC 1.3 ng/mL，CYFRA＜1.0 ng/mL，Alb 4.0 g/dL，AST 11 IU/L，ALT 9 IU/L，LDH 129 IU/L，T-Bil 0.4 mg/dL，BUN 10.5 mg/dL，Cr 0.74 mg/dL，Na 142 mEq/L，K 4.0 mEq/L，HbA1c 6.2％

病理 左下葉切除
Keratinizing squamous carcinoma
Tumor size：25×20×15
br（−），sur（−），ly0，v0，PL0，pm0，d0，ae0
肺門リンパ節（LN11）への転移がみられた．
病理病期：pT1cN1M0，pStage II B

問題点

- 50代，PS良好の肺扁平上皮癌完全切除，病理病期：pStage ⅡBの術後に追加しうる治療は？ ➡ p.136 **1** - ① 参照
- 追加治療の効果は？ ➡ p.137 **1** - ② -b 参照
- どのようにインフォームドコンセントする？ ➡ p.138 **2** - ② 参照

治療Strategy

肺扁平上皮癌完全切除，病理病期：pStage ⅡB症例の術後治療としての術後補助化学療法について検討した．職場で昇進したばかりであり休職に消極的であったが，pStage ⅡBの手術単独での治療成績が必ずしも良好でないことを説明し，術後補助化学療法で期待される効果およびリスクについて十分に説明を行った．すぐには結論を出せなかったため，1週間後の外来を予約し家族とも十分に話し合いをもつ時間をつくった．1週間後の外来で改めて説明および質疑応答を行ったところ，術後補助化学療法を希望されたためシスプラチン＋ビノレルビン（CDDP + VNR）による術後補助化学療法を選択した．

1 ガイドラインとエビデンス

① ガイドラインのポイント

術前化学療法については，肺癌診療ガイドライン2017年版[1]では，臨床病期Ⅰ～ⅢA期に対して術前プラチナ製剤併用療法が提案されている（推奨度2B）．しかし，術前化学療法のエビデンスは質・量ともに十分でなく，実地臨床においては（特に早期症例では）まず外科治療を行い，術後病理病期に従って術後補助化学療法の適応を検討することが多い．

術後補助化学療法については，肺癌診療ガイドライン2017年版では，病変全体径2 cm以上，術後病理病期ⅠA，ⅠB期完全切除の腺癌症例に対してテガフール・ウラシル配合剤（UFT）療法が推奨されている（推奨度1A）．さらに，術後病理病期Ⅱ～ⅢA期，完全切除例に対してはCDDP併用薬物療法が推奨されている（推奨度1A）．

② 知っておきたい，主な治験臨床試験

非小細胞肺癌はⅠ～ⅢA期の完全切除症例においても術後遠隔転移再発が少なからず認められ，5年生存率はⅠ期70％，Ⅱ期50％，ⅢA期30％である．**治療成績向上のためには薬物療法が重要である**．

a．Ⅰ期のエビデンス

◆ 病期からみたエビデンス

本邦においてⅠ～Ⅲ期を対象に，CDDP＋ビンデシン（VDS）＋UFTとUFT単剤，手術単独の3群の比較試験[2]が行われ，5年生存率でUFT単剤群は64.1％と手術単独群の49.0％と比較して有意に良好であった．さらにJapan Lung Cancer Research Group（JLCRG）に

よりⅠ期肺腺癌を対象にUFTを2年間内服する有効性を検討する第Ⅲ相試験が行われ，5年生存率で3％（85％→88％）の上乗せ効果が示され，特にⅠB期（腫瘍径＞3cm）においては11％（74％→85％）の上乗せ効果が認められた[3]．また，UFTの術後補助化学療法の有効性を検討した6つの臨床試験，2,003例のメタアナリシスの結果，全体で4.6％（77.2％→81.8％）の5年生存率の改善を認め，UFTの有効性が確認された．これらの結果から，わが国では，ⅠB期においてUFTによる術後補助化学療法が推奨されている．

◆ 腫瘍径からみたエビデンス

上述のUFTのメタアナリシスにおいて腫瘍径によるサブグループ解析が行われた．Ⅰ期のT1a（腫瘍径≦2cm）とT1b（2＜腫瘍径≦3cm）での有効性の検討が行われ，T1bにおいて6％（82％→88％）の5年生存率の改善〔HR 0.62（95％CI：0.42～0.90）〕と良好な結果を示した[4]．この結果より，わが国では，2cm超のⅠA期非小細胞肺癌に対してUFTによる術後補助化学療法が推奨される．

b. Ⅱ期のエビデンス（文献1から一部転載）

1995年にNon-Small Cell Lung Cancer Collaborative Groupにより手術単独群と術後補助化学療法群のランダム化比較試験のメタアナリシスが報告され，CDDP併用療法の術後補助化学療法で相対死亡危険率を13％減少し，有意差は認めないが5年生存率を5％改善するとの結果が示された[5]．このメタアナリシスの結果をもとにInternational Adjuvant Lung Cancer Trial（IALT）Collaborative Group，JBR.10およびAdjuvant Navelbine International Trialist Association（ANITA）trialなどの比較試験が行われ，いずれもCDDP併用療法を術後補助化学療法として行うことで無再発生存率および5年生存率の向上が得られた．

これらの比較試験に，Adjuvant Lung Project Italy（ALPI），Big Lung Trial（BLT）を加えた5つの比較試験について，4,584症例の個々のデータに基づくメタアナリシスが行われた（Lung Adjuvant Cisplatin Evaluation；LACE）[6]．その結果，術後生存に対するHR 0.89（95％CI：0.82～0.96）と，術後補助化学療法による有意な延命効果が示された．病期別のHRでは，ⅠA期で1.40（95％CI：0.95～2.06），ⅠB期で0.93（95％CI：0.78～1.10），Ⅱ期で0.83（95％CI：0.73～0.95），Ⅲ期で0.83（95％CI：0.72～0.94）という結果であった．サブグループ解析として，CDDP＋VNRに限ったメタアナリシスもなされ，手術単独に対するCDDP＋VNRの生存率向上は，Ⅱ期で11％（43％→54％），Ⅲ期で15％（25％→40％）と報告された[7]．なお，これまでの34の臨床試験，8,447症例を集めたメタアナリシスでも同様の結果が示されている[8]．これらの結果から，Ⅱ期，Ⅲ期では術後補助化学療法の有効性が示されたが，ⅠB期においては良好な傾向にあるものの統計学的有意差は示されず，ⅠA期ではむしろ死亡リスクの上昇がみられた．最も検討されているレジメンは，CDDP＋VNRであり，現在の術後補助化学療法の標準治療と考えられている．

c. シスビノ（CDDP＋VNR）を超えていけ（JIPANG試験とIMPACT試験）

上記のように，現在，術後病理病期Ⅱ～ⅢA期，完全切除例に対する術後補助化学療法はCDDP＋VNRが標準治療と考えられている．しかし，より治療効果の高い治療を求めていくつかのランダム化比較試験が行われている．

◆ JIPANG試験

病理病期Ⅱ期またはⅢA期の完全切除非扁平上皮非小細胞肺癌800例を，CDDP＋ペメトレキセド（PEM）群とCDDP＋VNR群に無作為割り付けした第Ⅲ相試験で，Ⅳ期の非扁平

上皮非小細胞癌の標準治療であるCDDP＋PEMの，術後補助化学療法における有効性を検証した試験である．症例集積は2016年8月に終了しており結果の公開が期待される．

◆ IMPACT試験（WJOG6410L試験）

非小細胞肺癌完全切除後Ⅱ～Ⅲ期のEGFR変異陽性肺癌230例を，CDDP＋VNR群とゲフィチニブ群に無作為割り付けした第Ⅲ相試験で，EGFR遺伝子変異陽性例に対する分子標的薬・ゲフィチニブの，術後補助化学療法における有効性を検証した試験である．術後補助化学療法におけるゲフィチニブの有効性については，過去にわが国および海外で行われた試験がいずれも途中で中止されており，建設的な結論は得られていない．IMPACT試験は，2015年12月に症例集積が終了しており，分子標的薬の術後補助化学療法における有効性を明らかにする試験として注目される．

d. 免疫療法の術前化学療法・術後補助化学療法への可能性

◆ NCT02259621試験

Ⅰ（腫瘍径≧2 cm）～ⅢA期の切除可能非小細胞肺癌22名に対し，術前化学療法として抗PD-1抗体であるニボルマブの有効性を検証した第Ⅱ相試験である[9]．術前化学療法としてのニボルマブは忍容性があり，手術開始期間に悪影響を与えず，45％の症例で病理学的奏効を示したことが報告された．現在，免疫チェックポイント阻害薬を用いた術前化学療法・術後補助化学療法が数多く実施されており，この分野においても免疫療法の効果が大いに期待されている．

2 術後補助化学療法の適応についての考え方

① Ⅰ～Ⅱ期の症例における手術

肺癌において手術による外科的切除が治癒を目指す最も有効性の高い治療法である．しかし，手術により完治に至る可能性は必ずしも高くなく，術後5年生存率は全体で70％程度，臨床病期ⅠA，ⅠB，ⅡA，ⅡBでそれぞれ82％，66％，55％，46％と報告されている[10]．治療成績の向上を目指し術後補助化学療法が選択されている．

② インフォームドコンセントのコツ

ⅠB期，Ⅱ期の非小細胞肺癌完全切除例に対して，術後補助化学療法は標準治療として位置づけられている．術後補助化学療法についてインフォームドコンセントを行う際には，
　①術後補助化学療法を行わなくても，手術単独でも完治している可能性がある
　②術後補助化学療法を行っても再発する可能性があり，術後補助化学療法の有効性は5～10％程度である
　③CDDP併用療法により1％程度の治療関連死が報告されている
このようなことを十分に説明する必要がある．

術後補助化学療法は再発予防が目的であり，進行期肺癌に対する薬物療法で得られる腫瘍縮小といった，目に見える効果を実感することが困難である．術後補助化学療法を行うに際しては，十分に情報提供を行ったうえで適応を判断する必要がある．

③ 75歳以上の高齢者にも標準治療か？

暦年齢によらずPSが良好で耐術能があると判断されれば，75歳以上であっても手術が選択されることは少なくない．しかし，75歳以上の高齢者についてのエビデンスは乏しく，必ずしも良好な結果が得られていない．現時点では，75歳以上の高齢者に術後補助化学療法を積極的に勧める根拠は明確ではない．

3 投与の実際

① CDDP + VNR

a. 投与方法

【投与スケジュール】3週ごと4コース

		Day	1	8	15	21
CDDP	80 mg/m² 点滴静注		↓			
VNR	25 mg/m² 点滴静注		↓	↓		

【投与順】

投与日	投与順	投与薬剤・投与量	投与時間
Day 1	①	アプレピタント（イメンド®） 125 mg	内服
	②	パロノセトロン（アロキシ®） 0.75 mg デキサメタゾン（デカドロン®） 9.9 mg 生理食塩液 50 mL	15分
	③	VNR 25 mg/m² 生理食塩液 50 mL	5分
	④	CDDP 80 mg/m² 生理食塩液 500 mL	60分
	⑤	20% D-マンニトール 300 mL	60分
	⑥	生理食塩液 500 mL KCL 20 mEq	60分
			計200分
Day 8	①	生理食塩液 50 mL	5分
	②	VNR 25 mg/m² 生理食塩液 50mL	5分
	③	生理食塩液 50 mL	15分
			計25分

【投与開始基準】

	投与開始基準	
	Day1	Day8
白血球（/mm²）	≧3,000	≧2,000
血小板（/mm²）	≧100,000	≧75,000
AST/ALT（IU/L）	≦100	≦100
T-Bil（mg/dL）	≦2.0	≦2.0
血清Cr（mg/dL）	≦1.5	≦1.5

【投与のポイント】
- ショートハイドレーション法では，アプレピタント125 mg（Day1），80 mg（Day2，3）に加えてデキサメタゾン8 mg（Day2～4）の経口投与をしてもらう
- Day1に1日1,500～2,000 mLの水分摂取をしてもらう
- Day1の点滴終了時点で尿量が1,000 mL未満であれば，その時点でラシックスの投与と細胞外液500 mLの点滴追加を検討する．その後は尿量・体重をみながら適宜検討する

> VNRは血管痛および静脈炎の頻度が高い．なるべく太い静脈を選択し，点滴速度を早くする．血管痛は冷やすことで軽減が期待できる．

b. 有害事象

【頻度・発現時期】

有害事象	発現時期（Day）	発現率（%）	
		Grade ≧ 2	Grade ≧ 3
非血液毒性			
食欲低下	1～7	49%	20%
悪心	1～7	47%	14%
嘔吐	1～7	36%	7%
便秘	1～10	54%	14%
全身倦怠感	1～10	26%	3%
脱毛	21～	9%	－
血液毒性			
好中球減少	7～21	93%	88%
発熱性好中球減少	7～21	－	18%
貧血	14～	73%	30%
血小板減少	7～21	4%	1%

② UFT

a. 投与方法
【投与スケジュール】

UFT 250 mg/m^2 を1日2回もしくは3回に分け，2年間内服する．

b. 有害事象
【頻度・発現時期】

有害事象	発現時期(Day)	発現率（%） Grade ≧ 2	発現率（%） Grade ≧ 3
非血液毒性			
食欲低下	1〜7	8%	1%
悪心・嘔吐	1〜7	3%	1%
下痢	1〜10	1%	<1%
全身倦怠感	1〜10	26%	3%
脱毛	21〜	0%	−
血液毒性			
白血球減少	7〜21	1%	0%
貧血	14〜	<1%	0%
血小板減少	7〜21	0%	0%

Summary

- 病変全体径2 cm以上の術後病理病期 I A，I B 期の完全切除，非腺癌症例に対してUFTを用いた術後補助化学療法が推奨される
- 非小細胞肺癌，術後病理病期Ⅱ期の完全切除例に対してCDDP併用薬物療法（特にCDDP＋VNR）を行うよう推奨される
- 術後補助化学療法の5年生存率への上乗せ効果は5〜10％程度にとどまっており，十分に情報提供を行ったうえで適応を判断する必要がある

文献

1) 「EBMの手法による肺癌診療ガイドライン2017年版」（日本肺癌学会／編），2017
   https://www.haigan.gr.jp/modules/guideline/index.php?content_id=3
2) Wada H, et al：Adjuvant chemotherapy after complete resection in non-small-cell lung cancer. West Japan Study Group for Lung Cancer Surgery. J Clin Oncol, 14：1048-1054, 1996
3) Kato H, et al：A randomized trial of adjuvant chemotherapy with uracil-tegafur for adenocarcinoma of the lung. N Engl J Med, 350：1713-1721, 2004
4) Hamada C, et al：Effect of postoperative adjuvant chemotherapy with tegafur-uracil on survival in patients with stage IA non-small cell lung cancer: an exploratory analysis from a meta-analysis of six randomized controlled trials. J Thorac Oncol, 4：1511-1516, 2009
5) Non-small Cell Lung Cancer Collaborative Group：Chemotherapy in non-small cell lung cancer: a meta-analysis using updated data on individual patients from 52 randomised clinical trials. BMJ, 311：899-909, 1995
6) Pignon JP, et al：Lung adjuvant cisplatin evaluation: a pooled analysis by the LACE Collaborative Group. J Clin Oncol, 26：3552-3559, 2008

7) Douillard JY, et al：Adjuvant cisplatin and vinorelbine for completely resected non-small cell lung cancer: subgroup analysis of the Lung Adjuvant Cisplatin Evaluation. J Thorac Oncol, 5：220-228, 2010
8) Arriagada R, et al：Adjuvant chemotherapy, with or without postoperative radiotherapy, in operable non-small-cell lung cancer: two meta-analyses of individual patient data. Lancet, 375：1267-1277, 2010
9) Forde PM, et al：Neoadjuvant PD-1 Blockade in Resectable Lung Cancer. N Engl J Med, 378：1976-1986, 2018
10) Sawabata N, et al：Japanese lung cancer registry study of 11,663 surgical cases in 2004: demographic and prognosis changes over decade. J Thorac Oncol, 6：1229-1235, 2011

第5章 I～III期非小細胞肺癌の治療

2 III期非小細胞肺癌に対する治療

原田真也，中原善朗

症例提示

咳嗽，労作時呼吸困難が持続するCOPDが基礎疾患にある70歳男性

症　例	70歳男性
主　訴	咳嗽，労作時呼吸困難
現病歴	20XX年8月頃より咳嗽，9月から息切れを自覚し，近医でCOPDの診断を受けたが，精査目的で施行した胸部CT検査で右上葉縦隔側に腫瘤影を認めた．喀痰細胞診でclassVの扁平上皮癌の診断となり当院受診．FDG-PETで明らかな遠隔転移はなく，原発巣の縦隔浸潤，同側縦隔リンパ節，気管分岐部リンパ節転移がみられ，肺扁平上皮癌（pri RUL cT4N2M0 stage III B）と診断し，治療目的で20XX＋1年1月に入院となった．
既往歴	心筋梗塞（57歳時PCI施行），脊柱管狭窄症（60歳時から他院加療中）
家族歴	母：悪性リンパ腫．父：脳出血．姉：乳癌．弟：大腸癌
生活歴	喫煙歴：20本/日×37年（20～57歳）＋10本/日×10年（60～70歳）
現　症	ECOG PS 1，身長159.4 cm，体重59.9 kg（有意な体重増減なし），身体所見上異常なし
血液検査	WBC $6.8 \times 10^3/mm^3$, RBC $4.48 \times 10^6/mm^3$, Hb 14.0 g/dL, Plt $19.1 \times 10^4/mm^3$, Alb 3.5 g/dL, T-Bil 0.6 mg/dL, BUN 14.3 mg/dL, Cr 0.68 mg/dL, AST 23 IU/L, ALT 18 IU/L, LDH 193 IU/L, 血糖 128 mg/dL, Na 129 mEq/L, K 3.9 mEq/L, Cl 96 mEq/L, SCC 2.0 ng/mL, CYFRA 20.0 ng/mL, KL-6 303 IU/mL
造影CT	右上葉に縦隔浸潤を有する腫瘤影あり．同側縦隔，気管分岐部リンパ節転移．
心エコー	下壁梗塞後，左室駆出率は70％，左心機能良好．
呼吸機能検査	%VC 76.2％, VC 2.46 L, $FEV_{1.0\%}$(G) 62.92％, DL_{co} 7.76 mL/分/mmHg, DL_{co}/V_A 2.72 mL/分/mmHg/L

問題点

- 70歳，PS良好，ⅢB期扁平上皮癌の一次治療は？ ➡ p.145 **1** - ② -c 参照
- 高齢者心機能低下時の治療選択肢は？ ➡ p.145 **1** - ② -c，p.146 **1** - ② -d 参照

治療Strategy

70歳と高齢で，胸部CT上も両側肺全体に気腫性変化がみられ呼吸機能検査上も混合性換気障害を認めた．しかしPS良好で心筋梗塞に対してPCI施行後ではあるが心機能は保たれていること，腫瘍の広がりも右上葉原発巣と同側縦隔リンパ節までにとどまっていることから，放射線治療医とも協議し，化学放射線療法を行う方針としてシスプラチン（CDDP）＋ビノレルビン（VNR）＋胸部放射線治療（60 Gy/30 Fr）を施行した．

1 ガイドラインとエビデンス

① ガイドラインのポイント

切除不能局所進行非小細胞肺癌に対する放射線単独療法と化学放射線療法の臨床比較試験をまとめたメタアナリシスの結果，CDDPを含む化学放射線療法群の生存率が放射線単独群の生存率に比して有意に良好であった（HR 0.87，$p=0.0052$，2年時点での死亡リスクを15～30％減少）[1, 2]．このメタアナリシスで解析された比較試験はPS良好な患者を対象としていることから，2017年版の肺癌診療ガイドライン[3]において切除不能局所進行非小細胞肺癌，全身状態良好（PS 0～1）の患者に対する化学放射線療法は推奨度1Aで推奨されている．また，同時併用と逐次併用を比較した試験において，同時併用群で有意に全生存期間（OS）の延長を認めていること[4, 5]，また比較試験をまとめたメタアナリシスでも同様に全生存期間の延長を認めていることから[6]，薬物療法と放射線療法の併用時期はPS 0～1の患者では，同時併用が推奨度1Aで推奨されている．

化学放射線療法に使用するレジメンについては，後述するわが国で行われたWJTOG0105試験[7]やOLCSG0007試験[8]の結果からプラチナ製剤と第三世代以降の細胞障害性抗癌剤が推奨度1Aで推奨されている．また，CDDP一括投与が不適な高齢者に対しては，後述するJCOG0301試験[9]の結果から連日カルボプラチン（CBDCA）投与法が推奨度2Bで提案されている．また，同時化学放射線療法後のデュルバルマブによる地固め療法は推奨度2Bで行うよう推奨されている．

ほかにも，肺葉切除可能な臨床病期ⅢA期（N2）に対する術前化学放射線療法は行うだけの根拠が明確でなく推奨なしとなっている．

表1 わが国で第三世代以降のレジメンを用いた切除不能Ⅲ期NSCLCに対する臨床試験の成績

Author	Phase	n	レジメン	奏効割合(%)	PFS(月)	MST(月)	2年生存率(%)	5年生存率(%)
Yamamoto[7] (WJTOG0105)	Ⅲ	146	MVP	66	8.2	20.5	46	18
		147	CBDCA＋PTX	63	9.5	22.0	46	20
Segawa[8] (OLCSG0007)	Ⅲ	100	MVP	70	13.4	23.7	48	17
		100	CDDP＋DTX	79	10.5	26.8	60	24
Sekine[18]	Ⅰ	18	CDDP＋VNR	83	15.6	30.4	61	-
Sekine[19]	Ⅱ	93	CDDP＋VNR→DTX	82	12.8	30.4	60.2	-
Ohyanagi[20]	Ⅱ	48	CDDP＋S-1	88	12.0	33.1	56	-

②知っておきたい，主な治験・臨床試験

a. N2症例に対する治療介入はどうしていけばよいか（INT0139試験）

INT0139試験は，切除可能で病理組織学的に確認されたN2症例に対する化学放射線療法と導入化学放射線療法後の外科切除を比較した第Ⅲ相試験である．外科切除による生存期間延長は示されなかったが，サブグループ解析では肺葉切除された症例に関しては外科切除追加の有用性が示唆されている[10]．しかし，これは事前に準備された解析ではないため解釈に注意が必要である．一方，わが国では同様の患者を対象に，術前化学療法と術前化学放射線療法を比較する第Ⅲ相試験が行われたが[11]，症例集積が進まず有効性の評価は不十分であった．これらの結果から肺癌診療ガイドラインでは肺葉切除可能なN2症例に対する術前化学放射線療法は行うだけの根拠が明確でなく推奨なしとなっている．また，**N2症例における5年生存割合は，外科治療単独で6～15％**[12～17]**に対して化学放射線療法（同時併用）では16～19.8％と報告されている**[8,9]．**そのためN2症例に対する外科切除単独療法を進めるだけの根拠はない**．

b. 術後補助化学療法のレジメン選択について

第5章-1. ❶-②参照．

c. 切除不能Ⅲ期NSCLCに対する放射線化学療法の抗癌剤は何を選択するか（WJTOG0105試験，OLCSG0007試験）（表1）

WJTOG0105試験では，CDDP＋ビンデシン（VDS）＋マイトマイシンC（MMC）併用療法（MVP療法）に対して，CBDCA＋パクリタキセル（PTX）併用療法（CP療法），CBDCA＋イリノテカン（CPT-11）併用療法が比較検討され，主要評価項目であるOSではMVP療法に対するCP療法やCBDCA＋CPT-11併用療法の非劣性は証明されなかった[7]．

OLCSG0007試験ではMVP療法に対するCDDP＋DTX併用療法（CD療法）が比較検討され，CD療法で主要評価項目である2年生存率でMVP療法に対する優越性は証明された（CD療法60.3％，MVP療法48.1％）が，OSでの優越性は証明できなかった[8]．これらの結果から，CP療法やCD療法はMVP療法と遜色ない生存成績を示していること，毒性が軽微であることを考慮し，放射線療法に併用するレジメンとして標準治療と考えられる．一方でCDDP＋VNRについては第Ⅲ相試験での大規模な検証がなされていないながらも奏効割

表2 JCOG0301試験[9]

	n	累積割合（%）	PFS（月）	MST（月）	2年生存率（%）
CBDCA + RT	100	52	8.9	22.4	45
RT alone	100	45	6.8	16.9	35

RT：放射線治療

合，PFS，MST，2年生存率において良好な成績が報告されており，CP療法，CD療法とともに国内で頻用されている[18, 19]．

MEMO CDDP＋VNRはFACS試験でその他プラチナ併用療法と比べて白血球減少を多く認めるという結果が得られており，発熱性好中球減少症の適切なマネジメントが重要である．

d. 高齢者の切除不能Ⅲ期NSCLCに対する治療方針について（JCOG0301試験）

本邦における71歳以上の高齢者を対象としたJCOG0301試験では，化学放射線療法群（CBDCA 30 mg/m^2/日，週5回，計20日間投与＋同時胸部放射線照射60 Gy）は放射線単独療法群（胸部放射線照射60 Gy）に比べて，主要評価項目であるOSを有意に延長することが示された（生存期間中央値22.4カ月 vs. 16.9カ月）[9]．一方で，毒性は化学放射線療法群で多く認められた（Grade 3以上の好中球減少：57.3% vs 0%，Grade 3以上の血小板減少：22.9% vs 2%，Grade 3，4の感染症：12.5% vs 4.1%）（表2）．

e. PACIFIC試験

PACIFIC試験は根治的同時化学放射線療法施行後に増悪を認めなかった切除不能Ⅲ期非小細胞肺癌に対して抗PD-L1抗体薬であるデュルバルマブの1年間逐次投与の上乗せ効果を検証したランダム化比較第Ⅲ相試験である．主要評価項目である無増悪生存期間（PFS）がデュルバルマブ群で中央値16.8カ月，プラセボ群で中央値5.6カ月（HR 0.52，$p<0.001$）とデュルバルマブ群で有意に長いという結果であった[21]．また，OSについてもデュルバルマブ群で有意に長かったとプレスリリースされており，2018年7月，わが国でも承認された．

2 治療の選択と進め方のコツ

●継続可能な治療選択をめざして

a. ショートハイドレーションについて

Ⅲ期肺癌にCDDPベースの化学放射線療法を行う場合，腎毒性を軽減する目的で水分負荷と強制利尿が必要であったが，長時間・大量補液による患者への負担や医療従事者の管理の煩雑さが課題であった．近年，支持療法の進歩により短時間・少量補液によるCDDP投与（ショートハイドレーション法）が検討され，2007年イタリアにはじまり，わが国でも複数の施設からショートハイドレーション法の安全性が確認されている．そのため大量補液の代

わりにDay2, 3でOS-1をはじめとする経口補水液の摂取が必要となる旨を患者に伝え, ショートハイドレーションを行うことを検討してもよい.

b. 放射線治療, 薬物療法に伴う消化器症状に対して

放射線療法による放射線性食道炎や薬物療法による消化器症状は食事摂取量を減少させ, しばしば治療継続を困難にさせる. **前者に対してはアルギン酸ナトリウムやプロトンポンプ阻害薬の早期からの使用**によりコントロールする. 後者には**アプレピタントやホスアプレピタント, パロノセトロン, オランザピンなど**が有効である. 1コース目で高度の悪心・嘔吐を認めた場合は2コース目でアプレピタントを通常の3日間から5日間に投与日数を増やしたり, オランザピンなどを追加したりして対応していく.

> **Pitfall**　画像上で間質性陰影を認めた場合は特に自覚症状や呼吸機能検査において異常を認めなくても, X線やCTで間質性陰影を認めた場合は基本的には放射線治療の施行は避けるべきである.

3 投与の実際[22)]

① CDDP + VNR

a. 投与方法

【投与スケジュール】 4週間ごと2コース. 地固め療法を行う場合は2コース追加する

	Day	1	8	15	21	29	36
CDDP	80 mg/m²	↓				↓	
VNR	20 mg/m²	↓	↓			↓	↓

【投与開始基準】

有害事象	開始基準
PS	0〜1
白血球 (/mm³)	>3,000
好中球 (/mm³)	>1,500
血小板 (/mm³)	>100,000
AST/ALT (IU/mL)	<100
総ビリルビン (mg/dL)	<2
血清Cr (mg/dL)	<1.5
感染徴候	38℃以上の発熱がない
非血液毒性 (悪心・嘔吐, 食思不振, 脱毛, 末梢神経障害, 筋肉痛, 関節痛)	Grade ≦ 2
肺毒性・心毒性	Grade ≦ 1

◆ VNR day8 投与開始基準

Grade 4の非血液毒性，Grade 2以上の肺臓炎は治療中止とする．

有害事象	開始基準
白血球数（mm³）	≧2,000
血小板数（mm³）	≧75,000
発熱	＜38℃
AST/ALT（IU/mL）	＜100
総ビリルビン（mg/dL）	＜2
血清Cr（mg/dL）	＜1.5
非血液毒性	Grade≦2

◆ 次コース開始基準

有害事象	開始基準
PS	0〜1
白血球数（/mm³）	≧3,000
好中球数（/mm³）	≧1,500
血小板数（/mm³）	≧100,000
発熱	＜38℃
総ビリルビン（mg/dL）	≦1.5
AST/ALT（IU/L）	≦100
血清Cr（mg/dL）	≦1.2
肺臓炎/肺浸潤	Grade≦1
非血液毒性	Grade≦2

【投与のポイント】
- CDDP（80 mg/m²）はDay1，VNR（20 mg/m²）はDay1, 8を4週1サイクルとして2コースくり返す
- 放射線はDay1から2 Gy×30 Fr 合計60 Gyを実施する
- 放射線同時併用療法終了後に地固め療法を行う場合はCDDP（80 mg/m²）はDay1，VNR（20 mg/m²）はDay1, 8の3週ごとのスケジュールで2コース追加する
- 化学療法単独の際とVNRの投与量が異なることに注意が必要である

b. 有害事象

【頻度】

有害事象	発現率（％）Grade≧3
好中球減少	67
食道炎	12
肺臓炎	3

【注意点と対策】
- 骨髄抑制とそれに関連する発熱性好中球減少症の頻度が最も高いレジメンであるため，慎重な対応が望まれる
- 糖尿病合併例など感染リスクが懸念される症例での使用は慎重に行う
- 以下の有害事象が発現した場合には次コース目の投与量を以下のように減量する

有害事象		VNR	CDDP
白血球数	<1,000/mm^3	20 mg/m^2 → 15 mg/m^2	減量なし
好中球数	<500/mm^3		減量なし
血小板数	<25,000/mm^3		減量なし
非血液毒性	Grade≧3		減量なし
血清クレアチニン	≧1.5 mg/dL	減量なし	60 mg/m^{2}に減量

- CDDP＋VNRはCBDCA＋PTXなどその他のプラチナ製剤併用療法と比較して白血球減少が多い
- 初回投与から2週間以内にイレウスを発現することがあり，腹痛，嘔吐，便秘などの症状に注意する
- CDDPの一回投与量80 mg/m^{2}以上，総投与量300 mg/m^{2}以上で聴覚障害の発現頻度が上昇する．耳鳴り，高音域の聴力低下が特徴的である
- CDDPの総投与量が300 mg/m^{2}を超えると感覚性末梢神経障害の頻度が増える

② CDDP＋DTX

a. 投与方法

【投与スケジュール】4週間ごと2コース．地固め療法は行わない．

		Day	1	8	15	22	29	36
CDDP	40 mg/m^2		↓	↓			↓	↓
DTX	40 mg/m^2		↓	↓			↓	↓

【投与順】

投与日	投与順	投与薬剤・投与量	投与法
Day 1	①	パロノセトロン（アロキシ®）0.75 mg デキサメタゾン（デキサート®）6.6 mg 生理食塩水　100 mL	30分
	②	3号液　500 mL 塩化カリウム　10 mEq 硫酸マグネシウム　8 mEq	60分
	③	DTX　40 mg/m^2 生理食塩水　250 mL	60分
	④	20％マンニトール　150 mL	15分
	⑤	CDDP　40 mg/m^2 生理食塩水　250 mL	60分
	⑥	3号液　500 mL 塩化カリウム　10 mEq	60分
			計285分

【投与開始基準】

投与開始基準はCDDP＋VNRの項を参照.

【投与のポイント】
- アプレピタント 80 mg（Day1〜3）に加えて，デキサメタゾン 8 mg（Day2〜4）を内服してもらう

b. 有害事象
【頻度】

有害事象	発現率（%）
	All Grade
好中球減少	62
発熱性好中球減少症	22
嚥下障害食道炎	14
肺臓炎	10

【注意点と対策】
- 22％で発熱性好中球減少症を合併すると報告されており，Day8投与後には発熱に十分注意を払う必要がある．発熱性好中球減少症が疑われる場合には放射線療法の休止に加えて広域スペクトラムの抗菌薬，G-CSFの投与を検討する
- 14％でGrade 3以上の食道炎を合併する．放射線治療開始から2〜3週間で発症することが多く，対症療法として粘膜保護剤であるアルギン酸ナトリウムやプロトンポンプ阻害薬が汎用される．コントロールが困難で十分な食事摂取や飲水が困難な場合は禁飲食による食道安静と補液を要することがあるが，多くの場合は治療終了後3週間程度で軽快する
- 10％でGrade 3以上の放射性肺障害を合併する．多くは照射後1〜6カ月で発症し，多くの場合は経過観察で自然寛解する．症候性の場合や照射野外に陰影が広がる場合には経験的に副腎皮質ステロイド療法を行うことを検討する

◆ Day8, 36の投与基準（投与前日あるいは当日の検査結果）

Step1→2→3で方針決定する．

		休止基準	対策と再開基準
血液毒性	Step1	白血球＜2,000/mm³ 好中球＜1,000/mm³ 血小板＜50,000/mm³	※左記のいずれかを認めた場合はCDDPおよびDTXの投与中止
	Step2	明らかな感染を伴う 白血球＜1,000/mm³ 好中球＜500/mm³	※に加えて照射も中止．G-CSF 2μg/kg連日皮下投与開始
	Step3	血小板＜25,000/mm³	※に加えて照射も中止
腎毒性	Step1	血清Cr 1.5〜2.0 mg/dL	CDDPを20 mg/m²に減量
	Step2	血清Cr＞2.1 mg/dL	CDDPの投与は中止
その他毒性	-	Grade≧3の有害事象	CDDPおよびDTXの投与は中止．放射線療法の影響が強い場合には放射線療法の休止も検討

◆ Day29の投与基準(投与前日あるいは当日の検査結果)

Step1→2で方針決定する．

		休止規準	対策と再開基準
血液毒性	Step1	白血球3,000〜3,900/mm^3 好中球1,500〜1,900/mm^3 血小板75,000〜99,000/mm^3	CDDP 30 mg/m^2，DTX 30 mg/m^{2}に減量．減量した場合はDay36も同用量で行う．
	Step2	白血球＜3,000/mm^3 好中球＜1,500/mm^3 血小板＜75,000/mm^3	1週間を単位として回復を待つ．Day36も同様に1週間単位で延期．(全治療期間12週間まで延期可能)
腎毒性	Step1	CCr 30〜60 mL/分 血清Cr1.5〜2.0 mg/dL	CDDPを20 mg/m^{2}に減量
	Step2	CCr＜30 mL/分 血清Cr＜2.1 mg/dL	CDDPの投与は中止

◆ 薬物療法休止基準

以下の基準に抵触した場合，放射線治療を休止して，状態が整ったところで再開する．全治療期間は12週間とする．また，Step1→2→3で方針決定する．

		休止基準	対策と再開基準
血液毒性	Step1	白血球＜2,000/mm^3 好中球＜1,000/mm^3 明らかな感染症状を伴う	照射を休止しG-CSF 2μg/kg連日皮下投与開始．白血球5,000/mm^{3}以上または好中球2,000/mm^{3}以上に回復したら翌日から照射再開．
	Step2	白血球＜1,000/mm^3 好中球＜500/mm^3	
	Step3	血小板＜25,000/mm^3	照射を休止．血小板25,000/mm^{3}以上に回復したら翌日から照射再開
肺毒性		Grade≧2	治療中止
食道炎		Grade≧3の食道炎	照射を休止．食道炎がGrade≦2に回復し，照射可能と判断されたら再開
その他		放射線照射に起因すると考えられるGrade≧3の毒性	放射線照射に起因すると考えられた場合は照射休止．その場合は照射可能と判断された場合に再開

③ 連日CBDCA

a. 投与方法

【投与スケジュール】

		Day	1	2	3	4	5	6	7	8	9	10	11	12	13	14
CBDCA	30 mg/m^2		↓	↓	↓	↓	↓			↓	↓	↓	↓	↓		
			15	16	17	18	19	20	21	22	23	24	25	26	27	28
			↓	↓	↓	↓	↓			↓	↓	↓	↓	↓		

【投与順】

投与日	投与薬剤・投与量	投与法
Day1から計20回投与	CBDCA　30 mg/m^2 生理食塩水　100 mL	30分

放射線治療開始前1時間前から開始

【投与開始基準】

投与開始基準はCDDP + VNRの項を参照．

【投与のポイント】
- CBDCAと胸部放射線療法の同時併用療法を行う
- CBDCAの投与は放射線療法開始第1日目からとして照射20回目まで計20回同時併用する
- CBDCAは照射開始1時間前に開始して，30分かけて投与する．放射線増感効果を期待してCBDCA投与終了後に放射線照射が実施できるように心がける

b. 有害事象

【頻度・発現時期】

有害事象	発現率（%）Grade ≧ 3
好中球減少	57.3
発熱性好中球減少症	2.1
血小板減少	29.2
食道炎	1.1
肺臓炎	6.5

【注意点と対策】
- 患者自身の毒性はほとんどが血液毒性であり自覚できる副作用は軽度であることが多いが，高齢者は放射線肺臓炎のリスクファクターであり，治療計画に際しては慎重に検討すべきである
- 以下の毒性を認める場合はCBDCA，放射線治療を休止する

◆ 薬物療法休止基準

	休止基準	再開基準
好中球数	< 1,000/mm³	≧ 1,500/mm³
血小板数	< 50,000/mm³	≧ 100,000/mm³
AST	> 150 IU/L	≦ 100 IU/L
ALT	> 150 IU/L	≦ 100 IU/L
総ビリルビン	> 2.5 mg/dL	≦ 2.0 mg/dL
クレアチニン	> 1.5 mg/dL	≦ 1.2 mg/dL
発熱	Grade ≧ 1	37.0度以下に解熱
肺臓炎	SpO₂が持続的に90%未満となる場合，あるいは放射線照射野に一致するかそれよりも狭い範囲に陰影が限局するGrade2以上の肺臓炎の兆候がみられた場合	再開しない
食道炎	Grade 3	Grade ≦ 2
発熱性好中球減少症	Grade 3	Grade 0
感染	Grade 3	Grade 0

◆ 放射線療法休止基準

	休止基準	再開基準
好中球数	好中球＜500/mm³	好中球≧500/mm³
血小板数	血小板数＜25,000/mm³	血小板数≧25,000/mm³
発熱	Grade≧1	37.0℃以下に解熱
肺臓炎	SpO_2が持続的に90％未満となる場合，あるいは放射線照射野に一致するかそれよりも狭い範囲に陰影が限局するGrade2以上の肺臓炎の兆候がみられた場合	再開しない
食道炎	Grade 3	Grade≦2
放射線性皮膚炎	Grade 3	Grade≦2
発熱性好中球減少症	Grade 3	Grade 0
感染	Grade 3	Grade 0

- 原則として放射線照射中はG-CSFを投与しない
- G-CSFを使用した際にはG-CSFの投与中止後3日後移行に白血球≧1,000/mm³および好中球≧500/mm³となり，治療再開可能と判断された場合に放射線治療を再開する
- 白血球，好中球，血小板の数値が休止基準となるまで減少しなくとも感染や肺臓炎，出血などの症状があれば臨床的に判断して治療を休止する
- 非血液毒性で放射線治療を中止する際には前述のCBDCA＋放射線治療の際の中止基準を参考にして休止再開を判断する

④ デュルバルマブ

【投与スケジュール】
- 化学放射線療法終了後に疾患進行が認められなかった患者を対象に，デュルバルマブ10 mg/kgを2週毎に最長12か月間，投与する
- デュルバルマブは60分間以上かけて点滴静注する
- 適切な間質性肺疾患（放射線性肺臓炎を含む）マネジメントが重要で，Grade 1では投与継続．Grade 2では休薬し，プレドニゾロン換算1～2 mg/kg/日の治療を直ちに開始．Grade 1以下に改善し，プレドニゾロン10 mg/日以下に減量できた場合に再開する．Grade 3，4では投与中止し，プレドニゾロン1～4 mg/kg/日の治療を直ちに開始する．

Summary
- 外科治療単独よりも外科治療＋術後化学療法で優位に生存期間の延長がみられ，術後化学療法はCDDP併用療法，さらにはCDDP＋VNRを標準治療と考える
- 化学放射線療法についてCBDCA＋PTXやCDDP＋DTXを標準治療と考えることができる．また，比較試験で検討されていないが，CDDP＋VNRも本邦では頻用されている
- 高齢者は，連日CBDCA投与法を用いることで化学放射線療法を行うことができる

文献

1) Pritchard RS & Anthony SP: Chemotherapy plus radiotherapy compared with radiotherapy alone in the treatment of locally advanced, unresectable, non-small-cell lung cancer. A meta-analysis. Ann Intern Med, 125: 723-729, 1996
2) Marino P, et al: Randomized trials of radiotherapy alone versus combined chemotherapy and radiotherapy in stages IIIa and IIIb nonsmall cell lung cancer. A meta-analysis. Cancer, 76: 593-601, 1995
3)「EBMの手法による肺癌診療ガイドライン2017年版」(日本肺癌学会/編), 2017
   https://www.haigan.gr.jp/modules/guideline/index.php?content_id=3
4) Furuse K, et al: Phase III study of concurrent versus sequential thoracic radiotherapy in combination with mitomycin, vindesine, and cisplatin in unresectable stage III non-small-cell lung cancer. J Clin Oncol, 17: 2692-2699, 1999
5) Curran WJ Jr, et al: Sequential vs. concurrent chemoradiation for stage III non-small cell lung cancer: randomized phase III trial RTOG 9410. J Natl Cancer Inst, 103: 1452-1460, 2011
6) Aupérin A, et al: Meta-analysis of concomitant versus sequential radiochemotherapy in locally advanced non-small-cell lung cancer. J Clin Oncol, 28: 2181-2190, 2010
7) Yamamoto N, et al: Phase III study comparing second- and third-generation regimens with concurrent thoracic radiotherapy in patients with unresectable stage III non-small-cell lung cancer: West Japan Thoracic Oncology Group WJTOG0105. J Clin Oncol, 28: 3739-3745, 2010
8) Segawa Y, et al: Phase III trial comparing docetaxel and cisplatin combination chemotherapy with mitomycin, vindesine, and cisplatin combination chemotherapy with concurrent thoracic radiotherapy in locally advanced non-small-cell lung cancer: OLCSG 0007. J Clin Oncol, 28: 3299-3306, 2010
9) Atagi S, et al: Thoracic radiotherapy with or without daily low-dose carboplatin in elderly patients with non-small-cell lung cancer: a randomised, controlled, phase 3 trial by the Japan Clinical Oncology Group (JCOG0301). Lancet Oncol, 13: 671-678, 2012
10) Albain KS, et al: Radiotherapy plus chemotherapy with or without surgical resection for stage III non-small-cell lung cancer: a phase III randomised controlled trial. Lancet, 374: 379-386, 2009
11) Katakami N, et al: A phase 3 study of induction treatment with concurrent chemoradiotherapy versus chemotherapy before surgery in patients with pathologically confirmed N2 stage IIIA nonsmall cell lung cancer (WJTOG9903). Cancer, 118: 6126-6135, 2012
12) Andre F, et al: Survival of patients with resected N2 non-small-cell lung cancer: evidence for a subclassification and implications. J Clin Oncol, 18: 2981-2989, 2000
13) Martini N, et al: Results of resection in non-oat cell carcinoma of the lung with mediastinal lymph node metastases. Ann Surg, 198: 386-397, 1983
14) Naruke T, et al: The importance of surgery to non-small cell carcinoma of lung with mediastinal lymph node metastasis. Ann Thorac Surg, 46: 603-610, 1988
15) Pearson FG, et al: Significance of positive superior mediastinal nodes identified at mediastinoscopy in patients with resectable cancer of the lung. J Thorac Cardiovasc Surg, 83: 1-11, 1982
16) Suzuki K, et al: The prognosis of surgically resected N2 non-small cell lung cancer: the importance of clinical N status. J Thorac Cardiovasc Surg, 118: 145-153, 1999
17) Okada M, et al: Induction therapy for non-small cell lung cancer with involved mediastinal nodes in multiple stations. Chest, 118: 123-128, 2000
18) Sekine I, et al: Phase I study of cisplatin, vinorelbine, and concurrent thoracic radiotherapy for unresectable stage III non-small cell lung cancer. Cancer Sci, 95: 691-695, 2004
19) Sekine I, et al: Docetaxel consolidation therapy following cisplatin, vinorelbine, and concurrent thoracic radiotherapy in patients with unresectable stage III non-small cell lung cancer. J Thorac Oncol, 1: 810-815, 2006
20) Ohyanagi F, et al: Phase II trial of S-1 and cisplatin with concurrent radiotherapy for locally advanced non-small-cell lung cancer. Br J Cancer, 101: 225-231, 2009
21) Antonia SJ, et al: Durvalumab after Chemoradiotherapy in Stage III Non-Small-Cell Lung Cancer. N Engl J Med, 377: 1919-1929, 2017
22)「肺癌内科診療マニュアル-EBMと実臨床の立場から」(山本 信之/監), 医薬ジャーナル社, 2015

第6章 小細胞肺癌

1 進展型のファーストライン

野嵜幸一郎，三浦　理

症例提示

癌性胸膜炎を伴い，上大静脈症候群を合併している70歳男性

- **症　例**　70歳男性
- **主　訴**　労作時呼吸困難
- **現病歴**　近医で高血圧症，高尿酸血症で通院中，8月上旬に労作時呼吸困難と右頸部のしこりを自覚し，CTを撮影された．右鎖骨上窩リンパ節腫大，右肺門リンパ節〜縦隔リンパ節の連続性腫大，肺内結節を指摘され，肺癌疑いとして当院へ紹介され受診した．超音波気管支内視鏡検査で#4Rリンパ節より針生検を実施され，進展型小細胞肺癌cT4N3M1a，stageⅣAと診断した．一次治療導入目的に8月下旬に入院となった．
- **既往歴**　高血圧症，高尿酸血症
- **内服薬**　ニフェジピン，アテノロール，オルメサルタン，アロプリノール
- **生活歴**　職業：運搬業．喫煙歴：20本/日×50年（20〜70歳）．アレルギー：なし
- **現　症**　ECOG PS 1, 身長 179.3 cm, 体重 71.4 kg, 血圧 108/65 mmHg, 脈拍 88/分, SpO_2 98％（room air）
- **血液検査**　WBC 6,500/mm^3, Hb 14.1 g/dL, Plt 23.7×10^4/mm^3, ProGRP 8,144 pg/mL, NSE 141.8 ng/mL, Alb 3.4 g/dL, AST 22 IU/L, ALT 12 IU/L, LDH 233 IU/L, T-Bil 0.9 mg/dL, BUN 11 mg/dL, Cr 0.84 mg/dL, Na 140 mEq/L, K 4.3 mEq/L, HbA1c（NGSP）5.1％
- **造影CT**　右鎖骨上窩リンパ節腫大あり．右肺門リンパ節〜縦隔リンパ節が連続性に腫大し，右上葉の原発巣と一塊となっている．腫瘍により上大静脈や右肺動脈，右主気管支などが圧排されており，右胸膜播種，右胸水，左肺内転移巣を認める．明らかな間質性肺炎所見は認めない．
- **病　理**　小型でN/C比強大，クロマチン顆粒状に増量，核形不整を認める異型細胞を認め，small cell carcinomaを考える所見

問題点

- 70歳，Performance status（PS）良好の進展型小細胞肺癌の一次治療は？　　　　　　　　　　　　　　　　　　　　　　　➡ p.156 **1** 参照
- 癌性胸膜炎を伴う症例に対する治療方針や気を付けるべきことは？　➡ p.158 **2** - ①，② 参照
- 上大静脈症候群を伴う症例に対するレジメン選択は？　　　　　　➡ p.158 **2** - ④ 参照

治療Strategy

ガイドラインにおいて70歳以下のPS 1症例では，一次治療としてシスプラチン（CDDP）＋イリノテカン（CPT-11）併用療法が推奨されており[1]，代替レジメンとしてプラチナ製剤＋エトポシド（ETP）併用療法が使用される．

本症例の右胸水貯留に関しては低酸素血症もなく，貯留量もそれほど多くなかった．全身薬物療法による胸水制御率は高いため[2]，胸膜癒着術は行わずに薬物療法を行う方針とした．また，輸液量の多いCDDPの一括投与は上大静脈症候群の症状の悪化が懸念されること，胸水貯留例においてはCPT-11の毒性増強が懸念されることから，カルボプラチン（CBDCA）＋ETP療法を選択した．

1 ガイドラインとエビデンス

① ガイドラインのポイント

2017年版の肺癌診療ガイドライン[1]では，進展型小細胞肺癌の治療方針について，PS 4では薬物療法は勧められないが，PS 3まではプラチナ製剤を含む併用薬物療法を行うように勧められている．

レジメンとしては，70歳以下のPS 0～2の小細胞肺癌の一次治療にはCDDP＋CPT-11が推奨されているが（推奨度1A），70歳以下でもCPT-11の毒性が懸念される場合にはCDDP＋ETPが推奨されている（推奨度2A）．また，71歳以上のPS 0～2（推奨度1A）やCDDPの一括投与ができない症例（推奨度1C），PS 3以上の症例（推奨度2C）にはCDDPの分割投与やCBDCA＋ETPが推奨されている．

② 知っておきたい，主な治験・臨床試験（表1）

a. CDDP＋ETPが世界的には標準治療（メタアナリシス）

1970年代にシクロホスファミド＋アドリアマイシン＋ビンクリスチン（CAV療法）などの多剤併用薬物療法とシクロホスファミド単剤療法の比較試験により，CAV療法の全生存期間（OS）延長が示され多剤併用療法が進展型小細胞肺癌の標準治療とされた．その後，1980年代以降にCAV療法とCDDP＋ETPとの比較試験が複数行われ，メタアナリシスではCDDPを含むレジメンが死亡リスクを有意に下げ，治療関連死の割合にも有意差を認めないことが示された[7]．そのため2000年以降はCDDP＋ETPが世界的な標準治療となった．

表1 進展型小細胞肺癌の一次治療の代表的な第Ⅲ相試験

試験	治療法	N	奏効割合	無増悪生存期間	生存期間
JCOG9511[3]	CDDP＋CPT-11	77	84.4％	6.9カ月	12.8カ月
	CDDP＋ETP	77	67.5％	4.8カ月	9.4カ月
SWOG0124[4]	CDDP＋CPT-11	324	60.0％	5.8カ月	9.9カ月
	CDDP＋ETP	327	57.0％	5.2カ月	9.1カ月
JCOG0509[5]	CDDP＋CPT-11	142	72.3％	5.6カ月	17.7カ月
	CDDP＋AMR	142	77.9％	5.1カ月	15.0カ月
JCOG9702[6]	CBDCA＋ETP	110	73.0％	5.2カ月	10.6カ月
	split CDDP＋ETP	110	73.0％	4.7カ月	9.9カ月

AMR：アムルビシン

b. CDDP＋CPT-11かCDDP＋ETPか．それが問題だ（JCOG9511試験とSWOG0124試験）

　CPT-11はDNAトポイソメラーゼⅠの阻害作用による抗腫瘍効果を発揮する薬剤で，組織型を問わず肺癌に対して高い活性を有し，わが国が中心となり開発が進められた薬剤である．

　またJCOG9511試験は標準治療であるCDDP＋ETPに対して，CDDP＋CPT-11の生存期間における優越性を検討するためのわが国で実施された第Ⅲ相試験である[3]．70歳以下，PS 0〜2，進展型小細胞肺癌154例を1：1の割り付けで試験が実施され，主要評価項目であるOSにおいてCDDP＋CPT-11群が有意に延長することが示された．この結果をもってCDDP＋CPT-11はわが国における標準治療となったが，早期に有効中止となったことでサンプルサイズが少ない，などのlimitationがあることから，海外においても同様のレジメンで検証的大規模第Ⅲ相試験が複数実施された．

　SWOG0124試験は，年齢制限なしのPS 0〜1，進展型小細胞肺癌652例を対象として，CDDP＋ETP群とCDDP＋CPT-11群の1：1割り付けで実施された第Ⅲ相試験である．結果，主要評価項目であるOSでは優越性を示せず，奏効割合（ORR）や無増悪生存期間（PFS）においても両群で差を認めなかった[4]．これらのことから海外ではCDDP＋ETPが標準治療として推奨されている．その後，CDDP＋AMRが新たな治療レジメンとして検討されたが，CDDP＋CPT-11との比較第Ⅲ相試験（JCOG0509試験）の結果，OSの非劣勢は証明できず新たな治療選択肢とはならないと結論付けられている[5]．

c. CDDPの一括投与が難しくって…（JCOG9702試験）

　心機能，腎機能，上大静脈症候群などの合併症によりCDDPの一括投与が選択しづらい症例に対しては，CBDCAを代替薬として使用することが多い．

　CDDPの一括投与が困難な進展型小細胞肺癌，すなわち70歳以上かつPS 0〜2の高齢者および70歳以下のPS 3の患者を対象に，分割CDDP＋ETPとCBDCA＋ETPとの比較第Ⅲ相試験（JCOG9702試験）が報告されている[6]．奏効割合，PFS，生存期間に有意差は認めなかったものの，分割CDDP＋ETP群で骨髄抑制が軽い傾向がみられた．しかし，使い慣れているなどの利便性の点からCBDCA＋ETP療法が日常診療では用いられていることが多いようである．

2 治療のポイント

① 限局型・進展型の定義，胸水や心囊水貯留例の扱い

これまでの肺癌取り扱い規約における小細胞肺癌の病期分類については，Veterans Administration Lung Cancer Study Groupにより提唱された，同側悪性胸水，両側鎖骨上窩リンパ節および対側縦隔リンパ節転移までを含んだものを限局型（limited disease：LD），それ以上の進展を進展型（extensive disease：ED）という定義が用いられていた．一方，悪性胸水例は根治照射不能であり，多くの臨床試験ではEDとして定義されている．IASLC（International Association for the Study of Lung Cancer）では限局型，進展型の分類は推奨しておらず，予後の解析からTNM分類が有用であると報告している[8,9]．だが，**小細胞肺癌の治療選択において，限局型と進展型の区別は臨床上有用と考えられる**．肺癌学会ガイドライン2017年版では，病変が同側胸郭内に加え，対側縦隔，対側鎖骨上窩リンパ節までに限られ（根治照射可能），悪性胸水，心囊水を有さないものを限局型小細胞肺癌と定義付けている．

② CPT-11か，ETPか

治療効果の面では，前述のJCOG9511試験そしてメタアナリシスの結果から，投与可能な症例は可能な限りCPT-11を使用することが望ましい[3]．ただ，CPT-11の使用が憚られる状況も複数存在する．**間質性肺炎合併症例に対しては，急性増悪のリスクからCPT-11の投与は禁忌とされている**．一方で，ETPは，急性増悪のリスクは比較的低いという報告[10]もあるがそうでもないという報告[11]もあり，結論は出ていない．進展型小細胞肺癌に対してのレジメンの選択肢は限られており，慎重にプラチナ製剤＋ETP併用療法を投与する場合が多い．また，**胸水や腹水などが大量に貯留した状態でCPT-11を使用すると，体液中に薬剤が移行するため，AUCが上昇し，下痢や好中球減少などの副作用が増強すると報告されており，原則として避ける方がよい**[12]．

③ UGT1A1（UDP-グルクロン酸転移酵素）

CPT-11は肝臓や各組織でカルボキシルエステラーゼによって活性体であるSN-38に変換されることで抗腫瘍効果を発揮し，肝臓でUGT1A1によってグルクロン酸抱合を受け，無毒化されたSN-38Gとして胆汁中に排泄される．UGT1A1には遺伝子多型が存在しており，2つの遺伝子多型（UGT1A1＊6，UGT1A1＊8）でいずれかをホモ，またはいずれもヘテロ接合体で持つとき，グルクロン酸抱合活性が低くなり，SN-38の代謝遅延を起こす．その結果として，Grade3以上の好中球減少や下痢などの副作用が出現しやすくなる（表2）．ただ，遺伝子多型をもつハイリスク群に対するCPT-11の推奨投与量などは確立していない．

④ 上大静脈症候群の合併

腫瘍により上大静脈が圧迫されると，顔面・頸部の腫脹，上肢の浮腫，頸部の静脈怒張，呼吸困難などを引き起こす．小細胞肺癌では約10％の罹患率と言われている．緊急性がある場合には血管内ステント留置術や放射線治療を考慮することもあるが，小細胞肺癌は薬物療法により80％が症状緩和を期待できるため[13]，薬物療法を先行させることがほとんどである．

表2　UGT1A1遺伝子多型と副作用発現率

	Grade 3以上の好中球減少	Grade 3の下痢
UGT1A1＊6とUGT1A1＊28をともにもたない	14.3％	14.3％
UGT1A1＊6またはUGT1A1＊28をヘテロ接合体としてもつ	24.1％	6.9％
UGT1A1＊6とUGT1A1＊28をヘテロ接合体としてもつ	80.0％	20.0％

カンプト®点滴静脈，トポテシン®点滴静脈，添付文書を参考に作成

ただ，CDDPベースのレジメンでは輸液量が多く，導入が困難な場合があるため，CBDCAベースでの治療導入を検討する場合が多い．

3　患者の希望を反映した治療選択

①「できれば外来で治療を行いたい」

進展型小細胞肺癌の一次治療は選択肢が限られており，長時間のCDDPレジメンや3日間のエトポシド併用療法では短期とはいえ入院治療が基本となることが多い．選択肢としては，**CDDPのショートハイドレーション法での投与や，CBDCAへの変更による外来治療への移行**を検討する．

②「癌がなくなるまで4コース以上抗癌剤をつづけられませんか」

これまでの臨床試験では4コースの投与で試験が行われているものが多く，投与コース数は4コースが推奨される．治療前の腫瘍の大きさや部位，治療の奏効具合などにより，4コース投与後の評価において「**縮小傾向だが腫瘍の残存が目立つ場合**」には6コースまで投与することも許容範囲と考えられる．実際，CDDP＋ETP療法においては，4コースと6コースでランダム化比較第Ⅲ相試験が報告されており，小細胞肺癌におけるサブセット解析では6コース群の方が全生存期間の延長傾向が示されている[14]．しかし，増悪するまで治療を継続する維持療法は，メタアナリシスで無増悪生存期間の延長は示されたものの，生存期間の延長については有用性を示されていない．

4 投与の実際

① CDDP + CPT-11

a. 投与方法

【投与スケジュール】 4週ごと4コース

Day15をSkipした場合には，3週1コースとしてDay22から次のコースを開始する．

		Day	1	8	15	22	28
CDDP	60 mg/m² 点滴静注		↓				
CPT-11	60 mg/m² 点滴静注		↓	↓	↓		

【投与順】

投与日		投与薬剤・投与量	投与時間
Day 1	主管	3号液（ソルデム®3A）500 mL	90分
		生理食塩液　500 mL 硫酸Mg補正液 1A（20 mEq）	90分
		CDDP　60 mg/m² 生理食塩液　500 mL	120分
		マンニトール20％　300 mL	60分
		生理食塩液　500 mL	90分
		3号液（ソルデム®3A）500 mL	90分
	側管	ホスアプレピタント（プロイメンド®）1V（150 mg） 生理食塩液　100 mL	30分
		パロノセトロン（アロキシ®）1V デキサメタゾン（デキサート®）9.9 mg 生理食塩液　50 mL	（CDDPの前に投与） 15分
		CPT-11（トポテシン®）60 mg/m² 生理食塩液　500 mL	90分
			計540分
Day 8,15		グラニセトロン（グラニセトロン®）1A（3 mg） デキサメタゾン（デキサート®）1V（6.6 mg） 生理食塩液　50 mL	15分
		CPT-11（トポテシン®）60 mg/m² 生理食塩液　500 mL	90分
			計105分

【投与開始基準】

	投与開始基準	
	Day1	Day8,15
好中球（/mm^3）	≧1,500	≧1,000
血小板数（/mm^3）	≧100,000	≧100,000
ヘモグロビン（g/dL）	≧9.0	-
AST/ALT（IU/L）	≦100	-
総ビリルビン（mg/dL）	≦2.0	≦2.0
非血液毒性	24時間以内に下痢を認めない 非血液毒性がG2以下	24時間以内に下痢を認めない 非血液毒性がG2以下

G：Grade

【投与のポイント】
- 本治療法において下痢，特に好中球減少を伴った下痢はときに致死的となることがあり，より慎重な対応が求められる
- CDDPの投与量は，ほかのレジメンでは75〜80 mg/m^{2}が多いが，小細胞肺癌に対するCPT-11との併用療法では60 mg/m^{2}であることに注意が必要である

 Pitfall CPT-11は明らかな間質性肺炎・下痢・腸閉塞のある症例には禁忌である．

b. 有害事象
【頻度・発現時期】

有害事象	発現時期（Day）	発現率（%） All Grade	発現率（%） Grade ≧ 3
非血液毒性			
悪心	1〜7	78.9	6.3
嘔吐	1〜7	37.3	3.5
下痢	1〜7	63.4	7.7
発熱性好中球減少	14〜	10.6	10.6
低Na血症	1〜	74.6	19.7
血液毒性			
好中球減少	7〜14	95.8	35.9
白血球減少	7〜14	88.7	22.5
貧血	14〜21	85.9	23.2
血小板減少	14〜21	12.0	2.1

JCOG0509試験より

【注意点と対策】
- CPT-11による下痢は致死的になる可能性があり，補液，ロペラミドを含めた迅速な対応が必要である
- 早発性下痢と遅発性下痢があり，CPT-11のコリンエステラーゼ阻害効果で起こる早発性の

下痢はブチルスコポラミンで対応し，投与後8時間以降に起こる遅発性下痢には主としてロペラミドを使用する
- 半夏瀉心湯や腸内のアルカリ化が遅発性下痢の予防に有効であるという報告もある
- Day8，Day15の投与後24時間以内に下痢をしている場合には次の投与をスキップする

② CBDCA + ETP

a. 投与方法

【投与スケジュール】3週ごと4コース

		Day	1	2	3	…	22
CBDCA	AUC 5 点滴静注		↓				
ETP	80 ng/m² 点滴静注		↓	↓	↓		

【投与順】

投与日	投与順	投与薬剤・投与量	投与時間
Day 1	①	パロノセトロン（アロキシ®）0.75 mg デキサメタゾン（デキサート®）6.6 mg 生理食塩液　100 mL	15分
	②	CBDCA　AUC 5 生理食塩液　100 mL	60分
	③	ETP　80 mg/m² 生理食塩液　500 mL	120分
			計90分
Day 2,3	①	デキサメタゾン（デキサート®）6.6 mg 生理食塩液　500 mL	15分
	②	ETP　80 mg/m² 生理食塩液　500 mL	120分
			計135分

【投与開始基準】

	投与開始基準（Day1）
好中球数（/mm³）	≧1,500
血小板数（/mm³）	≧100,000
ヘモグロビン（g/dL）	≧9.0
AST/ALT（IU/L）	≦100
総ビリルビン（mg/dL）	≦2.0
非血液毒性	非血液毒性がG2以下

【投与のポイント】
- 輸液量が少ないことから上大静脈症候群をきたしている症例でも使用の検討が可能である

- CBDCAレジメンは最近のガイドラインでHEC（高度催吐性リスク）に準じてアプレピタント併用が推奨されている

b. 有害事象

【頻度・発現時期】

有害事象	発現時期(Day)	発現率（%） All Grade	発現率（%） Grade≧3
非血液毒性			
低ナトリウム血症	2〜	61	16
悪心・嘔吐	1〜7	60	2
脱毛	14〜	89	0
血液毒性			
好中球減少	10〜14	99	95
白血球減少	10〜14	99	54
貧血	14〜21	90	29
血小板減少	14〜21	90	55

JCOG9702試験より（2007年のデータなので，現状とは異なる可能性がある）

【注意点と対策】
- ETPの投与の際に血管痛を伴うことがある
- 血小板減少の頻度が高く，$2.0 \times 10^4/mm^3$ 以下の場合や出血傾向があるときは血小板輸血を考慮する
- 高齢者やPS不良例に用いられることから比較的高頻度に好中球減少を認める．データが古いものしかなく，発熱性好中球減少（FN）の記載がないためガイドライン上は推奨されていないが，日常診療では状態に併せてG-CSFの一次予防を考慮してもよい

Summary

- 進展型小細胞肺癌に対するプラチナ併用療法は，奏効率は70％前後と非常に高いが，生存期間中央値は9〜12カ月程度である
- 70歳以下のPS 0〜2の進展型小細胞肺癌の一次治療にはCDDP＋CPT-11療法が用いられるが，年齢や合併症を考慮してETPをベースとしたプラチナ併用療法を用いることも選択肢である
- 進展型小細胞肺癌で使用するレジメンは非常に限られているが，年齢，間質性肺炎，上大静脈症候群やその他の合併症に応じて，安全に投与できる組合わせを選択する必要がある

文献

1) 「EBMの手法による肺癌診療ガイドライン 2017年版」（日本肺癌学会/編），2017 https://www.haigan.gr.jp/modules/guideline/index.php?content_id=3
2) Livingston RB, et al：Isolated pleural effusion in small cell lung carcinoma: favorable prognosis. A review of the Southwest Oncology Group experience. Chest, 81：208-211, 1982
3) Noda K, et al：Irinotecan plus cisplatin compared with etoposide plus cisplatin for extensive small-cell lung cancer. N Engl J Med, 346：85-91, 2002

4) Lara PN Jr, et al：Phase III trial of irinotecan/cisplatin compared with etoposide/cisplatin in extensive-stage small-cell lung cancer: clinical and pharmacogenomic results from SWOG S0124. J Clin Oncol, 27：2530-2535, 2009

5) Satouchi M, et al：Phase III study comparing amrubicin plus cisplatin with irinotecan plus cisplatin in the treatment of extensive-disease small-cell lung cancer: JCOG 0509. J Clin Oncol, 32：1262-1268, 2014

6) Okamoto H, et al：Randomised phase III trial of carboplatin plus etoposide vs split doses of cisplatin plus etoposide in elderly or poor-risk patients with extensive disease small-cell lung cancer: JCOG 9702. Br J Cancer, 97：162-169, 2007

7) Pujol JL, et al：Is there a case for cisplatin in the treatment of small-cell lung cancer? A meta-analysis of randomized trials of a cisplatin-containing regimen versus a regimen without this alkylating agent. Br J Cancer, 83：8-15, 2000

8) Vallières E, et al：The IASLC Lung Cancer Staging Project: proposals regarding the relevance of TNM in the pathologic staging of small cell lung cancer in the forthcoming (seventh) edition of the TNM classification for lung cancer. J Thorac Oncol, 4：1049-1059, 2009

9) Shepherd FA, et al：The International Association for the Study of Lung Cancer lung cancer staging project: proposals regarding the clinical staging of small cell lung cancer in the forthcoming (seventh) edition of the tumor, node, metastasis classification for lung cancer. J Thorac Oncol, 2：1067-1077, 2007

10) Minegishi Y, et al：The feasibility study of Carboplatin plus Etoposide for advanced small cell lung cancer with idiopathic interstitial pneumonias. J Thorac Oncol, 6：801-807, 2011

11) Kenmotsu H, et al：The risk of cytotoxic chemotherapy-related exacerbation of interstitial lung disease with lung cancer. J Thorac Oncol, 6：1242-1246, 2011

12) Shiozawa T, et al：Risk factors for severe adverse effects and treatment-related deaths in Japanese patients treated with irinotecan-based chemotherapy: a postmarketing survey. Jpn J Clin Oncol, 43：483-491, 2013

13) Wilson LD, et al：Clinical practice. Superior vena cava syndrome with malignant causes. N Engl J Med, 356：1862-1869, 2007

14) Veslemes M, et al：Optimal duration of chemotherapy in small cell lung cancer: a randomized study of 4 versus 6 cycles of cisplatin-etoposide. J Chemother, 10：136-140, 1998

第6章 小細胞肺癌

2 進展型のセカンドライン以降の薬物療法

齋藤良太, 井上 彰

症例提示

再発小細胞肺癌 sensitive relapse で外来治療を希望する60歳男性

- **症　例**　60歳男性
- **主　訴**　胸痛
- **現病歴**　10月に胸痛を自覚し，近医の胸部X線検査で肺癌が疑われ，紹介となった．胸部CTにて右肺S1に結節影および縦隔リンパ節腫大，肺内転移を認めた．気管支鏡検査を施行し，経気管支生検の結果，進展型小細胞肺癌cT4N2M1a, stage IVと診断した．腫瘍マーカーはProGRP（Pro-gastrin-releasing peptide）1,727 pg/mL, NSE（neuron specific enolase）45 ng/mLと上昇していた．PS 1であり，初回薬物療法としてシスプラチン＋イリノテカン療法を4コース行い，部分奏効（PR）と判定された．4コース終了から4カ月後のフォローアップCTにて肺内転移を認め，再発の診断となった．
- **既往歴**　腹部の手術歴なし，心疾患なし
- **生活歴**　職業：金融業（仕事は続けたい，外来薬物療法を希望）．喫煙歴：20本/日×40年（20〜60歳）
- **現　症**　ECOG PS 0, 身長175 cm, 体重70 kg
- **血液検査**　白血球数正常，血小板数正常，肝腎機能正常，電解質異常なし．
- **諸検査**　心機能正常，間質性肺炎なし．頭蓋内病変なし．
- **造影CT**　右肺S1に2.5×2.0 cmの結節影および縦隔リンパ節腫，肺内転移．

問題点

- 60代，PS良好，再発進展型小細胞肺癌の二次治療は？ ➡ p.166 **1** - ② 参照
- 外来薬物療法，短期入院が可能なレジメンは？ ➡ p.168 **3** - ① 参照

治療Strategy

進展型小細胞肺癌の初回薬物療法により腫瘍縮小効果が認められ，初回治療の終了から再発までの期間が90日以上経過して再発したPS良好な症例である．そのため，再発小細胞肺癌の二次治療は，①アムルビシン（AMR）単剤，②ノギテカン（NGT）単剤，③シスプラチン（CDDP）＋エトポシド（ETP）＋イリノテカン（CPT-11）（PEI）療法を提示した．心機能，腎機能が正常で，間質性肺炎を合併していないので，AMR，CDDP，CPT-11は投与可能であった．初回治療としてNGTと同じトポイソメラーゼⅠ阻害薬であるCPT-11を使用しており，かつ短期入院または外来薬物療法を希望されたので，最終的にはトポイソメラーゼⅡ阻害薬であるAMRを選択した．

1 ガイドラインとエビデンス

① 再発小細胞肺癌の分類（sensitive relapse と refractory relapse の分類）

小細胞肺癌は薬物療法や放射線治療に対する感受性が高く，限局型では80～100％で，進展型でも60～80％で治療が奏効する．しかし，80～90％の症例は2年以内に再発をきたし，小細胞肺癌全体では5年生存率が10％に満たないのが現状である．再発・増悪した場合は一般的に薬物療法に対する反応が悪く予後はきわめて不良であり，無治療での生存期間中央値（MST）は2～3カ月である．**予後に影響を及ぼす重要な因子はPSとtreatment-free interval（TFI）である．**

再発小細胞肺癌に対する多くの第Ⅱ相試験において，初回薬物療法終了後から再発までの期間が長い患者は，再発後の薬物療法の奏効率が高いことが報告されている．再発小細胞肺癌に対する二次治療の抗腫瘍効果については，初回治療終了から再発までの期間により異なるので再発小細胞肺癌は以下の2つの群に分類される．

- **sensitive relapse**：初回薬物療法により腫瘍縮小効果が認められ，初回治療の終了から再発までの期間が90日以上経過して再発した場合
- **refractory relapse**：初回薬物療法により腫瘍縮小効果を認めない，または腫瘍縮小効果を認めても初回治療の終了から再発までの期間が90日未満で再発した場合

Sensitive relapseの方が再発時の薬物療法の効果が高く，生存期間が長い．

② ガイドラインのポイント

2017年版の肺癌診療ガイドライン[1]では，再発小細胞肺癌sensitive relapseにおいて薬物療法を行うように強く推奨している（推奨度1B）．ガイドラインで推奨しているレジメン

は，NGT（推奨度2A），PEI療法（推奨度2B），AMR（推奨度2C）である．

また，再発小細胞肺癌 refractory relapse には，標準治療は確立されていないが，全身状態を考慮したうえで，薬物療法を行うよう推奨している（推奨度1C）．ガイドラインで提案しているレジメンは，AMR（推奨度1C）である．

2 知っておきたい主な治験・臨床試験

これまでに再発小細胞肺癌に対する二次治療について，大規模な第Ⅲ相試験がいくつか報告されており，以下に紹介する．

① NGT vs CAV

TFI 60日以上の sensitive relapse に対して，NGT とシクロホスファミド（CPA），アドリアマイシン（ADM），ビンクリスチン（VCR）の3剤併用療法（CAV療法）を比較する第Ⅲ相試験が行われ，奏効率 NGT 24.3％ vs CAV 18.3％（$p=0.285$），MST は NGT 25週 vs 24.7週（$p=0.795$）であり，ともに有意差を認めなかった[2]．しかし臨床症状に関しては，NGT群においてより良好な改善効果が認められた．Grade 4の好中球減少は CAV群に多く，貧血や血小板減少は NGT 群に多かった．

② 経口投与NGT vs BSC

TFI 45日以上の sensitive relapse に対して，経口投与 NGT と best supportive care（BSC）を比較する第Ⅲ相試験が行われ，MST は NGT 25.9週 vs BSC 13.9週であり，NGT群で有意に生存期間の延長が認められた[3]．

③ 経口投与NGT vs 静脈投与NGT

TFI 90日以上の sensitive relapse に対して，NGT の経口投与と経静脈投与を比較する第Ⅲ相試験が行われ，奏効率は経口 18.3％ vs 静脈 21.9％，MST は経口 33週 vs 静脈 35週であり，ともに両群に有意差を認めなかった[4]．

④ AMR vs NGT

初回治療後に再発した小細胞肺癌に対して，二次治療における AMR と NGT を比較する第Ⅲ相試験が行われ，主要評価項目である MST は AMR 7.5カ月 vs NGT 7.8カ月（$p=0.1701$）と有意差を認めず，AMR による全生存期間の延長は示されなかった．しかし，副次評価項目である奏効率（31.1％ vs 16.9％，$p=0.0001$），無増悪生存期間（PFS）中央値（4.1カ月 vs 3.5カ月，$p=0.0182$），症状コントロールは AMR で有意な改善を認めた[5]．さらにサブセット解析で，sensitive relapse において AMR群と NGT群に生存期間の有意な差は認められなかったが（MST 9.2カ月 vs 9.9カ月，$p=0.6164$），refractory relapse においては AMR群で有意に生存期間が延長していた（MST 6.2カ月 vs 5.7カ月，$p=0.0469$）．AMR療法による主要評価項目の全生存期間の延長は認めなかったが，AMR の有効性は海外においても再認識されることになった．

3 治療の選択と進め方のコツ

①Sensitive relapse に対する治療

　前述の大規模な第Ⅲ相試験の結果により，sensitive relapse に対しては欧米では NGT が標準的薬物療法とみなされており，唯一，再発小細胞肺癌に対して承認された薬剤となっている．NGT は他剤との併用療法も試みられたが血液毒性が高度になるため，再発小細胞肺癌に対する NGT の治療としては単剤による治療が一般的となっている．

　AMR と NGT を比較する 3 つの試験が行われ[5〜7]，sensitive relapse のみを対象とした第Ⅱ相試験においては MST 9.2 カ月 vs 7.6 カ月と同等であり[6]，第Ⅲ相試験のサブグループ解析においても sensitive relapse の MST は 9.2 カ月 vs 9.9 カ月（HR 0.936，95％CI：0.724〜1.211，$p=0.615$）と AMR の NGT に対する優越性は示されなかった[5]．また，9 つの試験のシステマティックレビューが行われた結果，日本人の sensitive relapse に対する AMR の効果は奏効率 61％，1 年生存率 51％と報告されている[8]．AMR は sensitive relapse に対して他の薬剤に対する優越性を示すデータは存在しないものの，有効な薬剤の 1 つであり，2017 年版の肺癌診療ガイドラインでは，その有効性と利便性の高さから行うよう推奨している．

　CPT-11 単剤療法の奏効率（47％）が高いことも報告されているが[9]，小規模な第Ⅱ相試験の結果であり，第Ⅲ相試験で有効性が確認されておらず，標準治療とはみなされていない．

　また，初回薬物療法と同様の併用療法を実施した場合（re-challenge）でも 46〜62％の奏効割合が 1980 年代に報告されていて[10,11]，NCCN 腫瘍学臨床診療ガイドラインでは，初回薬物療法と同様の併用療法が推奨されている．しかし，静岡がんセンターの Wakuda らは，90 日以上経過して再発を認める sensitive relapse に対する re-challenge の有効性を AMR 単剤と比較したレトロスペクティブな解析結果を報告しているが，MST 14.4 カ月 vs 12.6 カ月（$p=0.38$）と re-challenge における有意な生存期間延長は認めなかった．また北日本のグループからは sensitive relapse に対する re-challenge の有効性を AMR と比較した第Ⅱ相試験が行われ，主要評価項目である奏効率は，re-challenge で 43％，AMR で 67％であり，副次評価項目である PFS は，re-challenge で 5.1 カ月，AMR で 5.4 カ月であった[12]．re-challenge における有意な結果は得られておらず，ある程度 re-challenge が奏効することは確かであるものの，生存にどの程度寄与するかは不明であり，標準治療とはいえない．

　わが国では，sensitive relapse の再発小細胞肺癌患者の二次治療として，標準的治療である NGT に対する PEI 療法の優越性を検証するため，第Ⅲ相試験（JCOG0605 試験）を実施した．主要評価項目である MST は，PEI 療法群 18.2 カ月で，NGT 療法群 12.5 カ月に比べ有意に延長した（$p=0.0079$）．副次評価項目である奏効率は PEI 84.3％，NGT 26.7％であり，PFS 中央値は PEI 5.7 カ月，NGT 3.6 カ月であり，PEI 療法で有意に勝っている結果であった．また多変量解析でも，PEI 療法は NGT 療法に比べ有意な予後因子であった[13]．しかし，Grade 3〜4 の白血球減少，貧血，血小板減少，発熱性好中球減少（FN）は PEI 療法において頻度が明らかに高く，重篤な有害事象の発現頻度が増加した．PEI 療法は再発からの生存期間が 18.2 カ月と NGT 療法と比較して約 6 カ月の生存期間延長を認めており，確かに有効性が高い治療であり，PEI 療法は sensitive relapse の再発小細胞肺癌の新たな標準的治

療の1つであると考えられるが，薬物療法の主流が外来薬物療法であること，PEI療法はFN予防のためのG-CSF投与など，投与方法が複雑で，入院期間も長いことなど，**毒性管理や簡便性の点で現在の医療状況にややそぐわない面もある**．しかし，効果には明らかな差があり，選択肢の1つとしてメリット，デメリットをよく説明し，患者意向を確認の上，実施することを推奨する．今後，同等の効果で，より毒性が低い，あるいはより簡便な治療法が開発されることが望ましい．

② Refractory relapseに対する治療

Refractory relapseに対するNGT療法の治療成績は奏効割合が0～11％にすぎず，十分な効果が期待できるわけではない．AMR療法は第Ⅱ相試験においてrefractory relapseに対する比較的良好な治療成績（奏効率：17～60％，MST：5.3～10.3カ月）が示されている．また前述のNGTとの第Ⅲ相比較試験のサブセット解析で，refractory relapseにおいてMSTがAMR 6.2カ月 vs NGT 5.7カ月（$p=0.0469$）と，AMR群で有意に生存期間が延長していたことが報告されている[5]．2012年にはJCOGで行われたrefractory relapseに対するAMR療法の大規模な第Ⅱ相試験の結果（JCOG0901試験）が報告され，奏効率32.9％，MST8.9カ月であった[14]．9つの試験のシステマティックレビューが行われた結果，日本人のrefractory relapseに対するAMRの効果は奏効率38％，1年生存率34％と報告されている[8]．**refractory relapseにおける標準治療は確立されていないが，上記の結果よりrefractory relapseに対してAMR単剤療法を行うよう推奨される．**

③ 再発小細胞肺癌の治療期間

再発小細胞肺癌の治療期間に関してはNGT，AMRなどの単剤は効果と副作用のバランスを見ながら継続（サイクル数に制限はなし）することが基本とされている．PEI療法では2週ごとに5サイクルくり返すことが推奨されている．

④ 三次治療以降の薬物療法

再発小細胞肺癌における三次治療以降の薬物療法の有用性を示したエビデンスは存在せず，PS良好例に対しては前治療で治療していない薬剤を選択肢として治療方針を検討する．

三次治療以降になると薬物療法の奏効割合は低下し，治療によりQOLが低下する症例も多く経験する．特にPS不良例においては，BSCも考慮に入れた治療計画を立案することが重要である．

4 投与の実際

① AMR

a. 投与方法

【投与スケジュール】3週間ごとPDまで継続（サイクル数制限なし）

		Day	1	2	3
AMR	40 mg/m²		↓	↓	↓

【投与順】

投与日	投与順	投与薬剤・投与量	投与時間
Day 1, 2, 3	①	デキサメタゾン（デキサート®）6.6 mg パロノセトロン（アロキシ®）0.75 mg 生理食塩液　50 mL	15分
	②	生理食塩液　50 mL	10分
	③	アムルビシン（カルセド®）40 mg/m² 生理食塩液　50 mL	5分
	④	生理食塩液　50 mL	5分
			計35分

【適応基準】
- 病理学的に小細胞肺癌と確定診断されている
- 小細胞肺癌に対して既治療であり，画像にて再発が確認されている
- PSが0〜2である
- 主要臓器が保たれている．ただし，各コースの開始基準には，ヘモグロビンを含めない

	投与開始基準
好中球数（/mm³）	≧1,500
血小板数（/mm³）	≧100,000
ヘモグロビン（g/dL）	≧9.0
総ビリルビン（mg/dL）	≦2.0
AST/ALT（IU/L）	≦100
クレアチニン（mg/dL）	≦1.5
非血液毒性	Grade ≦ 2

【禁忌】
- 重篤な骨髄抑制を有する
- 治療を必要とする活動性の感染症がある
- 胸部単純X線写真で明らかで，かつ臨床症状のある間質性肺炎，肺線維症を有する
- 心機能異常がある

【投与のポイント】

- 胸部単純X線写真で明らかで，かつ臨床症状のある間質性肺炎，肺線維症を有する患者に禁忌となっている．ただし，CT画像上，間質性陰影を認める小細胞肺癌12例に対してAMRを投与したところ，4例（33％）に急性増悪を認めたとの報告があり，症状がなくCTのみで間質性陰影が認められるような症例にも投与は控えるべきと考えられる
- AMRは壊死性抗癌剤に分類され，少量の血管外漏出でも皮膚の壊死を起こす可能性があるため，確実に静脈ラインを確保したうえで，逆血・自然滴下を確かめ，血管外漏出を可能な限り予防する．血管外漏出時にはエビデンスは乏しいが，ステロイドの局所注射を行い，必要に応じて皮膚科医に相談を行っている．3日連続投与となるため，ほかの血管炎を起こす薬剤（ビノレルビン，タキサン系薬剤）と比較すると，2日目，3日目の投与血管が脆くなっており，特に注意が必要である
- ほかのアントラサイクリン系薬剤では，心筋障害，さらにうっ血性心不全などの症状が現れるとの報告がある．そのため，心機能に対する観察を十分に行い，異常が認められた場合には，休薬または投与の中止をする．しかし，実地臨床ではあまり問題になっていない
- 本レジメンのFN発症率は，約5％〜27％であり，薬物療法の1コース目から，G-CSF製剤を投与する一次予防的投与をFN発症のリスクを考慮して検討する

 Pitfall AMRは，間質性肺炎・肺線維症の合併例には禁忌である．

【減量基準】

下記の事象がみられたら，一段階減量する．

	減量基準
白血球（/mm³）	＜1,000
5日間好中球減少（/mm³）	＜500
血小板減少（/mm³）	＜25,000
発熱性好中球減少症	Grade 3
感染	Grade 3
非血液毒性 （悪心，低Na血症，体重減少，食欲不振，嘔吐，便秘は除く）	Grade 3

【減量早見表】

減量レベル	AMR
初回投与量	40 mg/m²
1段階減量	35 mg/m²
2段階減量	30 mg/m²
3段階減量	中止

b. 有害事象
【頻度】

有害事象	発現率（％） Grade ≧ 3
血液毒性	
白血球減少	70.0〜85.4
好中球減少	83.3〜93.9
血小板減少	20.0〜28.0
非血液毒性	
悪心	1.2〜5.0
全身倦怠感	1.2〜17.0
発熱性好中球減少症	5.0〜26.8
肺臓炎	0〜3.7

② NGT

a. 投与方法

【投与スケジュール】3週間ごと PD まで継続（サイクル数制限なし）

		Day	1	2	3	4	5
NGT	1 mg/m²		↓	↓	↓	↓	↓

【投与順】

投与日	投与順	投与薬剤・投与量	投与時間
Day 1, 2, 3, 4, 5	①	デキサメタゾン（デキサート®）6.6 mg 生理食塩液　50 mL	15分
	②	生理食塩液　50 mL	5分
	③	ノギテカン（ハイカムチン®）1.0 mg/m² 生理食塩液　100 mL	30分
	④	生理食塩液　50 mL	5分
			計55分

【適応基準】
- 病理学的に小細胞肺癌と確定診断されている
- 小細胞肺癌に対して既治療であり，初回治療の最終日から90日以上経過して，画像にて再発が確認されている
- PSが0〜2である
- 主要臓器が保たれている．ただし，各コースの開始基準には，ヘモグロビンを含めない

	投与開始基準
好中球数（/mm³）	≧1,500
血小板数（/mm³）	≧100,000
ヘモグロビン（g/dL）	≧9.0
総ビリルビン（mg/dL）	≦2.0
AST/ALT（IU/L）	≦100
クレアチニン（mg/dL）	≦1.5
非血液毒性	Grade ≦2

【禁忌】
- 重篤な骨髄抑制を有する
- 治療を必要とする活動性の感染症がある

【投与のポイント】
- 本レジメンのFN発症率は2％であり、薬物療法の1コース目からG-CSF製剤を投与する一次予防的投与は推奨されない
- NGTは主として、尿中から排泄され、腎障害のある患者では、毒性が増強するおそれがある。クレアチニンクリアランス20～39 mL/分では50％に減量し、20 mL/分未満の症例に対して投与は行わない。一方、肝機能低下による影響は受けにくいとされている
- 間質性肺炎または肺線維症を有する患者に対してNGTは慎重投与であるが、間質性肺炎の急性増悪の発症率は20％強とやや高頻度であることを念頭に置いておく必要がある

【減量基準】
下記の事象がみられたら、一段階減量する.

	減量基準
白血球（/mm³）	＜1,000
5日間好中球減少（/mm³）	＜500
血小板減少（/mm³）	＜25,000
発熱性好中球減少症	Grade 3
感染	Grade 3
非血液毒性（悪心，低Na血症，体重減少，食欲不振，嘔吐，便秘は除く）	Grade 3

【減量早見表】

減量レベル	NGT
初回投与量	1.0 mg/m²
1段階減量	0.8 mg/m²
2段階減量	0.6 mg/m²
3段階減量	中止

b. 有害事象
【頻度】

有害事象	発現率（%）			
	All Grade	Grade 3	Grade 4	Grade ≧ 3
血液毒性				
白血球減少	99	47	4	51
好中球減少	100	52	33	85
血小板減少	78	21	7	41
非血液毒性				
悪心	45	2	0	2
全身倦怠感	38	1	0	1
発熱性好中球減少症		7	0	7
肺炎	5	3	1	4
肺臓炎	2	1	1	2

③ CDDP ＋ ETP ＋ CPT-11

a. 投与方法
【投与スケジュール】

G-CSF製剤の投与は，1コース目の9日目以降，連日投与する．

		Day	1	2	3	…	8	…	14
CDDP	25 mg/m²		↓				↓		
ETP	60 mg/m²		↓	↓	↓				
CPT-11	90 mg/m²						↓		

上記2週間を1コースとし，5コースまで繰り返す．

【投与順】

投与日	投与順	投与薬剤・投与量	投与時間
Day 1	①	デキサメタゾン（デキサート®）6.6 mg グラニセトロン（グラニセトロンバッグ）3.0 mg	15分
	②	エトポシド（エトポシド）60 mg/m² 5％ブドウ糖液　500 mL	120分
	③	シスプラチン（シスプラチン）25 mg/m² 生理食塩液　500 mL	90分
	④	生理食塩液　500 mL	90分
	⑤	3号液（ソルデム3A輸液）500 mL	90分
			計405分

Day 2, 3	①	デキサメタゾン（デキサート®）6.6 mg 生理食塩液　50 mL	15分
	②	エトポシド（エトポシド）60 mg/m² 5％ブドウ糖液　500 mL	120分
	③	生理食塩液　500 mL	90分
			計225分
Day 8	①	デキサメタゾン（デキサート®）6.6 mg グラニセトロン（グラニセトロンバッグ）3.0 mg	15分
	②	イリノテカン（トポテシン®）90 mg/m² 5％ブドウ糖液　500 mL	90分
	③	シスプラチン（シスプラチン）25 mg/m² 生理食塩液　500 mL	90分
	④	生理食塩液　500 mL	90分
	⑤	3号液（ソルデム®3A輸液）500 mL	90分
			計375分
Day 9, 10	①	生理食塩液　500 mL	90分
	②	3号液（ソルデム®3A輸液）500 mL	90分
			計180分

【適応基準】
- 病理学的に小細胞肺癌と確定診断されている
- 小細胞肺癌に対して既治療であり，初回治療の最終日から90日以上経過して，画像にて再発が確認されている
- PSが0〜2である
- 主要臓器が保たれている

	投与開始基準
好中球数（/mm³）	≧1,500
血小板数（/mm³）	≧100,000
ヘモグロビン（g/dL）	≧9.0
総ビリルビン（mg/dL）	≦2.0
AST/ALT（IU/L）	≦100
クレアチニン（mg/dL）	≦1.5 かつクレアチニンクリアランス≧60 mL/分
非血液毒性	Grade≦2

【禁忌】
- 間質性肺炎合併・腸閉塞，重度の腎機能障害を合併している

 Pitfall　CPT-11は，間質性肺炎・肺線維症の合併例には禁忌である．

【各コース内の投与基準】

	投与開始基準
好中球数（/mm³）	≧1,500
白血球数（/mm³）	≧2,000
血小板数（/mm³）	≧50,000
総ビリルビン（mg/dL）	≦2.0
AST/ALT（IU/L）	≦100
クレアチニン（mg/dL）	≦2.0
非血液毒性	Grade≦2

【投与のポイント】

- 本レジメンのFN発症率は約30％と高く，薬物療法の1コース目からG-CSF製剤を投与する一次予防的投与が推奨される
- 実際には1コース目の投与9日目以降，抗癌剤の投与日を除き連日投与を行い，白血球が10,000/mm³以上となったときにはG-CSFの投与は中断する．中断した際には3日以内ごとに白血球を確認し，10,000/mm³未満となった際にはG-CSFの投与を再開する
- フィルグラスチム（ジーラスタ®）は，薬物療法開始14日前から終了後24時間以内に投与した際の安全性が確立しておらず，本レジメンでは使用しない

【減量基準】

下記の事象がみられたら，CDDP，ETPは変更せず，CPT-11のみ1段階減量する．

	減量基準
白血球（/mm³）	＜1,000
5日間好中球減少（/mm³）	＜500
血小板減少（/mm³）	＜10,000
発熱性好中球減少症	Grade 3
感染	Grade 3
非血液毒性 （悪心，低Na血症，体重減少，食欲不振，嘔吐，便秘は除く）	Grade 3
下痢	Grade 2 or 3

【減量早見表】

減量レベル	CPT-11
初回投与量	90 mg/m²
1段階減量	70 mg/m²
2段階減量	50 mg/m²
3段階減量	中止

b. 有害事象

【頻度】

有害事象	発現率（%）			
	All Grade	Grade 3	Grade 4	Grade ≧ 3
血液毒性				
白血球減少	97	46	34	80
好中球減少	95	26	58	84
血小板減少	78	30	11	41
非血液毒性				
悪心	54	0	1	1
下痢	64	6	2	8
全身倦怠感	55	1	1	2
発熱性好中球減少症	-	29	2	31

Summary

- Sensitive relapseに対する治療としては，AMR，NGT，PEI療法などがあげられる．また，ある程度re-challengeも有効であるものの，どの程度生存に寄与するかは不明であり，標準治療とは考えられていない
- Refractory relapseに対する治療に標準治療は確立されていないが，AMRが有効な選択肢と考えられている
- 三次治療以降に関しては明確なエビデンスはない．PS良好なら前治療で使用してない薬物の使用を，PS不良例ではBSCも考慮に入れた治療計画を立てる

文献

1) 「EBMの手法による肺癌診療ガイドライン 2017年版」(日本肺癌学会/編)，2017
   https://www.haigan.gr.jp/modules/guideline/index.php?content_id=3
2) von Pawel J, et al：Topotecan versus cyclophosphamide, doxorubicin, and vincristine for the treatment of recurrent small-cell lung cancer. J Clin Oncol, 17：658-667, 1999
3) O'Brien ME, et al：Phase III trial comparing supportive care alone with supportive care with oral topotecan in patients with relapsed small-cell lung cancer. J Clin Oncol, 24：5441-5447, 2006
4) Eckardt JR, et al：Phase III study of oral compared with intravenous topotecan as second-line therapy in small-cell lung cancer. J Clin Oncol, 25：2086-2092, 2007
5) von Pawel J, et al：Randomized phase III trial of amrubicin versus topotecan as second-line treatment for patients with small-cell lung cancer. J Clin Oncol, 32：4012-4019, 2014
6) Jotte R, et al：Randomized phase II trial of single-agent amrubicin or topotecan as second-line treatment in patients with small-cell lung cancer sensitive to first-line platinum-based chemotherapy. J Clin Oncol, 29：287-293, 2011
7) Inoue A, et al：Randomized phase II trial comparing amrubicin with topotecan in patients with previously treated small-cell lung cancer: North Japan Lung Cancer Study Group Trial 0402. J Clin Oncol, 26：5401-5406, 2008
8) Horita N, et al：Amrubicin for relapsed small-cell lung cancer: a systematic review and meta-analysis of 803 patients. Sci Rep, 6：18999, 2016
9) Masuda N, et al：CPT-11: a new derivative of camptothecin for the treatment of refractory or relapsed small-cell lung cancer. J Clin Oncol, 10：1225-1229, 1992
10) Postmus PE, et al：Retreatment with the induction regimen in small cell lung cancer relapsing after an initial response to short term chemotherapy. Eur J Cancer Clin Oncol, 23：1409-1411, 1987

11) Giaccone G, et al : Reinduction chemotherapy in small cell lung cancer. Eur J Cancer Clin Oncol, 23 : 1697-1699, 1987
12) Inoue A, et al : Randomized phase II trial comparing amrubicin with re-challenge of platinum doublet in patients with sensitive-relapsed small-cell lung cancer: North Japan Lung Cancer Study Group trial 0702. Lung Cancer, 89 : 61-65, 2015
13) Goto K, et al : A randomized phase III study of cisplatin (CDDP), etoposide (ETOP) and irinotecan versus topotecan as second-line chemotherapy in patients with sensitive relapsed small-cell lung cancer (SCLC): Japan Clinical Oncology Group study JCOG0605. J Clin Oncol, 32, 15_suppl : 7504, 2014
14) Murakami H, et al : A single-arm confirmatory study of amrubicin therapy in patients with refractory small-cell lung cancer: Japan Clinical Oncology Group Study (JCOG0901). Lung Cancer, 84 : 67-72, 2014

第6章 小細胞肺癌

3 限局型の治療（術後補助化学療法，化学放射線療法）

小澤雄一

症例提示

半年おきに胸部検診を受けていた37歳男性

- **症例**：37歳男性
- **主訴**：なし（胸部異常影）
- **現病歴**：半年おきに胸部検診を受けていたが，異常を指摘されたことはなかった．11月上旬の定期検診ではじめて異常を指摘され，当院を受診．CTで，左中～後縦隔および左胸腔に達する塊状影を認めた．経気管支生検にて小細胞肺癌と診断し，脳MRIおよびPET-CTと併せてStage ⅢA（cT4 N1 M0）限局型と判断し，治療目的にて11月下旬に入院となった．
- **既往歴・内服歴**：特記事項なし
- **生活歴**：職業：会社員．喫煙：15本/日×17年（20～37歳）．アレルギー：なし
- **現症**：ECOG PS 0，身長 167 cm，体重 63.7 kg（明らかな体重減少なし）
- **血液検査**：WBC 6,560/mm^3, Hb 16.8 g/dL, Plt 419,000/mm^3, TP 7.9 g/dL, Alb 4.6 g/dL, AST 21 IU/L, ALT 24 IU/L, LDH 216 IU/L, T-Bil 0.3 mg/dL, BUN 10 mg/dL, Cr 0.71 mg/dL, Na 140 mEq/L, K 4.0 mEq/L, NSE 38.1 ng/mL, ProGRP 554 pg/mL. ABG：pH7.403, PaO$_2$ 76.8 torr, PaCO$_2$ 41.1 torr．
- **造影CT**：左肺門および上縦隔領域（#4R）にそれぞれ長径 57 mm，68 mm の腫瘍構造が認められる．縦隔の病変は気管や大動脈を前方に圧排している．
- **PET-CT**：左縦隔内および左肺門の腫瘍に，それぞれSUVmax 28.9，39.7の高集積を認める（図1）．
- **肺機能検査**：VC 4.19L，%VC 95%，FEV$_{1.0}$ 3.35L，%FEV$_{1.0}$ 88%，FEV$_{1.0}$/FVC 80%

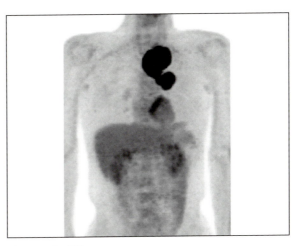

図1 PET-CT

問題点

- PS良好，Ⅲ期限局型小細胞肺癌の標準的治療は？ ➡ p.180 **1** - ② -a 参照
- 放射線を照射する方法とタイミングは？ ➡ p.181 **1** - ② -b 参照
- 放射線に併用する抗癌剤の選択肢は？ ➡ p.181 **1** - ② -c 参照
- 標準的治療を完遂した後の対応は？ ➡ p.182 **1** - ② -d 参照

治療Strategy

腎臓・肝臓などの主要臓器に目立った問題がなく，比較的若年であり，患者としても最も効果が期待できる治療を希望されたことから，シスプラチン（CDDP）とエトポシド（ETP）の併用療法と，放射線治療として合計45 Gyの加速過分割照射（AHF）を同時に行った．放射線併用期間中は4週間を1コースとし，併用終了後は3週間を1コースとして，CDDP＋ETPは合計4コースを行った．本症例では，4コース終了時点で完全寛解（CR）が得られていたことから，治療終了後に予防的全脳照射（PCI）を25 Gy/10回で行った．

1 ガイドラインとエビデンス

① ガイドラインのポイント

本邦の2017年版肺癌診療ガイドライン[1]においては，病変が同側胸郭内に加えて，対側縦隔，対側鎖骨上窩リンパ節までに限られており悪性胸水，心嚢水を有さないものを限局型小細胞肺癌と定義している．これはTNM分類（第8版）でのⅠ期からⅢC期の一部に相当する．そのうえで，PS 0～2かつ臨床病期Ⅰ期の場合に外科的切除を，Ⅱ～Ⅲ期の限局型小細胞肺癌には，薬物療法と胸部放射線治療を併用で行うこと（推奨度1A），可能な限り早期から同時に，AHFで行うことが推奨されている（それぞれ推奨度1B）．薬物療法レジメンについてはCDDP＋ETPが強く推奨（推奨度1C）されており，CDDP＋ETPが投与困難な場合には，カルボプラチン（CBDCA）＋ETP療法後に逐次放射線治療を行うことが弱く推奨されている（推奨度2D）．また，限局型小細胞肺癌のうち初期治療でCRが得られた症例では，PCIを行うこと（推奨度1B），25 Gy/10回の照射とすること（推奨度2B）が推奨されている．

② 知っておきたい，主な治験・臨床試験

a. その時，標準が動いた！ 薬物療法と放射線治療の早期同時併用

1992年に報告された2つのメタアナリシスにて，**薬物療法と放射線治療の併用が薬物療法に比べて有意に生存期間を延長することが示されて以来，薬物療法と放射線治療の併用が限局型小細胞肺癌治療の標準として確立されている**．

併用のタイミングについては，2004年にFriedらが行ったメタアナリシスでは，早期（ここでは薬物療法開始から9週間以内）からの照射がわずかながら有意に生存期間を延長する

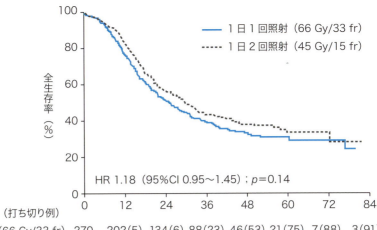

図2 CONVERT試験（全生存期間）
文献7より引用

との結果であったが[2]，その後2006年にSpiroらにより報告された第Ⅲ相試験では早期同時併用群の後期同時併用群に対する優位性が示されず[3]，これらを含めた2つのメタアナリシスではいずれも早期併用群の優位性は示されなかった[3,4]．

しかし，プラチナ製剤を含むレジメンを併用した群に対するサブグループ解析では，早期同時照射（ここでは薬物療法開始から30日以内）が5年生存率の改善に有効（HR 0.65, $p=0.02$）であることが示されており，また，プラチナ製剤を含むレジメンと放射線治療の同時併用が行われたランダム化第Ⅲ相試験の4つのみを対象とした別のメタアナリシスでも，HR 0.63, $p=0.05$で早期併用群の優位性が示された[5]ことから，**現在標準と考えられるCDDP＋ETPと放射線治療の併用においては，早期からの同時照射が最善であると考えられる**．

b. 放射線照射の方法は？ とにかく短期に集中照射 vs 時間がかかっても高線量照射

1回1.5 Gyの照射を1日2回（3 Gy/日），3週間で行うAHF（45 Gy/30回）と，1回1.8 Gyを1日1回，5週間で行う通常照射（45 Gy/25回）を比較するランダム化試験がTurrisiらによって行われ，生存期間中央値23カ月 vs 19カ月（$p=0.04$），5年生存率26% vs 16%とAHFで有意な生存期間の延長が示された[6]．

その後2017年にはFinnらにより，同じく45 Gy/30回のAHF群と，1日1回2 Gyで45日間かけて線量を66 Gyまで照射する群（66 Gy/33回）とを比較する第Ⅲ相試験であるCONVERT試験の結果が報告された．547名が登録された本試験は66 Gyの通常照射群が勝つと想定したものであったが，生存曲線において，有意差はないものの45 GyのAHF群が常に上回るという結果であった（HR 1.18, $p=0.14$）[7]（図2）．2群間で有害事象にも大きな差はなかったことから，**限局型小細胞肺癌に対して薬物療法と併用する放射線治療は，可能な限り45 Gy/15回のAHFで行うべきと考えられる．ただし，AHFが困難な場合においては，66 Gyの通常照射で代替できると思われる**．

c. 併用する抗癌剤は？ 本当はもう少し選択肢が欲しいが…

化学放射線療法における最適なレジメンを探すことを目的とした臨床試験はこれまで行わ

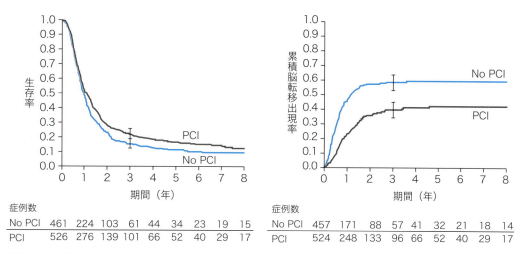

図3 Aupérinらのメタアナリシス（全生存期間および無増悪生存期間）
文献9より引用

れていないが，AHFとの併用時期について検討された6つの臨床試験のうち，4つでCDDP＋ETPが用いられており，現在これが標準レジメンと認識されている[1]．

近年，1コースのCDDP＋ETPと放射線治療併用の後に，のこりの3コースについてCDDP＋ETPを続けた群と，CDDP＋イリノテカン（CPT-11）に変更した群とを比較した第Ⅲ相試験であるJCOG0202試験の結果が報告されたが，生存期間はほぼ同等であった[8]．この結果から，CDDP＋ETPは放射線治療併用時から4コース継続されるべきであると考えられる．CBDCAについては，**2**-②に記載する．

d. 世界的標準．予防的全脳照射の光と影

Aupérinらは1977年から1995年までの7つの試験を対象としたメタアナリシスにより，初回治療によりCRが得られた症例に対してPCIを行うことで，3年間の累積脳転移発生率を58.6％から33.3％に低下させ，生存期間を有意に延長（HR 0.84, $p=0.01$）することを報告した（図3）．対象となった987例のうち847例が限局型であったことから，これ以降**限局型においてPCIが標準として認識されている**[9]．また，2001年にMeertらが1977年から1998年までに報告された12の臨床試験，1547例を対象として再度メタアナリシスを行っているが，初回治療でCRに至った症例群において，やはり有意に生存期間が延長していた[10]．これらの結果から，**限局型小細胞肺癌において初回治療によりCRが得られた場合には，PCI（25 Gy/10回）を行うことが標準と考えられる**．

ただし，Gondiらにより，2つの第Ⅲ相試験のメタアナリシスにて，PCI後6カ月，12カ月後の両方で認知機能の統計学的に有意な低下がみられたことが報告され[11]，また，脳転移症例に対してほぼ同じ照射線量で全脳照射を加えた場合に同様の結果がみられることも示されている[12]．まだ**不明な点も多いが，PCIによる認知機能への影響には注意が必要と思われる**．

Pitfall 限局型小細胞肺癌で初回治療終了後にCRと判定された症例に対して脳造影MRIを行ったところ32.5％で新しく脳転移が見つかったとする報告[13]もあり，PCIを適応する場合には，できるだけ脳造影MRIで脳転移がないことを直前に確認しておくことが望ましい．

> **MEMO** PCIの適応基準
>
> Aupérinらのメタアナリシス[9]が対象とした臨床試験では，CRの判定基準は試験ごとに別々に規定され，胸部X線のみで判断されたものも含まれており，PCIの適応基準はある程度柔軟に考えてもよいと思われる．JCOG0202試験では，RECIST基準のCRに加えて，標的病変の最大径の和が70％以上減少した場合もPCIを行っている[8]．

2 治療の選択と進め方のコツなど．

① 手術の適応はどこまで？ 非小細胞肺癌との違い

非小細胞肺癌ではⅠ期からⅢ期の一部までが外科的切除の適応となるのに対して，小細胞肺癌では進行が早いことが多く，また，薬物療法および放射線治療の有効性が高いことから，**外科的切除の適応はⅠ期のみとされ，Ⅱ～ⅢC期の一部までが化学放射線療法の適応となる**．実際のところ，外科的切除と化学放射線療法や，術後化学療法の有無を比較する臨床試験は存在しないためはっきりしない点が多いが，外科的切除後にCDDP＋ETPを4コース行い，Ⅰ期で3年生存率68％，病理学的にⅠA期の症例では5年生存率73％と良好であったことが本邦の第Ⅱ相試験で報告されていることもあり[14]，Ⅰ期症例における外科的切除後は，CDDP＋ETPを4コース投与することが現時点では標準と認識されている．

今回提示の症例はⅢA期であるため外科的切除の適応はなく，化学放射線療法が選択された．

② CDDPかCBDCAか

前述の通り，限局型小細胞肺癌における薬物療法とAHF併用のタイミングを検討した6つの臨床試験のうち4つでCDDP＋ETPが用いられ，残りの2つではCBDCA＋ETPを投与していた．しかし，臨床で広く用いられるCBDCA（AUC 6.0）＋ETP 100 mg/m² 3週ごと投与とAHFの併用を行った臨床試験は1つのみであり[15]，CDDP＋ETPに比べて非常にデータが少ない．**現時点では放射線併用下におけるCBDCAのCDDPに対する同等性は明らかでないと考えざるを得ず，CBDCAは，CDDPが適応し難い症例（高齢，PS不良，腎機能障害など）における代替の選択肢と考えるべきだろう**．2017年版肺癌診療ガイドラインでは，CDDP＋ETPが投与困難な場合の治療として，CBDCA＋ETP療法後の逐次放射線療法が弱く推奨されている（推奨度2D）．

③ "早期同時併用"の適応範囲

これまで述べてきたとおり，薬物療法と放射線治療の早期同時併用が現在の標準と考えられるが，実際には，慢性閉塞性肺疾患（COPD）などの併存により肺機能障害がある症例や，腫瘍が広範囲にあり耐容可能な照射量では早期同時照射が行い難い症例も少なくない．このような場合には，まず薬物療法を1～2コース先行させて腫瘍を縮小させた後で放射線治療を併用することも選択肢として考えたい．放射線照射の時期が早いと肺臓炎，食道炎，骨髄抑制などの有害事象が増えることが報告されており，照射を遅らせることはこれらの軽減にもつながると思われる[4,5]．安易に薬物療法単独での治療を選択することは，できるだけ回避したい．

④ 患者へ治療を説明する際のポイント

限局型小細胞肺癌に対する薬物療法と放射線治療の同時併用では，悪心・嘔吐，骨髄抑制，食道炎，放射線肺臓炎などの**有害事象の頻度が少なくなく，患者側にあらかじめ十分に説明しておく必要がある**．しかし同時に，進行期非小細胞肺癌や進展型小細胞肺癌とは大きく異なり，必ずしも高率ではないとはいえ（5年生存率30〜35％程度[8]），**同治療が根治まで狙える治療であることを説明することも同様に重要**と思われる．

患者としては，有害事象ができるだけ少ないものを，と希望することも少なくない．しかし，特に若年例や合併症のない低リスクの患者では，有害事象が比較的少ないカルボプラチンの選択や，放射線照射時期を遅らせることは，引き換えに治療効果を減弱させる可能性があることも同時に説明するべきと思われる．

3 投与の実際

● CDDP＋ETP＋放射線照射（AHF 45 Gy/30回）

a. 投与方法

【投与スケジュール】 4週間ごと1コース（放射線照射併用期間），その後3週ごと3コース

第1コース Day 2から放射線治療を開始（早期併用の場合）する．

		Day	1	2	3
CDDP	80 mg/m² 点滴静注		↓		
ETP	100 mg/m² 点滴静注		↓	↓	↓

【投与順】

投与日	投与順	投与薬剤・投与量	投与時間
Day 1	①	アプレピタント（イメンド®カプセル）125 mg	内服
	②	パロノセトロン（アロキシ®）0.75 mg デキサメタゾン（デカドロン®）9.9 mg 生理食塩液　100 mL	15分
	③	ETP（ラステット®）100 mg/m² 生理食塩液　500 mL	120分
	④	塩化カリウム　10 mEq 硫酸マグネシウム　8 mEq 開始液　500 mL	60分
	⑤	20％ マンニトール　300 mL	30分
	⑥	CDDP（ランダ®）80 mg/m² 生理食塩水　500 mL	60分
	⑦	塩化カリウム　10 mEq 開始液　500 mL	60分
			計345分

Day 2, 3	①	アプレピタント（イメンド®カプセル）80 mg	内服
	②	デキサメタゾン（デカドロン®）9.9 mg 生理食塩液　100 mL	15分
	③	ETP（ラステット®）100 mg/m² 生理食塩液　500 mL	120分
			計135分

【投与開始基準】薬物療法　Day 1の開始基準[8]

	投与開始基準	
	1コース目 Day 1	2～4コース目 Day 1
白血球数（/mm³）	≧4,000	≦3,000
血小板数（/mm³）	≧100,000	≦100,000
AST/ALT（IU/L）	≦100	≦100
Cr（mg/dL）	≦1.5	下記参照
総ビリルビン	≦2.0	≦2.0
PS	0～1	0～1

【投与のポイント】
- ショートハイドレーション法であり，Day 1～3は1日1,000 mL程度の水分摂取をしてもらう
- Grade 4の白血球減少または血小板減少，Grade 3の非血液毒性（低Na血症，嘔気/嘔吐，食思不振，Cr上昇を除く）がみられた場合には，ETPを20 mg/m²減量する
- Crが1.5 mg/dL以上に上昇したら，CDDPを10 mg/m²減量する．Crが2.0 mg/dL以上へ上昇した場合は，CDDPの投与を中止する
- Grade 3の非血液毒性（低Na血症，嘔気/嘔吐，食思不振を除く），PS 3への低下，Grade 2の肺臓炎または肺野浸潤影，または38.0℃以上の発熱がみられた場合，回復まで放射線照射を休止する．Grade 4の非血液毒性がみられた場合は，すべての治療を中止する
- 治療完遂後CRに至った場合，最終コース終了から60日以内を目安にPCIを考慮する

b. 有害事象
【頻度】[8]

有害事象	発現率（%）					
	放射線併用期間（1コース目）			2コース目以降		
	Grade 1～2	Grade 3	Grade 4	Grade 1～2	Grade 3	Grade 4
非血液毒性						
食欲低下	58	8	<1	64	9	0
悪心	51	6	-	64	5	-
嘔吐	19	1	0	20	2	0
嚥下困難（食道炎）	84	2	0	27	0	0
Cr上昇	25	0	0	43	0	0
肺臓炎または肺野浸潤影	1	<1	0	7	1	0

血液毒性						
白血球減少	6	54	40	9	63	27
好中球減少	4	21	74	5	26	68
発熱性好中球減少症	0	14	0	0	12	0
貧血	32	<1	0	59	26	9
血小板減少	40	7	0	44	17	3

【注意点と対策】
- 骨髄抑制が強く，発熱性好中球減少も少なくない治療である．経過中は発熱，感染症症状に十分に注意する必要がある
- 食道炎は放射線照射後2〜3週間で出現する．食道炎が出現した場合，NSAID，アセトアミノフェンなどの鎮痛薬のほか，粘膜保護薬として，アルギン酸ナトリウム（アルロイドG）がよく用いられる

> 化学放射線療法施行時の骨髄抑制に対してG-CSFを投与する際は，抗癌剤または放射線照射と同日はできるだけ避ける．

Summary

- I期を除く限局型小細胞肺癌では，薬物療法と放射線治療の早期同時併用が最善と思われる
- 放射線照射は，可能であればAHF（45 Gy/15回）が望ましい．AHFが困難であれば，66 Gyの通常照射は代替の選択肢となる
- 薬物療法は，CDDP＋ETPの併用が推奨される．困難な場合（高齢，腎機能不良，PS 2など），CBDCAは代替と考えられる
- 初回治療でCR（もしくはCRに近い状態）になった症例では，治療完了後60日以内を目安にPCI（25 Gy/10回）が推奨される

文献一覧

1) 「EBMの手法による肺癌診療ガイドライン 2017年版」（日本肺癌学会/編），2017
https://www.haigan.gr.jp/modules/guideline/index.php?content_id=3
2) Fried DB, et al：Systematic review evaluating the timing of thoracic radiation therapy in combined modality therapy for limited-stage small-cell lung cancer. J Clin Oncol, 22：4837-4845, 2004
3) Spiro SG, et al：Early compared with late radiotherapy in combined modality treatment for limited disease small-cell lung cancer: a London Lung Cancer Group multicenter randomized clinical trial and meta-analysis. J Clin Oncol, 24：3823-3830, 2006
4) Pijls-Johannesma M, et al：Timing of chest radiotherapy in patients with limited stage small cell lung cancer: a systematic review and meta-analysis of randomised controlled trials. Cancer Treat Rev, 33：461-473, 2007
5) De Ruyssher D, et al：Time between the first day of chemotherapy and the last day of chest radiation is the most important predictor of survival in limited-disease small-cell lung cancer. J Clin Oncol, 24：1057-1063, 2006
6) Turrisi AT 3rd, et al：Twice-daily compared with once-daily thoracic radiotherapy in limited small-cell lung cancer treated concurrently with cisplatin and etoposide. N Engl J Med, 340：265-271, 1999
7) Faivre-Finn C, et al：Concurrent once-daily versus twice-daily chemoradiotherapy in patients with limited-stage small-cell lung cancer (CONVERT): an open-label, phase 3, randomised, superiority trial. Lancet Oncol, 18：1116-1125, 2017

8) Kubota K, et al：Etoposide and cisplatin versus irinotecan and cisplatin in patients with limited-stage small-cell lung cancer treated with etoposide and cisplatin plus concurrent accelerated hyperfractionated thoracic radiotherapy (JCOG0202): a randomised phase 3 study. Lancet Oncol, 15：106-113, 2014

9) Aupérin A, et al：Prophylactic cranial irradiation for patients with small-cell lung cancer in complete remission. Prophylactic Cranial Irradiation Overview Collaborative Group. N Engl J Med, 341：476-484, 1999

10) Meert AP, et al：Prophylactic cranial irradiation in small cell lung cancer: a systematic review of the literature with meta-analysis. BMC Cancer, 1：5, 2001

11) Gondi V, et al：Decline in tested and self-reported cognitive functioning after prophylactic cranial irradiation for lung cancer: pooled secondary analysis of Radiation Therapy Oncology Group randomized trials 0212 and 0214. Int J Radiat Oncol Biol Phys, 86：656-664, 2013

12) Brown PD, et al：Effect of Radiosurgery Alone vs Radiosurgery With Whole Brain Radiation Therapy on Cognitive Function in Patients With 1 to 3 Brain Metastases: A Randomized Clinical Trial. JAMA, 316：401-409, 2016

13) Manapov F, et al：Prevalence of brain metastases immediately before prophylactic cranial irradiation in limited disease small-cell lung cancer patients with complete remission to chemoradiotherapy: a single institution experience. J Thorac Oncol, 3：652-655, 2008

14) Tsuchiya R, et al：Phase II trial of postoperative adjuvant cisplatin and etoposide in patients with completely resected stage I-IIIa small cell lung cancer: the Japan Clinical Oncology Lung Cancer Study Group Trial (JCOG9101). J Thorac Cardiovasc Surg, 129：977-983, 2005

15) Skarlos DV, et al：Randomized comparison of early versus late hyperfractionated thoracic irradiation concurrently with chemotherapy in limited disease small-cell lung cancer: a randomized phase II study of the Hellenic Cooperative Oncology Group (HeCOG). Ann Oncol, 12：1231-1238, 2001

第6章 小細胞肺癌

4 高齢者

三角祐生

症例提示

慢性心不全の既往がある79歳男性

- **症 例**：79歳男性
- **主 訴**：胸部異常陰影
- **現病歴**：1月に受診の肺癌検診で胸部異常陰影を指摘され2月末当院を受診．胸部CTで右下葉の腫瘤影と肺門，縦隔の多発リンパ節腫脹を認めた．またFDG-PETではL5に集積があり転移と考えられた．気管支鏡検査を施行し，経気管支生検でcT2aN2M1b stage IVの進展型小細胞肺癌と診断した．一次治療導入目的に4月上旬入院となった．
- **既往歴**：慢性心不全，前立腺肥大症，脳梗塞（後遺障害なし）
- **内服薬**：アゾセミド，スピロノラクトン，カルベジロール，アスピリン，ナフトピジル
- **生活歴**：職業：初診時は無職，以前は鉄工所勤務．喫煙歴：15本/日×30年（10年前禁煙）．アレルギー：なし
- **現 症**：ECOG PS 1，身長 168 cm，体重 55.2 kg（体重減少 −2 kg/6カ月）
- **血液検査**：WBC 7,890/mm^3，Hb 14.2 g/dL，Plt 141,000/mm^3，ProGRP 1,680 pg/mL，NSE 53.9 ng/mL，Alb 4.0 g/dL，AST 20 IU/L，ALT 19 IU/L，LDH 245 IU/L，T-Bil 0.7 mg/dL，BUN 12 mg/dL，Cr 0.77 mg/dL，Na 140 mEq/L，K 4.2 mEq/L，HbA1c 6.0％
- **造影CT**：右下葉に長径46 mmの腫瘤影，右傍気管リンパ節・気管分岐下リンパ節の腫大を認める．頭蓋内病変なし．
- **FDG-PET**：造影CTで指摘された右下葉腫瘤影とリンパ節腫脹に一致する集積あり，SUVmax：10．腰椎L5にもSUVmax：5の集積あり．
- **心エコー**：左室は全般に収縮が弱く，左室駆出率は35％前後．軽度の三尖弁逆流症を認めるが，臨床的に有意な弁膜症はなし．
- **病 理**：核が小さくクロマチン濃縮傾向のある腫瘍細胞が木目込状の配列をなして増殖している．

問題点

- 70代後半，PS良好の進展型小細胞肺癌の治療は？　　　　　　　　　　➡ p.189 1 - ① 参照
- 合併症により若年者と同様の治療が入りにくい高齢者患者の選択肢は？　➡ p.189 1 - ① 参照

治療Strategy

一次治療としてまずはプラチナ製剤を含む併用薬物療法を考えた．しかし，若年者で主に用いられるシスプラチン（CDDP）＋イリノテカン（CPT-11）療法のエビデンスは70歳以下を対象患者群としているため本患者に用いるには適応しにくく，またCDDPの一括投与に伴う水分負荷は慢性心不全の既往から懸念が強かった．そこで，カルボプラチン（CBDCA）ベースのレジメンとしてCBDCA＋エトポシド（ETP）を提示した．

1 ガイドラインとエビデンス

① ガイドラインのポイント

2017年版の肺癌診療ガイドライン[1]では，進展型小細胞肺癌の治療にあたり，PS・年齢での区別に推奨をあげている．このうち，PS 0〜2の71歳以上の高齢者においては，CDDPの一括投与が可能であればCDDP＋ETPの推奨となり（推奨度1B），困難な場合はCDDP分割もしくはCBDCA＋ETPが推奨されている（推奨度1C）．

わが国ではFukuokaらの報告[2]をもとに，長らくCDDP＋ETPが年齢を問わない標準治療として行われてきたが，JCOG9511試験[3]の結果，70歳以下はCDDP＋CPT-11に標準治療が変更となったが，71歳以上は不変である．一方，CDDP＋ETPの一括投与が困難な症例は少なくないため，別の選択肢を検討しなければいけないことも多い．

高齢者進展型小細胞肺癌の比較試験の数は乏しく，また暦年数のみを治療の根拠とすべきではないが，実地臨床においては，下記の比較試験をもとに，血液毒性に注意しながらも，CBDCA＋ETPを高齢者に用いられる頻度が高くなっている．

② 知っておきたい，主な臨床試験

● 高齢者進展型小細胞肺癌を対象とした数少ない大規模試験（JCOG9702試験）

高齢者や脆弱患者を対象とした臨床試験として，70歳以上かつPS 0〜2または70歳未満かつPS 3（poor risk）である患者を対象に，3分割のEP療法（SPE療法）〔CDDP（25 mg/m^2，Day 1〜3）＋ETP（80 mg/m^2，Day 1〜3）〕とCE療法〔CBDCA（AUC 5，Day 1）＋ETP（80 mg/m^2，Day 1〜3）〕を比較する第Ⅲ相試験を行った[4]．集積の結果，PS 3の70歳未満患者が各群10％弱組み入れられたが，多くはPS 0〜2の高齢者であった．

この試験の結果，**生存期間に関してSPE療法に対するCE療法の優越性は示されなかったが，生存曲線はほぼ重なっていた**．また，毒性については，SPE療法で自覚症状を伴う消化

器毒性の頻度が高く，CE療法では血小板減少の頻度が高かったがそれに伴う出血は認めなかった．また，SPE療法では，大量の補液が必要であるため入院が望ましいが，CE療法は大量の補液は必要なく外来通院も比較的容易である．このような**毒性と利便性のバランスの観点から，筆者らはCE療法が標準治療であると結論づけた**．現在はこの試験結果をもとに，本邦の多くの施設でCBDCA＋ETPが標準的に用いられているが，現在高齢者進展型小細胞肺癌を対象にCBDCA＋CPT-11の有効性と安全性を検討する第Ⅲ相試験[5]が行われている．

2 治療の選択と進め方のコツ

① PS 2～3でもプラチナダブレットで頑張る！ ～非小細胞肺癌との違い

小細胞肺癌は，増殖速度が速く遠隔転移をきたしやすい特徴があるが，細胞障害性抗癌剤の有効性に期待できる側面も併せもつ．非小細胞肺癌に対するプラチナダブレットの奏効率はおおむね30～40％であるが，小細胞肺癌においてはおおむね65～85％と程度となっている．抗癌剤の感受性が比較的高いため，以前よりPS 2の患者はプラチナダブレットを用いた臨床試験の対象に含まれており，前出の試験（JCOG9702試験）においても，**数は各群15％以下と少ないものの，PS 2を含んだ患者群で有効性が示され，深刻な合併症の傾向はみられなかった**．

また，**PS 3においても，腫瘍病勢の制御がある程度達成されればPSの改善に期待できるのが小細胞肺癌の特徴である**．しかし，PS 3のデータは海外の古い第Ⅲ相試験のサブセット解析程度[6]しかないところは注意すべきであり，慎重な検討が求められる．

② 高齢者におけるセカンドライン以降について

いわゆるsensitive relapseの際には，JCOG0605試験の結果[7]をもとにCDDP＋ETP＋CPT-11併用療法が一般的には検討されるが，もともと75歳以下を対象としたエビデンスであり，相応の有害事象を伴うためすべての高齢者に勧めることは難しい．そのため，JCOG0605試験の標準治療群であった**ノギテカン（NGT）の投与が検討される**（前出のガイドラインで推奨度2A）．また**アムルビシン（AMR）は，第Ⅲ相試験でNGTに対する優越性が証明できなかった**[8～10]**が，その利便性の高さも踏まえて用いられる**（同推奨度2C）．

refractory relapseの際にはJCOG0901試験の結果[11]を参考にAMRの投与が検討されるが，これも75歳以下のエビデンスであり，しかも単アームの第Ⅱ相試験であるため，どの程度参考にするかは難しい．

高齢者のセカンドライン治療の質の高いエビデンスは乏しく，これらの推奨を参考に**NGTやAMR，CPT-11等を単剤で投与することが多い．このうちCPT-11は高齢者に特化したエビデンスが十分あるとは言えないが，初回治療で用いられにくい分，若年者にはない選択肢と言えよう**．実際には上記推奨薬の投与後においてもなお有効性に期待できるオプションと考えられる．

3 投与の実際

● CBDCA + ETP

a. 投与方法

【投与スケジュール】3週間ごと4コース

		Day	1	2	3	21
CBDCA	AUC 5 点滴静注		↓			
ETP	80 mg/m² 点滴静注		↓	↓	↓	

【投与順】

投与日	投与順	投与薬剤・投与量	投与時間
Day 1	①	生理食塩液　50 mL パロノセトロン（アロキシ®）0.75 mg デキサメタゾン（デキサート®）6.6 mg	15分
	②	ETP（エトポシド）80 mg/m² 5%ブドウ糖注射液　500 mL	120分
	③	CBDCA　AUC 5 5%ブドウ糖注射液　250 mL	60分
	④	生理食塩液　50 mL	5分
			計　200分
Day 2, 3	①	生理食塩液　50 mL デキサメタゾン（デキサート®）6.6 mg	15分
	②	ETP（エトポシド）80 mg/m² 5%ブドウ糖注射液　500 mL	120分
	③	生理食塩液　50 mL	5分
			計　140分

【投与開始基準】

	投与開始基準
	Day1
白血球数（/mm³）	≧3,000
血小板数（/mm³）	≧70,000
クレアチニン（mg/dL）	≦1.5
AST/ALT（IU/L）	施設上限値の2.5倍未満
ECOG PS	≦2

通常Day1以後特に目立った異常がなければDay2，Day3の投与において採血の追加は行わない

b. 有害事象

有害事象	発現率（%）		
	All Grade	Grade 3	Grade 4
血液毒性			
白血球減少	99	42	12
好中球減少	99	42	53
貧血	90	29	-
血小板減少	90	27	29
非血液毒性			
悪心	60	2	-
呼吸不全	62	6	1
感染	32	4	3
脱毛	81	0	0

【注意点と対策】
- 非血液毒性は多くの場合，あまり高度に発現しない
- 血液毒性は高度であり，必要に応じてG-CSF製剤によるサポートや輸血が考慮される．ほかのレジメンと比較しても血小板減少はやや高率にみられる

Summary

- わが国，海外のいずれのガイドラインにおいても，暦年齢のみで治療を規定する内容にはなっていないが，高齢故の合併症などが制約となり，CBDCA＋ETP併用療法の適応とされる患者群は一定数存在する
- 非小細胞肺癌とは異なり，PS 2〜3の患者においてもプラチナタブレットが適応となりうる
- CBDCA＋ETP療法は重篤な有害事象は比較的少ないが，血液毒性は高率であり推移に注意を払う必要がある

文献

1) 「EBMの手法による肺癌診療ガイドライン 2017年版」（日本肺癌学会/編），2017
   https://www.haigan.gr.jp/modules/guideline/index.php?content_id=3
2) Fukuoka M, et al：Randomized trial of cyclophosphamide, doxorubicin, and vincristine versus cisplatin and etoposide versus alternation of these regimens in small-cell lung cancer. J Natl Cancer Inst, 83：855-861, 1991
3) Noda K, et al：Irinotecan plus cisplatin compared with etoposide plus cisplatin for extensive small-cell lung cancer. N Engl J Med, 346：85-91, 2002
4) Okamoto H, et al：Randomised phase III trial of carboplatin plus etoposide vs split doses of cisplatin plus etoposide in elderly or poor-risk patients with extensive disease small-cell lung cancer: JCOG 9702. Br J Cancer, 97：162-169, 2007
5) Eba J, et al：A Phase II/III study comparing carboplatin and irinotecan with carboplatin and etoposide for the treatment of elderly patients with extensive-disease small-cell lung cancer (JCOG1201). Jpn J Clin Oncol, 45：115-118, 2015
6) Souhami RL, et al：Five-day oral etoposide treatment for advanced small-cell lung cancer: randomized comparison with intravenous chemotherapy. J Natl Cancer Inst, 89：577-580, 1997

7) Goto K, et al : Combined chemotherapy with cisplatin, etoposide, and irinotecan versus topotecan alone as second-line treatment for patients with sensitive relapsed small-cell lung cancer (JCOG0605): a multicentre, open-label, randomised phase 3 trial. Lancet Oncol, 17 : 1147-1157, 2016

8) Jotte R, et al : Randomized phase II trial of single-agent amrubicin or topotecan as second-line treatment in patients with small-cell lung cancer sensitive to first-line platinum-based chemotherapy. J Clin Oncol, 29 : 287-293, 2011

9) von Pawel J, et al : Randomized phase III trial of amrubicin versus topotecan as second-line treatment for patients with small-cell lung cancer. J Clin Oncol, 32 : 4012-4019, 2014

10) Inoue A, et al : Randomized phase II trial comparing amrubicin with topotecan in patients with previously treated small-cell lung cancer: North Japan Lung Cancer Study Group Trial 0402. J Clin Oncol, 26 : 5401-5406, 2008

11) Murakami H, et al : A single-arm confirmatory study of amrubicin therapy in patients with refractory small-cell lung cancer: Japan Clinical Oncology Group Study (JCOG0901). Lung Cancer, 84 : 67-72, 2014

コラム⑤

LCNECをどう治療するか

宮脇英里子，釟持広知

❶ LCNECとは

　肺大細胞神経内分泌癌（large cell neuroendocrine carcinoma：LCNEC）は，肺原発の神経内分泌腫瘍の一亜型であり，類器官構造，索状，ロゼット様，柵状配列など，神経内分泌化を示唆する組織学的特徴をもつ．

　2015年に改訂されたWHO分類から，肺癌は①腺癌，②扁平上皮癌，③神経内分泌腫瘍，④（神経内分泌分化の特徴をもたない）大細胞癌の4つの組織型分類となり，この改訂に伴って，LCNECの分類は大細胞癌から神経内分泌腫瘍の亜型となった[1]．神経内分泌腫瘍には，低悪性度の定型的カルチノイド，中悪性度の非定型的カルチノイド，そして高悪性度の神経内分泌癌が含まれ，LCNECと小細胞肺癌（small cell lung carcinoma：SCLC）が高悪性度神経内分泌癌に該当する．LCNECとSCLCは，腫瘍の増殖速度が速く，予後不良な疾患である．また両者は，形態学的にも，その他，免疫組織染色，分子生物学的特徴についても，よく類似しており，時に鑑別が困難であり病理医間でも診断が異なることがある[2]．

❷ 治療

① 手術適応について

　手術可能な臨床病期Ⅰ～Ⅲ期の症例については，手術適応を検討する．

② 術後補助化学療法について

　術後補助化学療法としては，RossiらがSCLCに対する治療に準じて，シスプラチン（CDDP）とエトポシド（ETP）の併用療法を行った13人と，非小細胞肺癌（non-small cell lung carcinoma：NSCLC）に対する治療に準じてCDDP＋ゲムシタビン（GEM），カルボプラチン（CBDCA）＋パクリタキセル（PTX），CDDP＋ビノレルビン（VNR）のいずれかを行った15人を後ろ向きに比較しており，CDDP＋ETP群で有意に生存期間が長かったと報告している（MST 42カ月 vs 11カ月，$p < 0.0001$）[3]．Iyodaらは，肺葉切除術を施行されたLCNEC患者に対して，術後補助化学療法としてCDDPとETPの併用療法を2コース行った前向き試験の結果を報告しており，5年生存率89％と，過去の手術単独の治療による予後と比較して良好な成績であった[4]．また，現在，LCNECを含む高悪性度神経内分泌癌に対する術後補助化学療法としてCDDP＋ETPとCDDP＋イリノテカン（CPT-11）を比較するラ

ンダム化比較試験（JCOG1205/JCOG1206試験）が行われており，その結果が待たれている．

③薬物療法について

　Rossiらの後ろ向きの検討では，遠隔転移のあるLCNECの初回治療として，CDDP＋ETPの併用療法がNSCLCに準じた治療（CDDP＋GEM，CBDCA＋PTX，GEM単剤のいずれか）よりも，生存期間が有意に長かった（MST 51カ月 vs 21カ月，$p<0.0001$）[3]．また，Fujiwaraらは，切除不能LCNECの初回薬物療法を後ろ向きに検討し，CPT-11またはPTXを使用した治療で，奏効率が59.1％であったと報告している[5]．

　前向き試験としては，CDDPとETPの併用療法について，stage ⅢBまたはⅣ期のLCNECにおいて前向き第Ⅱ相試験が行われており，奏効率34％，無増悪生存期間中央値5.0カ月，生存期間中央値8.0カ月であった[6]．また，わが国で，CDDPとCPT-11の併用療法の前向き第Ⅱ相試験が行われており，SCLCでの奏効率よりも劣る傾向にはあるものの，LCNECでの奏効率は47％，無増悪生存期間中央値5.8カ月，生存期間中央値12.6カ月と示されている[7]．なお，これら2つの試験では，いずれも病理診断の中央判定が行われているのだが，両試験で，およそ1/4の症例について，LCNECの診断が見直された結果，SCLCやNSCLCなどの分類へ変更され，LCNECの病理診断の難しさが示唆された．

　このように，薬物療法の内容や効果の報告は一貫しておらず，また，現在のところ，前向きの比較試験は行われていないのが実情であり，**進行期のLCNECに対する薬物療法の効果については明確な結論は出ていない**．この要因としては，LCNECが稀な腫瘍であるために比較試験の実施が困難であることや，生検での小さな検体ではLCNECの診断が困難なために，病理診断の不一致が生じてしまうことなどが考えられる．

　二次治療以降の薬物療法については，いくつかの後ろ向き観察研究の報告があるのみで，明確な根拠はないが，当院ではSCLCに準じてアムルビシン（AMR）やCPT-11などの薬剤を選択している．Shimadaらの報告では，既治療のLCNEC12人の二次治療として，AMR（n＝4），ドセタキセル（DTX）（n＝3），CDDP＋CPT-11（n＝3）などが選択されていた[8]．Yoshidaらは，既治療のLCNECに対し，AMRを投与した18人を検討し，奏効率27.7％，生存期間中央値は5.1カ月と報告している[9]．

❸ 今後の展望

　形態学的にも病勢進行の点でもLCNECとSCLCは類似しているが，両者の薬物療法への反応性に関しては類似しているとは言い難い．この疑問を解決するため，LCNECとSCLCの生物学的関係性について遺伝子解析が行われている．

　次世代シーケンサー（NGS）による，15人のLCNEC患者の全ゲノム解析では，LCNECの遺伝子プロファイルはSCLCと類似するが，ほかの組織型の特徴を示すような遺伝子変異も時々認めていた[10]．RekhtmanらはNGSを用いて，SCLCで多くみられるRB1とTP53の遺伝子変異に基づき，LCNECをSCLC-like（RB1とTP53の遺伝子変異の両方が存在する），NSCLC-like（RB1とTP53の遺伝子変異がない），carcinoid-likeの3つのサブグループに分類した．その結果SCLC-likeのグループでは4人中3人でプラチナ併用療法が奏効したが，

NSCLC-likeのグループの6人の中では，プラチナ併用療法が奏効した症例がいなかったことを報告している[11]．本邦でもMiyoshiらが78人の日本人LCNEC患者をNGSで解析し，SCLCほどではないがTP53（71%）とRB1（26%）の遺伝子変異発現がみられたことと，一部の症例でKRASやFGFR，EGFR遺伝子変異などのNSCLCに特徴的な変異が認められたことを報告している[12]．このように，生物学的なサブグループがあることで，LCNECの治療反応性が不均一となっている可能性がある．サブグループについては，今後，さらなる検討が必要である．

文献

1) Travis WD, et al：The 2015 World Health Organization Classification of Lung Tumors: Impact of Genetic, Clinical and Radiologic Advances Since the 2004 Classification. J Thorac Oncol, 10：1243-1260, 2015
2) Travis WD, et al：Reproducibility of neuroendocrine lung tumor classification. Hum Pathol, 29：272-279, 1998
3) Rossi G, et al：Role of chemotherapy and the receptor tyrosine kinases KIT, PDGFRalpha, PDGFRbeta, and Met in large-cell neuroendocrine carcinoma of the lung. J Clin Oncol, 23：8774-8785, 2005
4) Iyoda A, et al：Prospective study of adjuvant chemotherapy for pulmonary large cell neuroendocrine carcinoma. Ann Thorac Surg, 82：1802-1807, 2006
5) Fujiwara Y, et al：Effect of platinum combined with irinotecan or paclitaxel against large cell neuroendocrine carcinoma of the lung. Jpn J Clin Oncol, 37：482-486, 2007
6) Le Treut J, et al：Multicentre phase II study of cisplatin-etoposide chemotherapy for advanced large-cell neuroendocrine lung carcinoma: the GFPC 0302 study. Ann Oncol, 24：1548-1552, 2013
7) Niho S, et al：Combination chemotherapy with irinotecan and cisplatin for large-cell neuroendocrine carcinoma of the lung: a multicenter phase II study. J Thorac Oncol, 8：980-984, 2013
8) Shimada Y, et al：Clinical features of unresectable high-grade lung neuroendocrine carcinoma diagnosed using biopsy specimens. Lung Cancer, 75：368-373, 2012
9) Yoshida H, et al：Amrubicin monotherapy for patients with previously treated advanced large-cell neuroendocrine carcinoma of the lung. Jpn J Clin Oncol, 41：897-901, 2011
10) Clinical Lung Cancer Genome Project & Network Genomic Medicine：A genomics-based classification of human lung tumors. Sci Transl Med, 5：209ra153, 2013
11) Rekhtman N, et al：Next-Generation Sequencing of Pulmonary Large Cell Neuroendocrine Carcinoma Reveals Small Cell Carcinoma-like and Non-Small Cell Carcinoma-like Subsets. Clin Cancer Res, 22：3618-3629, 2016
12) Miyoshi T, et al：Genomic Profiling of Large-Cell Neuroendocrine Carcinoma of the Lung. Clin Cancer Res, 23：757-765, 2017

第7章 間質性肺炎合併

1 非小細胞肺癌

藤本大智

症例提示

PS良好だが，間質性肺炎を合併した進行期非小細胞肺癌の一例

- **症　例**：69歳男性
- **主　訴**：咳嗽
- **現病歴**：もともと肺疾患については指摘されたことがなかった．咳嗽を主訴に8月に近医受診し異常陰影を指摘され当院紹介受診となった．CT，PET，頭部MRIにおいて右下葉にFDG集積を伴う結節影，肺門縦隔鎖骨上窩リンパ節腫大を認められ，経気管支生検にて腺癌 cT1bN3M0 stage ⅢB（第7版）と診断され，一次治療目的に入院となった．
- **既往歴**：突発性難聴
- **内服薬**：なし
- **生活歴**：喫煙：10本/日×45年（former-smoker），アレルギー：なし
- **現　症**：ECOG PS 1，身長166 cm，体重58 kg，SpO$_2$：97％（room air）
  両側肺底部優位に fine crackles 聴取
  呼吸機能検査：VC 3.8L，%VC 108％，FEV$_1$ 2.6L，一秒率：68％，%DL$_{CO}$ 93％
- **血液検査**：一般血液生化学検査に異常を認めず．KL-6 730 U/mL，SP-D 29.3 ng/mL．
  抗核抗体，P-ANCA/C-ANCA，抗CCP抗体，抗SS-A/SS-B抗体陰性，抗ARS抗体陰性
- **胸部CT**：右肺下葉に長径25mmの結節影，肺門縦隔鎖骨上窩リンパ節腫大．
  両側下肺胸膜側優位に網状影，気管支拡張所見を認め，明らかな蜂巣肺所見は無し．間質性肺炎に矛盾なし（図）．

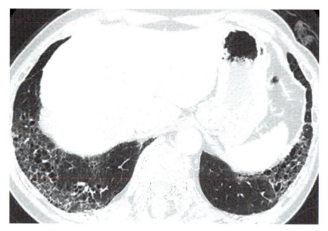

図 胸部CT

問題点

- 間質性肺炎合併進行期非小細胞肺癌の一次治療は？　　　　　　　　　　　　➡ p.199 **1** - ③ 参照
- 間質性肺炎合併進行期非小細胞肺癌の二次治療以降は？　　　　　　　　　　➡ p.200 **1** - ④ 参照

治療Strategy

薬剤性肺障害のリスクが高いことと，起こった場合には患者のQOLを下げ，かつ致死的になることを説明したうえで抗癌剤治療を希望された．一次治療は最もデータが多く汎用されているカルボプラチン（CBDCA）＋パクリタキセル（PTX）療法を中心に考え，若年であり治療効果の上乗せを考えCBDCA＋PTX＋ベバシズマブ療法を選択した．その後もPSは保たれており二次治療ではペメトレキセド（PEM）単剤療法を選択され，三次治療として間質性肺炎合併非小細胞肺癌に対するニボルマブ療法のパイロット試験にエントリーしたところ，奏効を示し現在継続中である．

1 治療のポイント

① ガイドラインで間質性肺炎合併肺癌はどう書いてあるの？

2017年版の肺癌診療ガイドライン[1]では，間質性肺炎の有無における治療選択の言及はない．間質性肺炎合併患者はほとんどの肺癌臨床試験で非適格とされており，その結果をそのまま当てはめることができないと考えられる．加えて間質性肺炎合併肺癌に対しての薬物療法については，比較的少数の臨床試験が複数あるのみである．

実地診療において本患者群は肺癌患者の10％ほどを占め（後述），広く薬物療法がおこなわれているのが現状である．「特発性肺線維症の治療ガイドライン2017」[2]の「間質性肺炎合併肺癌に患者に対する化学療法は推奨されるか？」という項では「化学療法を行うことを提案するが，少数の患者にはこの治療法が合理的ではない選択肢の可能性がある（行うことを弱く推奨，エビデンスの質は非常に低）」となっている．

間質性肺炎合併肺癌の抗癌剤治療においては薬剤により薬剤性肺障害のリスクが変わることが示唆されており，特に薬剤性肺障害のリスクが高い日本人においては治療選択に注意が必要であると考えられる[3]．

以上のように日常臨床において注意が必要な本患者群に対しての治療確立のために，臨床試験が望まれる．

② 添付文書上の禁忌はどの薬？

非小細胞肺癌の薬物療法として間質性肺炎，肺線維症を伴う症例に投与禁忌なのはイリノテカン（CPT-11）であり，アムルビシン（AMR）とゲムシタビン（GEM）は胸部単純X線写真で明らかでかつ臨床症状がある場合に禁忌である．慎重投与がPTX，ナブパクリタキセル（nab-PTX），ドセタキセル（DTX），S-1，ビノレルビン（VNR），PEM，EGFR-TKI，ALK-TKI，PD-1阻害薬（ペムブロリズマブ，ニボルマブ）であり，記載がないものがシスプラチン（CDDP），CBDCA，エトポシド（ETP）となっている．

③ 間質性肺炎合併進行期非小細胞肺癌の一次治療のエビデンス （表1）

a. プラチナ併用療法

執筆時点（2018年4月）において論文報告された前向き研究は2つである．1つ目は特発性間質性肺炎を合併した肺非小細胞癌患者に対するCBDCA＋weeklyPTX療法である．同試験では18人が登録され薬剤性肺障害は1例のみ（5.6％）と認容性が示されるとともに間質性肺炎非合併例の既報告と大きくは変わらない生存期間が証明された[4]．また，CBDCA＋S-1療法の前向き試験では21例が登録され，2例（10％）の薬剤性肺障害が認められたものの死亡例はなく，認容性が示されるとともに同様の生存期間が証明されている[5]．

その他の後ろ向き試験も含めて表1にまとめているので参照してほしい[4〜12]．ほとんどが日本からの試験となっており，日本人における間質性肺炎合併肺癌の関心の高さが示唆される．汎用されているレジメンとしてはCBDCA＋PTXが中心となっている．それぞれの試験において薬剤性肺障害の定義（薬物療法最終投与からの時間など）が若干異なっているものの，おおむね認容性が示されたデータと考えられる．

b. CBDCA＋PTX＋ベバシズマブ

ECOG4599試験を中心として，間質性肺炎非合併の非扁平上皮肺癌患者においてCBDCA＋PTXにベバシズマブを追加することによって治療効果への上乗せが証明されている[13]．ただし，間質性肺炎合併肺癌症例に対してベバシズマブを追加することによる薬剤性肺障害への影響については前向き試験では検討されておらず，現段階でretrospectiveな報告のみである．その報告上ではベバシズマブを追加することにより薬剤性肺障害の頻度に大きな変化をもたらすことはないと考察されている[8, 9]．また，VEGFシグナルを阻害するニンテダニブが肺線維症の治療薬として有効性が示されていることから考えると，VEGFシグナ

表1　間質性肺炎合併進行期非小細胞肺癌の一次治療に関する試験

筆頭著者	試験デザイン	患者数	レジメン	OS中央値（月）	薬剤性肺障害率
Minegishi [4]	prospective	18	CBDCA + weekly PTX	10.6	5.6%
Sekine [5]	prospective	21	CBDCA + S-1	10.4	10%
Shukuya [6]	retrospective	15	CBDCA + weekly PTX	7.0	27%
Kenmotsu [7]※	retrospective	63	CBDCA + PTX	8.2	8%
Shimizu [8]	retrospective	11	CBDCA + weekly PTX	9.7	0%
		10	CBDCA + PTX + ベバシズマブ	16.1	10%
Enomoto [9]	retrospective	25	CBDCA + PTX + ベバシズマブ	8.5	12%
Okuda [10]	retrospective	19	プラチナ製剤 + VNR	7.4	15.8%
Watanabe [11]	retrospective	67	CDDP + VNR	7.4	10.4%
Choi [12]	retrospective	39	プラチナ製剤 + GEM	7.9	2.6%
		13	プラチナ製剤 + PEM	7.9	15.4%

※論文中の薬物療法として最も使用されているCBDCA + PTX（10名以上投与されたのはCBDCA + PTXのみ）のデータを記載

ルを阻害するベバシズマブは間質性肺炎に対して安全な可能性も高いと考えられる．

④ 間質性肺炎合併進行期非小細胞肺癌の二次治療のエビデンス（表2）

a. 治療候補薬剤は？

　間質性肺炎合併非小細胞肺癌に対する二次治療についての報告はさらに乏しい．間質性肺炎合併非小細胞肺癌患者において二次治療以降は，主治医，患者，家族の考えによって治療を受けるかどうかも一次治療以上にかなり左右されると考えられる．また，一次薬物療法以上にエビデンスの確立が困難な部分で，治療ラインを重ねるごとに薬剤性肺障害のリスクがあがるという報告もあり[17]，そもそも治療を実施すべきかどうかに関しても一次治療以上に合理的ではない患者が多く含まれていると考えられる．2017年度版の肺癌診療ガイドラインを参考とすると候補となる薬剤としてDTX，PEM，S-1，PD-1阻害薬（ニボルマブ，ペムブロリズマブ）があげられ，下記に間質性肺炎合併患者における報告をまとめる．

b. DTX単剤療法

　間質性肺炎合併非小細胞肺癌患者における二次治療としてのDTX単剤療法のretrospectiveな報告がいくつかされている．1つは**35人を対象とし，PFS中央値が1.6カ月，生存期間中央値が5.1カ月であり薬剤性肺障害を5例（14.3%）に認めそのうち3例が死亡している**．このことから筆者らは**リスクがあり有効性も乏しい治療と結論づけている**[14]．また，ほかにも二次治療としてDTX単剤を受けた間質性肺炎合併患者27名のうち7例（26%）が薬剤性肺障害を認めたと報告されている[7]．

c. PEM単剤療法

　間質性肺炎合併非扁平上皮非小細胞肺癌患者における二次治療としてのPEM単剤療法のretrospectiveな報告がされている．間質性肺炎合併患者**25人を対象とし，PFS中央値が2.9カ月，生存期間中央値が12.5カ月であり薬剤性肺障害を3例（12.0%）に認め全例が死亡している**[15]．

表2 間質性肺炎合併進行期非小細胞肺癌の二次治療に関する試験

筆頭著者	試験デザイン	患者数	レジメン	OS中央値（月）	薬剤性肺障害率
Watanabe[14]	retrospective	35	DTX	5.1	14％
Kenmotsu[7]	retrospective	16	S-1	-	19％
		27	DTX	-	26％
Kato[15]	retrospective	25	PEM	12.5	12％
Fujimoto[16]※1	prospective	6	ニボルマブ	-	0％※2

※1 軽度特発性間質性肺炎患者を対象
※2 使用開始後12週以内の薬剤性肺障害を検討

d. S-1単剤療法

　二次治療においてS-1単剤療法を受けた間質性肺炎合併患者16例中3例（19％）に薬剤性肺障害を起こしている[7]という報告がある．また，併用単剤治療を問わず，かつ治療ラインも問わずに，間質性肺炎合併患者に対して投与した際のDTXとのretrospectiveな安全性比較報告がされている．そのなかではS-1包含療法を受けた60例中2例（3％），DTX包含療法を受けた89例中16例（18％）に薬剤性肺障害を認め，DTXよりもS-1療法の方が安全とされている．ただし本研究における間質性肺炎は放射線肺炎も全体の10％含まれていることや患者背景には若干の偏りが認められることには注意が必要である[18]．

e. ニボルマブ単剤療法

　PD-1阻害薬については，軽度特発性間質性肺炎合併非小細胞肺癌患者に対するニボルマブ療法の前向きパイロット試験をわれわれが報告した[16]．6例の少数データ，12週以内の安全性ではあるが1例も薬剤性肺障害を起こした患者はいなかった．また，奏効率は50％であった．そのことから現在多施設第二相試験で長期の安全性と有効性を検討している．本試験では軽度特発性間質性肺炎として今までにステロイド治療を含めて間質性肺炎治療を受けておらず，％VC≧80％，CT上definite UIPではない（蜂巣肺がない）患者を対象としている．

　なお，ペムブロリズマブ療法に関しては現段階にて間質性肺炎患者における報告はない．

⑤ 間質性肺炎合併進行期非小細胞肺癌の治療は今後どうなるの？（表3）

　一次治療において現在進行中のなかで注目を浴びている最も大規模な試験がJ-SONIC試験である．これはCBDCA＋nab-PTX療法に比してCBDCA＋nab-PTXにニンテダニブを併用することの有効性，安全性を評価するための臨床試験である．ニンテダニブについては海外では抗癌剤併用において治療効果を高めるエビデンスがあり，また肺線維症に対する治療薬としても間質性肺炎急性増悪を予防する可能性が示唆されているとのことで薬剤性肺障害をおさえながら抗癌効果も高める可能性があり期待される[19, 20]．また本試験は間質性肺炎合併非小細胞肺癌に対するはじめてのランダム化比較試験であり，目標症例数が全体で170例と大規模であることから，間質性肺炎合併肺癌に対するエビデンスの構築として重要な試験であると考えられる．ただし2017年開始の試験でありエビデンスの構築までは時間がかかることが予想される．現状として大規模試験は症例数90名規模のCBDCA＋nab-PTX療法の

表3 日本にて現在進行中の間質性肺炎合併進行期非小細胞肺癌の前向き臨床試験

臨床試験登録番号	登録予定患者数	治療ライン	レジメン
UMIN000026799	170	1st	CBDCA ＋ nab-PTX CBDCA ＋ nab-PTX ＋ ニンテダニブ
UMIN000012901	35	1st	CBDCA ＋ nab-PTX
UMIN000015662	30	1st	CBDCA ＋ nab-PTX
UMIN000012989	90	1st	CBDCA ＋ nab-PTX
UMIN000021591	30	1st	CBDCA ＋ PTX ＋ ニンテダニブ
UMIN000018322	35	1st	CBDCA ＋ PTX ＋ ベバシズマブ
UMIN000008189	27	1st	CBDCA ＋ PTX ＋ ベバシズマブ
UMIN000018248	40	1st	CBDCA ＋ PTX
UMIN000011325	25	1st	CBDCA ＋ PEM
UMIN000011046	33	1st	CBDCA ＋ S-1
UMIN000026129	18	≧2nd	ニボルマブ
UMIN000022165	28	2nd	S-1

2010年以降に登録された開始後の試験で「肺癌」「間質性肺炎」「特発性間質性肺炎」「肺線維症」「特発性肺線維症」を検索用語として検索

多施設前向き第Ⅱ相試験が2018年に発表予定である．また，CBDCA ＋ PTX ＋ ベバシズマブ療法など比較的少数とはなるものの前向き臨床試験が進行中であり，エビデンスの蓄積が待たれる．

二次治療としては前述した軽度特発性間質性肺炎患者に対するニボルマブ療法の多施設第Ⅱ相試験が進行中であり，2018年中の症例集積終了を目標としているほか，S-1単剤療法も進行中である．

2 治療の選択と進め方のコツ

●抗癌剤治療をするのかしないのか

a. どのくらいの患者が間質性肺炎合併なの？

間質性肺炎といっても胸部X線でもわかるものから，HRCT上で判明するもの，画像上明らかではないが病理学的に証明されるものまでさまざまなスペクトラムがあると考えられる．特に病理学的な間質性肺炎診断がつかないことが多い進行期肺癌の患者においては，その病院で撮影されている画像の質（HRCTでの撮影なのか，スライス厚はどうかなど）でも大きな影響を受けることが考えられる．そのうえで近年の報告に目を向けると，Omoriらは**手術症例の検討において，術前のHRCTと臨床所見にて判明する特発性間質性肺炎が678例中103例（15.2％）に合併すると報告している**[21]．**術後の急性増悪例を調査した報告では全国41,742例の切除例において2,418例（5.8％）の間質性肺炎患者がいたとされる**．ただしこれらは手術適応患者における検討のため，正確な症例数かどうかは注意が必要であり，間質性肺炎合

併患者が手術適応になりにくいことを考えると実際はより高い合併率と考えられる[22]．また**進行期非小細胞肺癌患者の間質性肺炎合併率の報告では，報告によって多少異なるが10〜25％の間で報告されており**[18, 23〜25]，日常臨床にて遭遇する無視できない患者集団であると考えられる．

b. どのような間質性肺炎患者が薬剤性肺障害のリスクなの？

間質性肺炎合併肺癌においては**肺機能低下症例**[26]，**間質性陰影の範囲が広い症例**[18]，**UIPパターン症例**[27]**が薬剤性肺障害のリスクである**ことが示されている．また，**気腫合併肺線維症（CPFE）は気腫非合併間質性肺炎症例と比較して薬剤性肺障害のリスクは同等である**ことが示されている[28]．逆に考えるならば，このようなリスク因子がどの程度あるかによって薬物療法のリスクが変わってくるとも言える．

c. 肺癌患者が薬剤性肺障害を起こした場合の影響は？

間質性肺炎合併患者に絞った薬剤性肺障害の影響についてのまとまった報告はないが，肺癌患者における薬剤性肺障害はQOL，生存期間に大きな影響を与える有害事象であることが示されており，臨床試験上も有害事象による死亡全体に対する薬剤性肺障害の比率は上昇傾向にあることが報告されている[29]．複数の論文から薬剤性肺障害を起こした場合の死亡率が高いことが報告されており，肺癌治療における生存期間に悪影響を及ぼすことも示されている[23, 30, 31]．また，薬剤性肺障害が改善を示したとしても，半数以上はPS低下を起こし，その後の生存期間も短いことが示されている[23]．

> **MEMO　間質性肺炎について**
>
> 間質性肺炎といっても特発性（原因不明）と，膠原病や職業環境暴露といったような原因のあるものに大別され，問診身体所見を含めて鑑別が必要である．
> 特発性間質性肺炎のうち最も多い肺線維症に対して抗線維化薬のピルフェニドン，ニンテダニブが肺機能低下抑制効果を証明され認可されている．

Summary

- 間質性肺炎合併非小細胞肺癌患者は日常臨床で頻繁に遭遇する患者群である
- 間質性肺炎合併非小細胞肺癌の一次治療にはCBDCA + weekly PTXが汎用されている
- 二次治療は有効性安全性ともにさらに報告に乏しい
- 間質性肺炎合併非小細胞肺癌患者に対する今後エビデンスの確立が必要である

文献

1) 「EBMの手法による肺癌診療ガイドライン2017年版」（日本肺癌学会/編），2017
   https://www.haigan.gr.jp/modules/guideline/index.php?content_id=3
2) 「特発性肺線維症の治療ガイドライン2017」（日本呼吸器学会/監），南江堂，2017
3) 弦間昭彦，峯岸裕司：特発性間質性肺炎合併肺癌に対する化学療法の現況と治療関連急性増悪に関する実態調査．びまん性肺疾患に関する調査研究班．「平成21年度研究報告書」，105-107，2010
4) Minegishi Y, et al：The safety and efficacy of weekly paclitaxel in combination with carboplatin for advanced non-small cell lung cancer with idiopathic interstitial pneumonias. Lung Cancer, 71：70-74, 2011
5) Sekine A, et al：Safety and efficacy of S-1 in combination with carboplatin in non-small cell lung cancer patients with interstitial lung disease: a pilot study. Cancer Chemother Pharmacol, 77：1245-1252, 2016

6) Shukuya T, et al：Carboplatin plus weekly paclitaxel treatment in non-small cell lung cancer patients with interstitial lung disease. Anticancer Res, 30：4357-4361, 2010
7) Kenmotsu H, et al：Effect of platinum-based chemotherapy for non-small cell lung cancer patients with interstitial lung disease. Cancer Chemother Pharmacol, 75：521-526, 2015
8) Shimizu R, et al：The safety and efficacy of paclitaxel and carboplatin with or without bevacizumab for treating patients with advanced nonsquamous non-small cell lung cancer with interstitial lung disease. Cancer Chemother Pharmacol, 74：1159-1166, 2014
9) Enomoto Y, et al：Efficacy and Safety of Combined Carboplatin, Paclitaxel, and Bevacizumab for Patients with Advanced Non-squamous Non-small Cell Lung Cancer with Pre-existing Interstitial Lung Disease: A Retrospective Multi-institutional Study. Anticancer Res, 35：4259-4263, 2015
10) Okuda K, et al：Evaluation of the safety and efficacy of combination chemotherapy with vinorelbine and platinum agents for patients with non-small-cell lung cancer with interstitial lung disease. Anticancer Res, 32：5475-5480, 2012
11) Watanabe N, et al：Vinorelbine and cisplatin in patients with advanced non-small cell lung cancer with interstitial pneumonia. Anticancer Res, 35：1697-1701, 2015
12) Choi MK, et al：Safety and efficacy of gemcitabine or pemetrexed in combination with a platinum in patients with non-small-cell lung cancer and prior interstitial lung disease. Cancer Chemother Pharmacol, 73：1217-1225, 2014
13) Sandler A, et al：Paclitaxel-carboplatin alone or with bevacizumab for non-small-cell lung cancer. N Engl J Med, 355：2542-2550, 2006
14) Watanabe N, et al：Second-line docetaxel for patients with platinum-refractory advanced non-small cell lung cancer and interstitial pneumonia. Cancer Chemother Pharmacol, 76：69-74, 2015
15) Kato M, et al：Pemetrexed for advanced non-small cell lung cancer patients with interstitial lung disease. BMC Cancer, 14：508, 2014
16) Fujimoto D, et al：A pilot trial of nivolumab treatment for advanced non-small cell lung cancer patients with mild idiopathic interstitial pneumonia. Lung Cancer, 111：1-5, 2017
17) Usui K, et al：The prevalence of pulmonary fibrosis combined with emphysema in patients with lung cancer. Respirology, 16：326-331, 2011
18) Ozawa Y, et al：Distinctive impact of pre-existing interstitial lung disease on the risk of chemotherapy-related lung injury in patients with lung cancer. Cancer Chemother Pharmacol, 77：1031-1038, 2016
19) Roth GJ, et al：Nintedanib: from discovery to the clinic. J Med Chem, 58：1053-1063, 2015
20) Richeldi L, et al：Efficacy and safety of nintedanib in idiopathic pulmonary fibrosis. N Engl J Med, 370：2071-2082, 2014
21) Omori T, et al：Pulmonary Resection for Lung Cancer in Patients With Idiopathic Interstitial Pneumonia. Ann Thorac Surg, 100：954-960, 2015
22) Sato T, et al：Impact and predictors of acute exacerbation of interstitial lung diseases after pulmonary resection for lung cancer. J Thorac Cardiovasc Surg, 147：1604-1611 (e3), 2014
23) Fujimoto D, et al：Characteristics and Prognostic Impact of Pneumonitis during Systemic Anti-Cancer Therapy in Patients with Advanced Non-Small-Cell Lung Cancer. PLoS One, 11：e0168465, 2016
24) Kinoshita T, et al：Chemotherapy for non-small cell lung cancer complicated by idiopathic interstitial pneumonia. Oncol Lett, 4：477-482, 2012
25) Nishino M, et al：Interstitial lung abnormalities in treatment-naïve advanced non-small-cell lung cancer patients are associated with shorter survival. Eur J Radiol, 84：998-1004, 2015
26) Enomoto Y, et al：Low forced vital capacity predicts cytotoxic chemotherapy-associated acute exacerbation of interstitial lung disease in patients with lung cancer. Lung Cancer, 96：63-67, 2016
27) Kenmotsu H, et al：The risk of cytotoxic chemotherapy-related exacerbation of interstitial lung disease with lung cancer. J Thorac Oncol, 6：1242-1246, 2011
28) Minegishi Y, et al：Clinical features, anti-cancer treatments and outcomes of lung cancer patients with combined pulmonary fibrosis and emphysema. Lung Cancer, 85：258-263, 2014
29) Fujiwara Y, et al：Time trend in treatment-related deaths of patients with advanced non-small-cell lung cancer enrolled into phase III trials of systemic treatment. Ann Oncol, 22：376-382, 2011
30) Sakurada T, et al：Characteristics of and risk factors for interstitial lung disease induced by chemotherapy for lung cancer. Ann Pharmacother, 49：398-404, 2015
31) Dhokarh R, et al：Drug-associated acute lung injury: a population-based cohort study. Chest, 142：845-850, 2012

第7章 間質性肺炎合併

2 間質性肺炎を合併した小細胞肺癌

池田 慧

症例提示

間質性肺炎を合併した，進展型小細胞肺癌の74歳男性

症　例	74歳男性
主　訴	左上肢・左腋窩の違和感
現病歴	4月中旬から左上肢・左腋窩に違和感を自覚し，近医を受診．胸部X線で左肺尖部に腫瘤を指摘されたため，同日当科へ紹介．胸部CTで肺癌を疑われ，5月中旬に左頸部リンパ節生検を施行し，進展型小細胞肺癌 cT4N3M1b stage IV の診断を得た．1週間後に初回薬物療法の導入目的で入院となった．
既往歴	陳旧性心筋梗塞，発作性心房細動，脳梗塞
内服薬	アスピリン
生活歴	職業：中古車販売．喫煙歴：40本／日×40年（20〜60歳）．アレルギー：なし
現　症	ECOG PS 1，身長 171 cm，体重 57.3 kg（体重減少なし）
血液検査	WBC 7,900/mm^3（Neut 71.8％），Hb 13.5 g/dL，Plt 275,000/mm^3，TP 7.0 g/dL，Alb 3.7 g/dL，AST 20 IU/L，ALT 18 IU/L，LDH 192 IU/L，T-Bil 0.7 mg/dL，ALP 258 IU/L，GGT 22 IU/L，Cr 1.07 mg/dL，BUN 16 mg/dL，Na 139 mEq/L，K 3.7 mEq/L，Cl 103 mEq/L，Ca 9.1 mg/dL，CRP 1.88 mg/dL，HbA1c（NGSP）5.8％，NSE 33.2 ng/mL，ProGRP 6,190 pg/mL
造影CT	左上葉に28 mm大の結節影と胸膜肥厚を認める．胸壁や縦隔の脂肪組織，左鎖骨下動脈，胸椎Th1，2やTh4，5への浸潤が疑われる．左頸部，および鎖骨上窩，両側縦隔のリンパ節腫大を認める．その他遠隔転移を認めない．背景肺には上葉の気腫性変化に加え，肺底部末梢優位の網状影と一部蜂窩肺を認める．
心エコー	心尖部で左室の収縮能低下，左室駆出率24％，弁膜症なし
病　理	濃染する核を有したN/C比の高い細胞を認め，小細胞肺癌の診断

問題点

- 間質性肺炎合併例に対する一次治療の選択肢は？　　➡ p.206 **1** - ①，p.207 **2** - ① 参照
- 特発性肺線維症と，それ以外の間質性肺炎で違いがあるのか？　　➡ p.208 **2** - ② 参照
- 二次治療以降は？　　➡ p.207 **2** - ① 参照

治療Strategy

陳旧性心筋梗塞による左室収縮能低下に加え，背景肺には usual interstitial pneumonia（UIP）パターンを呈する間質性肺炎の所見を認めることから，初回薬物療法として5月下旬からカルボプラチン（CBDCA）（AUC 5）＋エトポシド（ETP）（100 mg/m^2）を開始した．

1 ステートメントの概要とこれまでの研究データ

① ステートメントのポイントの解説

間質性肺炎を合併した肺癌の薬物療法は，エビデンスとなるランダム化比較対象試験が乏しく，肺癌診療ガイドライン内で標準治療は示されていない．

日本呼吸器学会の腫瘍学術部会とびまん性肺疾患学術部会が合同で，2017年10月に発行した，間質性肺炎合併肺癌に関するステートメント[1]では「間質性肺炎を合併した進展型小細胞肺癌の初回薬物療法は，key drug の1つであるイリノテカン（CPT-11）が禁忌であることから，プラチナ製剤＋ETP療法が第一選択である」としている．なお，限局型小細胞肺癌では放射線薬物療法が通常選択されるが，間質性肺炎合併例においては，たとえ限局型でも胸部放射線治療は推奨されず，**進展型の症例に準じた薬物療法単独での治療が勧められる**．

② 知っておきたい基礎知識とこれまでの研究

a. 間質性肺炎合併例を特別扱いするのはなぜ？

小細胞肺癌は肺癌全体の約15％を占めており，そのうち60～70％が進展型に分類される．そのうち，5～10％が診断時に間質性肺炎を合併し，非合併例と比較して予後不良である．

間質性肺炎合併例に薬物療法を行うと，5～20％で間質性肺炎の急性増悪が起こり，その致死率は30～50％とも言われている．そのため，**急性増悪を起こさせないことが，単純な抗腫瘍効果よりも優先である**．

b. Key drug の間質性肺炎増悪リスクは？

小細胞肺癌の Key drug の薬剤性間質性肺炎の頻度と，添付文書上の記載を表に示した．

CPT-11 は，本邦で行われた単剤療法の前向き研究において4～18％が薬剤性間質性肺炎を発症した[2]ため，間質性肺炎または肺線維症のある患者への投与は**禁忌**とされている．

表 各Key drugの薬剤性間質性肺炎の頻度と添付文書上の記載

	間質性肺炎の頻度	間質性肺炎合併例に対する添付文書上の記載	ステートメントにおける分類[1]
イリノテカン（CPT-11）	4〜18％[2]	禁忌（間質性肺炎または肺線維症）	添付文書で禁忌であり，投与が推奨されない薬剤
アムルビシン（AMR）	3％	禁忌（胸部X線で明らかで，かつ臨床症状のある間質性肺炎または肺線維症）	添付文書で禁忌であり，投与が推奨されない薬剤
エトポシド（ETP，VP-16）	0.1％未満	記載なし	比較的安全性が示されている薬剤
ノギテカン（NGT）	2％[3]	慎重投与	データがないか，不足している薬剤

また，AMRは，本邦で行われた非小細胞肺癌患者61例を対象とした開発時の第Ⅱ相臨床試験において，既存の間質性肺炎の増悪が3例，新規の発現が1例，計4例が報告され，そのうち2例は間質性肺炎が原因となり死亡に至った．この結果をうけて，胸部単純X線写真で明らかであり臨床症状のある間質性肺炎を合併している患者には，AMRの投与は原則として**禁忌**となっている．

c. 前向き研究はたった1つだけ！

間質性肺炎を合併した小細胞肺癌を対象とした前向き研究は，これまでにたった1つしか報告されていない．そのたった1つである特発性間質性肺炎を合併した未治療の進展型小細胞肺癌17例を対象に，CBDCA（AUC 6）＋ETP（100 mg/m^2）を投与するパイロット試験では，主要評価項目である急性増悪の発症率は5.9％であった．なお，奏効率が88.2％，無増悪生存期間の中央値が5.5カ月，全生存期間の中央値が8.7カ月であった[4]．

d. 後ろ向き研究はいくつかある

国立がん研究センター東病院で，一次治療として，間質性肺炎合併小細胞肺癌に対してプラチナ製剤＋ETPを投与した52人の後ろ向き研究では，一次薬物療法中の急性増悪発症率は2％のみであった[5]．また，びまん性肺疾患に関する調査研究班の調査では，シスプラチン（CDDP）＋ETPと，CBDCA＋ETPの治療関連急性増悪の頻度は，それぞれ10.5％，3.7％であった[6]．

二次治療に関する研究はさらに少ない．二次治療としてNGTを投与した，既存肺に間質性肺疾患のある小細胞肺癌患者23人の後ろ向き研究では，21.7％で間質性肺炎の急性増悪を認め，13.0％が死亡している[7]．

2 治療の選択と進め方のコツ

① 急性増悪を起こしにくい薬剤選択，これにつきる！

間質性肺炎合併肺癌に対する薬物療法を行ううえで，最も危険な合併症は間質性肺炎の急性増悪であり，その増悪率は，報告により異なるが5〜20％といわれており，致死率は30〜50％ときわめて高い．しかし，小細胞肺癌は，進行期の非小細胞肺癌と比較しても，best supportive careのみで経過観察とした場合の予後はきわめて不良であり，リスクを負ってでも薬物療法を行うべき場面も多い．間質性肺炎合併例に対する薬物療法においては，いかに急性増悪を起こさずに薬物療法をすすめるかが最重要であり，リスクの低い薬剤選択が大前提となる．間質性肺炎を合併した場合，小細胞肺癌のkey drugであるCPT-11やAMRは禁忌であり，そもそも治療選択肢が限られる．

一次治療としては，唯一前向きパイロット試験が行われており，後ろ向き研究でも急性増悪のリスクが低そうな**CBDCA＋ETP**が，"**みなし標準治療**"といえる．75歳以下，PS良好で心・腎合併症がなければ，CDDP＋ETPも選択肢となる．また，二次治療以降の選択肢としては，**NGT**や，**適用外使用ではあるがCBDCA＋パクリタキセル（PTX）があげられ**，さらにsensitive relapse症例であれば**CBDCA＋ETPのリチャレンジも選択肢**となる．

② 背景の間質性肺炎を，HRCTや肺機能でしっかり評価しよう

間質性肺炎のパターンや重症度により，薬物療法による急性増悪のリスクは異なると考えられている．

間質性肺炎のなかでも，**特発性肺線維症（Idiopathic pulmonary fibrosis：IPF）合併例は，特に薬物療法に伴う急性増悪のリスクが高い**．釼持らは，CT上でIPFの特徴的な画像所見であるUIPパターンを示す症例の方が，non-UIPパターンを呈する症例に比べて，薬物療法に伴う急性増悪を起こす頻度が高く，また急性増悪による治療関連死も多いと報告している[8]．一方で，もともとの間質性肺炎が，どちらかというと気管支血管束に沿ったnonspecific interstitial pneumonia（NSIP）パターンを呈する例では，薬物療法による急性増悪はやや起こりにくく，起こってしまった場合でもステロイド治療に対する反応性がある程度期待できる．

また，背景の間質性肺炎が進行して**努力肺活量（forced vital capacity：FVC）が低下しているほど，薬物療法中の急性増悪のリスクが高い**と考えられる．榎本らは，薬物療法を行った間質性肺炎合併肺癌85例を後ろ向きに検討し，％FVCの低下が急性増悪発症のリスク因子であったと報告している[9]．上記に該当する患者に薬物療法を行う場合には，より一層の注意深いフォローアップを要する．

> **MEMO　CT所見でのUIPパターン**
> UIPパターンの典型的所見は以下の3つである．
> ① 胸膜直下の分布
> ② 網状影
> ③ 蜂巣肺

③ 急性増悪の早期発見のため，まめなフォローアップと注意喚起を

上記の点に注意しても，急性増悪を100％防ぐことはできない．だからこそ，せめて早期発見・早期治療に努める．そのためにも，少なくとも1コース目は2週間前後の入院のうえで，注意深く経過観察を行う必要がある．1コース目で大きな問題がなければ，2コース目以降は外来薬物療法が可能だが，急性増悪の発見が遅れてしまう恐れがある．そのため，1コース目の入院時より，**発熱や呼吸困難・咳嗽の悪化があった際には，すぐに主治医へ連絡・相**

談するか，かかりつけ医へ受診するよう，患者教育を行うことが肝要である．

　薬物療法の進め方自体は通常と同様である．一次治療においては，2コース目終了後に胸腹部CTを評価して有効性を確認し，PRないしSDが確認できれば，さらに2コース追加で投与する．4コース終了時には，胸腹部病変のCT評価に加え，できれば頭部CTかMRIで頭蓋内病変の評価も行う．4コース終了時に全身状態が良好で，それまでの毒性が比較的軽微であり，PRないしSDが維持されていれば，最大6コースまで投与してよい．一次治療完遂後は，いったんケモホリデーとして，2〜4週間ごとの定期的なフォローアップと，少なくとも3カ月おきのCTで経過観察する．画像上，腫瘍の増大や新規病変が確認されたら，二次治療に移行する．

Summary

- 間質性肺炎合併例に対する薬物療法において，最も危険で致死的な合併症は間質性肺炎の急性増悪であり，急性増悪を惹起するリスクの低い薬剤選択が最重要である
- CT上でUIPパターンを呈し，間質性肺炎が進行し％FVCの低下を認める例ほど，薬物療法中の急性増悪のリスクが高い
- 一次治療ではCBDCA＋ETPがみなし標準治療である
- 薬物療法中に発熱や呼吸困難・咳嗽の悪化があった際には，すぐに主治医へ連絡・相談するか，かかりつけ医へ受診するよう，患者教育を行う

文献

1) 「間質性肺炎合併肺癌に関するステートメント」（日本呼吸器学会腫瘍学術部会・びまん性肺疾患学術部会/編），南江堂，2017
2) Masuda N, et al：CPT-11: a new derivative of camptothecin for the treatment of refractory or relapsed small-cell lung cancer. J Clin Oncol, 10：1225-1229, 1992
3) Goto K, et al：Combined chemotherapy with cisplatin, etoposide, and irinotecan versus topotecan alone as second-line treatment for patients with sensitive relapsed small-cell lung cancer (JCOG0605): a multicentre, open-label, randomised phase 3 trial. Lancet Oncol, 17：1147-1157, 2016
4) Minegishi Y, et al：The feasibility study of Carboplatin plus Etoposide for advanced small cell lung cancer with idiopathic interstitial pneumonias. J Thorac Oncol, 6：801-807, 2011
5) Yoshida T, et al：Safety and efficacy of platinum agents plus etoposide for patients with small cell lung cancer with interstitial lung disease. Anticancer Res, 33：1175-1179, 2013
6) 弦間昭彦，峯岸裕司：特発性間質性肺炎合併肺癌に対する化学療法の現況と治療関連急性増悪に関する実態調査．びまん性肺疾患に関する調査研究班．「平成21年度研究報告書」, 105-107, 2010
7) Enomoto Y, et al：Safety of topotecan monotherapy for relapsed small cell lung cancer patients with pre-existing interstitial lung disease. Cancer Chemother Pharmacol, 76：499-505, 2015
8) Kenmotsu H, et al：The risk of cytotoxic chemotherapy-related exacerbation of interstitial lung disease with lung cancer. J Thorac Oncol, 6：1242-1246, 2011
9) Enomoto Y, et al：Low forced vital capacity predicts cytotoxic chemotherapy-associated acute exacerbation of interstitial lung disease in patients with lung cancer. Lung Cancer, 96：63-67, 2016

コラム ⑥

骨転移のマネージメント

佐多将史

❶ 骨転移は結構多い．そしてしばしば難しい．

　肺癌の骨転移は，肺内・胸膜転移，縦郭リンパ節転移に次いで多くみられ，進行期肺癌の経過中40～50％で発症する．日常の癌診療でも，転移性脳腫瘍と並んで治療の優先順位や緊急対応などに頭を悩ませる機会が多い．生命予後について検討した報告もあり，骨転移を有する肺癌は骨転移を有さない例より短い傾向になっており[1]，国際肺癌学会（IASLC）の，TNM分類策定のための検討においても，骨転移を有する症例の予後はほかの臓器への転移よりも予後が短かった[2]．

　分子標的薬が適応になる肺癌や免疫チェックポイント療法の有効な肺癌の場合，生命予後が以前に比べて長期になっており，骨転移のマネージメントが重要になる．

> **MEMO** 用語解説
> 　骨関連事象（skeletal related event：SRE）は，骨転移に特徴的な病的骨折，脊髄圧迫，高カルシウム血症に加えて放射線治療や外科治療の中でおこる事象の総称である．
> 　SREの頻度は報告によりさまざまであるが日本で行われたSREの前向き検討は1つの目安となる．この検討では，観察期間中央値13.8カ月の肺癌全体でSREが18％の症例で確認されている．事象内訳は骨照射15％，病的骨折4.7％，高カルシウム血症2.2％，脊髄圧迫1.1％がそれぞれ確認された[1]．

① 検査マネージメント

　骨転移で発見される肺癌は疼痛が契機となる．無症候性の転移については，治療前の病期診断時に確定する．CTで確認できる場合や骨シンチグラフィー・FDG-PETで発見されることがある．

　筆者は治療経過中の転移性骨腫瘍の検索はCTなどでの定期画像評価ならびにI型コラーゲンC末端テロペプチド（I-CTP）を3～4カ月ごと，腰痛などが有症状の場合には検索タイミングを早めるように心がけている．また，特に椎体や骨盤骨・大腿骨加重部など，病的骨折時に緊急性を要する部位の転移については注意を払っている．

② 治療マネージメント

　治療の目標はSREを防ぎQOLを維持することであり，SREをきたしてしまった場合は，いかにQOLを維持するかに重きが置かれる．転移性骨腫瘍の治療の中心は薬物治療と放射線治療である．特に疼痛の強い場合や脊髄周

囲の転移など進展すると急速にQOLを低下させる可能性のある転移については積極的に放射線治療を行う必要がある[3]．

　Oligometastasisという概念が提唱されて診療にも強く影響しているが，骨転移単独の情報は多くない．急速に全身療法の治療成績が改善している状況を考え，筆者は骨転移に関しても単独または少数で全身の腫瘍の病勢制御ができている前提で局所治療を行うようにしている．免疫チェックポイント阻害薬と放射線治療の相乗的効果についてもいくつかの報告がみられており，放射線治療に期待する部分は大きい[4]．

　薬物療法は骨吸収抑制薬が中心となる．肺癌を含む固形癌の転移性骨腫瘍を対象に，ゾレドロン酸と抗RANKL抗体であるデノスマブの比較試験が行われ，デノスマブは初回SREまでの期間を有意に延長した．現在は禁忌がなければ転移性骨腫瘍の第一選択薬となっている．

　ビスフォスフォネート製剤（以下，BP製剤）やデノスマブの重篤な有害事象として，顎骨壊死がよく知られている．比較試験での顎骨壊死発現率はおのおの1.3％，1.8％であった[5]．

　日本口腔外科学会の顎骨壊死検討委員会ポジションペーパーによると，骨吸収抑制薬関連顎骨壊死の原因は不明であるが，侵襲的な歯科治療や口腔衛生状態の不良が関与しているのではと言われている．

　そのため，ポジションペーパーではBP製剤やデノスマブ開始前の口腔内処置は2週間前までに終了することを推奨している．また，BP製剤投与中については議論があり，歯科治療前に感染予防を十分に行うことで顎骨壊死の減少が報告されている．デノスマブ投与中の情報はほとんどみられないのが現状であるが，基本的にはBP製剤同様に対応が必要と考える[6]．

② 整形外科のイチローさんに聞く

　生命予後と機能予後のバランスは重要である．
　外科治療については内科医としてわからないことも多く，とある整形外科の先輩医師 イチローさんに気になることを聞いてみた．

Q1．手術の適応になる部位，特に緊急性を要するものはどこですか？

A1．緊急性を要するSREとしては，脊椎転移による脊髄麻痺，あるいは長管骨，特に下肢の病的骨折があげられます．

　どのような手術（転移巣切除を含めた治療，ADL改善のための姑息的治療など）が選択されるかは，部位，多発or単発，耐術性をふまえて検討されますが，特に生命予後が重要な因子となります．ADLに直結する分野ですが，PSが悪いと手術介入できずADLが上げられない，でもADLを上げられないとPSも低下していく…という負のスパイラルが悩みの種です．

Q2．照射なのか手術なのかどうやって決めるとよいですか？

A2．golden standardがないのが現状です．

　日本肺癌学会のガイドラインによると，放射線照射のエビデンスとして，骨転移の疼痛緩和の目的，脊髄圧迫で症状を呈している場合，切迫骨折，骨転移を認め，SREの発現率低下・時期を遅らせるための有効性は報告されています．ADLを維持させるための姑息的固定も，

ADLの観点からは有用ですが，創部感染などの合併症で残された時間を縮めてしまう可能性もあるため，手術した場合，しなかった場合をよく本人や家族に説明し理解を得る必要があります．姑息的固定では奏効した場合の患者満足度も高いので「適応があればありかな」と思いますが，上記の点から一歩引いてしまうのも本音です．

Q3.内科医にもっとここは気にしてほしいと思うところを教えてください

A3．むしろこちらが教えてほしいのですが，お互いにそう思っているのであれば，より交流を深めチームとして診療できることが理想でしょう．

　ただ現実にはなかなかそうはいかないのが現状です．例えば切迫骨折の時点で発見するためには，早い時点，痛がっている時点で単純X線をとる，疑わしいときは整形外科に見てもらう（画像だけでも）などが有用です．われわれが気にする点は治療を選択する場合の生命予後であり，SRE治療中，また一段落した際の肺癌に対する方針で，治療を検討するうえで整形外科医も内科医から教えてほしい点は多々あります．

　治療方針に標準的なものはなく，患者の病変や病状，転移部位や残された時間，期待する状況を加味してそのときそのときで判断するということであった．

　早い段階で画像だけでも見てもらうのがいいのではという提案を実現するには，普段から整形外科や放射線治療医との交流を深め，緊急時や迷ったときに気軽に相談できる体制が重要なのはいうまでもないことだろうか．

❸ まとめ

　昨今の進行期肺癌の治療は，生存期間延長が顕著である．進行期非小細胞肺癌では，20年前には多くの報告は1年前後であったが，昨今の分子標的薬や免疫チェックポイント阻害薬の開発により，年単位で生存期間を証明した薬剤が次々と発表されている．そのため**生存期間の延長に伴い，QOLの改善をめざす必要がある．**

　予後と転移部位，全身療法の治療状況，痛みの状況，患者の希望を総合的に勘案して骨転移の管理をする必要がある．

文献

1）Tsuya A, et al：Skeletal metastases in non-small cell lung cancer: a retrospective study. Lung Cancer, 57：229-232, 2007
2）Eberhardt WE, et al：The IASLC Lung Cancer Staging Project: Proposals for the Revision of the M Descriptors in the Forthcoming Eighth Edition of the TNM Classification of Lung Cancer. J Thorac Oncol, 10：1515-1522, 2015
3）「EBMの手法による肺癌診療ガイドライン 2017年版」（日本肺癌学会/編），2017
　https://www.haigan.gr.jp/modules/guideline/index.php?content_id=3
4）Niibe Y & Chang JY：Novel insights of oligometastases and oligo-recurrence and review of the literature. Pulm Med, 2012：261096, 2012
5）Lipton A, et al：Superiority of denosumab to zoledronic acid for prevention of skeletal-related events: a combined analysis of 3 pivotal, randomised, phase 3 trials. Eur J Cancer, 48：3082-3092, 2012
6）米田俊之，他：骨吸収抑制薬関連顎骨壊死の病態と管理．「顎骨壊死検討委員会ポジションペーパー2016」（顎骨壊死検討委員会/編），2016

コラム ⑦

癌性胸膜炎のコントロール

関根朗雅

① 癌性胸膜炎のコントロール

　初診時もしくは経過中に、胸水貯留をきたした患者を診る機会は多く、初診時Stage Ⅳの肺癌患者では半数以上に胸水貯留を認める[1]．胸水貯留は、息切れの出現・増悪につながることからADLの低下につながり、例え少量であっても予後不良であると報告されており、癌性胸膜炎のコントロールは重要である．

② 胸水コントロールの考え方は？

　癌性胸膜炎で胸水貯留に伴う症状を認める場合は、胸水ドレナージの適応である．胸水ドレナージは、息切れなどの自覚症状を迅速に改善させるが、1日1Lを超える胸水排液では再膨張性肺水腫をきたす懸念があり注意が必要である．

　胸水ドレナージには、単回穿刺排液と胸腔ドレーンを挿入して行う胸水持続ドレナージがあるが、胸腔ドレーン挿入には小切開が必要である．注意すべきはベバシズマブ（Bevacizumab：Bev）などの血管新生阻害薬を使用する場合には、閉創後に2週間程度、期間を空ける必要があるという点である．このために血管新生阻害薬の使用を予定している患者に胸腔ドレーンを挿入する場合には、「本当に必要かどうか？」を慎重に検討する必要がある．

　胸水ドレナージ後、何もしなければ、胸水再発はほぼ必発である．癌性胸膜炎による胸水は滲出性胸水であり、Lightの診断基準でもあるように、胸水中のタンパクは、血清タンパクの半分以上の濃度を有する．このため、長期的な胸水排液は、低栄養状態を容易に引き起こしうることを留意しなければならない．胸水コントロールの最終的な目的は、「その後の胸水再貯留による症状の回避」である．従来、胸水コントロールのために主に胸膜癒着術がなされていたが、近年、BevやEGFR-TKIなどの抗癌剤治療の効果も報告されている．このため、「どのような治療選択肢が残っているか？」ということ自体が、胸水マネージメントに関係する．胸水コントロールのために胸膜癒着を優先させるのか、抗癌剤治療を優先させるのか、確立はしていない．

③ 胸膜癒着術

　胸膜癒着術施行の条件として、肺の拡張が十分に得られていることが必要である．わが国

で行われた試験（JCOG 9515）で，胸膜癒着4週間後の胸水コントロール率がピシバニール®，シスプラチン（CDDP）＋エトポシド（ETP），ブレオマイシンの3群で比較検討された．その結果，3群間で有意差は認められなかったが，ピシバニール®で76％と最も有効性が高かった[2]．

この結果を受けて，日本では従来，ピシバニール®が長らく使用されていたが，2013年からは，欧米で頻用されているタルク（ユニタルク®）も使用可能となった．わが国で行われた第Ⅱ相試験では，30例の悪性胸水患者を対象にユニタルク®の有効性が検討された．うち23例が肺癌であったが，83.3％で胸水再貯留の抑制効果が認められた．現時点では，ピシバニール®とユニタルク®のいずれが優れているかは明らかではなく，現在，わが国で両薬剤のランダム化比較第Ⅲ相試験が進行中である（WJOG8415L）．胸膜癒着療法の注意点としては，ARDSの発症がある．主にタルクで報告があり，高齢者や既存に間質性陰影を有している患者に多いとされており，使用の際には注意が必要である[3]．

抗癌剤治療

胸膜癒着術の有効率は70〜80％であることから，これに近い有効率を有する抗癌剤がある場合には，抗癌剤治療は重要な選択枝の1つである．

胸水貯留状態での細胞障害性抗癌剤は，抗癌剤が胸水に移行することで血球減少をきたすことが報告されている[4]．このため，細胞障害性抗癌剤の投与前には，胸水ドレナージができていることが望ましい．一方で，EGFR遺伝子変異やALK転座などのdriver oncogene mutationを有する患者では，細胞障害性抗癌剤治療と比較して，分子標的薬で明らかに有効性の高い治療を行うことができる．分子標的薬の奏効率は70％前後であり，胸膜癒着術のそれに匹敵するため，これらの抗癌剤自体で，ある程度の胸水コントロールを期待できる．近年では，胸水貯留の一因として，VEGFの存在が言及されており，Bevやラムシルマブなどの血管新生阻害薬（抗VEGF抗体）の胸水に対する高い効果も報告されている．わが国で行われた第Ⅱ相試験（NEJ 013A）では，カルボプラチン（CBDCA），ペメトレキセド（PEM），Bevの併用療法での胸水コントロール率（胸膜癒着術を必要としない患者の割合）を検討しているが，8週時点では92.9％と良好な成績であった[5]．以下に胸水コントロールの一案を示す（図）．

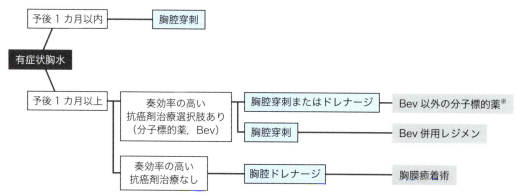

図　胸水コントロールの一案

■ 文献

1) Ryu JS, et al：Prognostic impact of minimal pleural effusion in non-small-cell lung cancer. J Clin Oncol, 32：960-967, 2014
2) Yoshida K, et al：Randomized phase II trial of three intrapleural therapy regimens for the management of malignant pleural effusion in previously untreated non-small cell lung cancer: JCOG 9515. Lung Cancer, 58：362-368, 2007
3) Shinno Y, et al：Old age and underlying interstitial abnormalities are risk factors for development of ARDS after pleurodesis using limited amount of large particle size talc. Respirology, 23：55-59, 2018
4) Herrstedt J, et al：Increased myelosuppression during cytostatic treatment and pleural effusion in patients with small cell lung cancer. Eur J Cancer, 28A：1070-1073, 1992
5) Usui K, et al：A phase II study of bevacizumab with carboplatin-pemetrexed in non-squamous non-small cell lung carcinoma patients with malignant pleural effusions: North East Japan Study Group Trial NEJ013A. Lung Cancer, 99：131-136, 2016

索引 index

欧文

A

- A8081014試験 109
- ALEX試験 109
- ALK 114
- ALK遺伝子転座 107
- ALKシグナル経路 116
- ALK阻害薬 108
- ALK融合遺伝子 109
- ALK陽性肺癌 108
- ALL-RET試験 132
- ALPI 137
- ANITA 137
- ARCHER1050試験 104
- ASCEND-1試験 120
- ASCEND-2試験 120
- ASCEND-5試験 120
- ASPIRATION試験 90
- AURA3試験 99
- AVAil試験 31
- AVAPERL試験 31

B・C

- BLT 137
- BRAF変異 132
- Brigatinib 121
- CA031試験 18, 56
- Calvert式 20, 57
- CAPITAL試験 57
- CAV療法 156, 167
- CE療法 189
- CheckMate012試験 81
- CheckMate017試験 39, 78
- CheckMate026試験 69
- CheckMate057試験 39, 78
- CheckMate067試験 80
- CheckMate153試験 72
- CheckMate227試験 80
- CLEAR試験 31
- CONVERT試験 181
- COPD 143
- CPFE 203
- CP療法 145

E・F

- EAST-LC試験 43
- ECOG1594試験 17
- ECOG4599試験 29, 31, 199
- EGFR-TKI 95
- EGFR遺伝子変異陽性 84, 94
- EGFRチロシンキナーゼ阻害薬 104
- ELVIS試験 53
- EP療法 189
- EURTAC試験 87
- FACS試験 17
- FLAURA試験 100, 104

I

- idiopathic pulmonary fibrosis 208
- IFCT0501試験 55
- immune-related adverse events 44
- IMPACT試験 137
- IMPower131試験 80
- IMPower150試験 79
- IMPRESS試験 99
- INT0139試験 145
- IPASS試験 86
- IPF 208
- irAE 44
- ISEL試験 85

J

- J-ALEX試験 109
- JCOG0202試験 182
- JCOG0301試験 146
- JCOG0509試験 157

JCOG0605試験 168, 190	Lorlatinib 121	OPTIMAL試験 87
JCOG0803/WJOG4307L試験 54	LURET試験 132	
JCOG0901試験 169, 190	LUX-Lung 3試験 87	**P**
JCOG1205/JCOG1206試験 195	LUX-Lung 6試験 87	PACIFIC試験 146
JCOG1210/WJOG7813L試験 56	LUX-Lung 7試験 88	PARAMOUNT試験 29
JCOG9511試験 157, 189		PD-1 64, 70
JCOG9515試験 214	**M・N**	PD-L1 65, 70
JCOG9702試験 157, 189	MILES試験 54	PEI療法 166
JIPANG試験 137	MSK-IMPACT 133	PointBreak試験 31
JMDB試験 19, 29	MVP療法 145	Precision Medicine 132
JMEI試験 43	MYSTIC試験 81	PROFILE 1001試験 126
JO22903試験 90	NCT02259621試験 138	programmed cell death-1 64
JO25567試験 90, 105	NEJ002試験 86	programmed cell death-ligand-1 65
J-SONIC試験 201	NEJ005試験 90, 105	
JVCG試験 42	NEJ009試験 105	
	NEJ026試験 85, 105	**Q・R**
K・L	NGS 132	QOL 54, 169
KEYNOTE-010試験 41, 74, 78	NJLCG0801試験 55	re-biopsy 96
KEYNOTE-024試験 69	NJLCG1301試験 55	refractory relapse 166, 190
KEYNOTE-025試験 74	NP28673試験 118	RELAY試験 85
KEYNOTE-189試験 79	NP28761試験 118	RET融合遺伝子 132
KEYNOTE-407試験 80		REVEL試験 42
LACE 137	**O**	ROS1 125
large cell neuroendocrine carcinoma 194	OAK試験 41, 78	
LCNEC 194	OLCSG0007試験 145	**S・T**
LC-SCRUM-Japan 132	oligometastasis 211	S-1 49
LETS試験 18	oncogene 115	sensitive relapse 165, 190
	OO 12-01試験 126	skeletal related event 210

SPE療法 189	**和文**	胸水ドレナージ 213
SRE 210		胸膜癒着術 213
SWOG0124試験 157		クリゾチニブ 111, 115, 128
T790M遺伝子変異 95	**あ〜お**	
TAX317試験 42	アファチニブ 91	**け・こ**
TAX320試験 42	アムルビシン（AMR） 170	ゲフィチニブ 91
TCOG0902試験 105	アレクチニブ 110, 115	ゲムシタビン（GEM） 24
TIL 66	遺伝子検索 108	限局型 179, 206
TMB 65	イリノテカン（CPT-11) 160, 174	抗PD-1抗体 70
TPS 70	エトポシド（ETP） 162, 174, 184, 191	高齢者 52, 188
Tumor Mutation Burden 65	エルロチニブ 91	骨関連事象 210
	オシメルチニブ 101	骨転移 210
U〜W		個別化治療 132
UDP-グルクロン酸転移酵素 158	**か**	
UFT 141	化学放射線療法 179	**さ・し**
UGT1A1 158	獲得耐性 95	再生検 96
UIP 208	カルボプラチン（CBDCA） 22, 33, 60, 151, 162, 191	再発小細胞肺癌 166
V15-32試験 85	間質性肺炎 197, 205	シスプラチン（CDDP） 24, 32, 139, 147, 149, 160, 174, 184
WJOG5108L試験 88	癌性胸膜炎 155, 213	術後補助化学療法 136, 179
WJOG5208L試験 19	癌免疫監視機構 39	術前化学療法 136
WJOG8415L試験 214	がん免疫サイクル 64	腫瘍浸潤リンパ球 66
WJOG8815L/LPS試験 100		小細胞肺癌 165, 179, 188, 205
WJTOG0105試験 145	**き・く**	上大静脈症候群 155, 158
WJTOG3405試験 86	気腫合併肺線維症 203	ショートハイドレーション 30, 146
WJTOG9904試験 54	希少変異 132	腎機能低下 57
	胸水貯留 213	進展型 155, 165, 205

せ〜て

セリチニブ ……………………… 115, 121
腺癌 ……………………………………… 27
多発脳転移 …………………………… 107
陳旧性心筋梗塞 ……………………… 206
デュルバルマブ ……………………… 153

と

糖尿病合併 …………………………… 57
糖尿病性末梢神経障害 ……………… 57
特発性間質性肺炎 …………………… 199
特発性肺線維症 ………………… 206, 208
ドセタキセル（DTX）…… 47, 58, 149

な〜の

ナブパクリタキセル（nab-PTX）
 …………………………………………… 22
ニボルマブ ……………………………… 46
脳転移 ……………………………… 84, 90, 108
ノギテカン（NGT）………………… 172

は・ひ

バイオマーカー ……………………… 65
肺線維症 ……………………………… 206
肺腺癌 ………………………………… 37
肺大細胞神経内分泌癌 ……………… 194
パクリタキセル（PTX）………… 33, 60

非小細胞肺癌

非小細胞肺癌 …………… 84, 126, 143, 197
ビノレルビン（VNR）………… 139, 147
非扁平上皮 …………………………… 126
非扁平上皮癌 ………………………… 27

ふ・へ

プラチナダブレット ………………… 190
ベバシズマブ ………………………… 33
ペムブロリズマブ …………………… 72
ペメトレキセド（PEM）……… 32, 48
扁平上皮癌 ………………… 16, 68, 135
補助化学療法 ………………………… 135

ま〜め

慢性心不全 …………………………… 188
免疫関連有害事象 ……………… 44, 71
免疫チェックポイント機構 ………… 70
免疫チェックポイント阻害薬
 …………………………… 39, 64, 70, 78
免疫療法 ………………………… 38, 71

や〜り

薬剤耐性化 …………………………… 115
ラムシルマブ ………………………… 47
リキッドバイオプシー ……………… 98

肺癌薬物療法のエビデンスとコツ
なぜその治療を選ぶのか、エキスパートの考え方教えます

2018年11月1日　第1刷発行	監　修	加藤晃史，池田　慧
2018年11月30日　第2刷発行	編　集	関根朗雅，佐多将史，下川路伊亮
	発行人	一戸裕子
	発行所	株式会社 羊　土　社
		〒101-0052
		東京都千代田区神田小川町2-5-1
		TEL　03（5282）1211
		FAX　03（5282）1212
		E-mail　eigyo@yodosha.co.jp
ⓒ YODOSHA CO., LTD. 2018		URL　www.yodosha.co.jp/
Printed in Japan	装　幀	日下充典
ISBN978-4-7581-1839-2	印刷所	株式会社　平河工業社

本書に掲載する著作物の複製権，上映権，譲渡権，公衆送信権（送信可能化権を含む）は（株）羊土社が保有します．
本書を無断で複製する行為（コピー，スキャン，デジタルデータ化など）は，著作権法上での限られた例外（「私的使用のための複製」など）を除き禁じられています．研究活動，診療を含み業務上使用する目的で上記の行為を行うことは大学，病院，企業などにおける内部的な利用であっても，私的使用には該当せず，違法です．また私的使用のためであっても，代行業者等の第三者に依頼して上記の行為を行うことは違法となります．

JCOPY　＜（社）出版者著作権管理機構　委託出版物＞
本書の無断複写は著作権法上での例外を除き禁じられています．複写される場合は，そのつど事前に，（社）出版者著作権管理機構（TEL 03-5244-5088, FAX 03-5244-5089, e-mail : info@jcopy.or.jp）の許諾を得てください．

羊土社のオススメ書籍

画像診断に絶対強くなる ツボをおさえる！

診断力に差がつくとっておきの知識を集めました

扇　和之，東條慎次郎／著

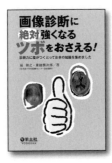

著者が選び抜いた，画像を読むために「必要な知識」を解説！pseudo-SAHの見分け方，注意すべきイレウス，骨の正常変異など，知っているだけで周りと差がつく28個の"ツボ"で，一歩上の診断を進めよう！

- 定価（本体3,600円＋税）　■ A5判
- 159頁　■ ISBN 978-4-7581-1187-4

癌の画像診断、重要所見を見逃さない

全身まるごと！各科でよく診る癌の鑑別とステージングがわかる

堀田昌利／著

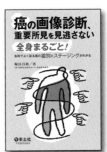

全身を1冊で網羅した今までにない癌の画像診断入門書．診る機会の多い癌に絞って早期発見のコツ・腫瘤発見時の対応・ステージング・良/悪性の鑑別を平易に解説．解剖やリンパ節の解説もあり、全ての医師にお勧め！

- 定価（本体4,000円＋税）　■ A5判
- 187頁　■ ISBN 978-4-7581-1189-8

診断力を鍛える！症候足し算

症候の組合せから鑑別疾患を想起するトレーニング

山中克郎／監
北　啓一朗，三浦太郎／著

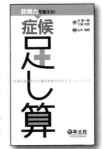

「疾患」とその疾患に特徴的な「症候」の組合せを足し算で表わした，診断力強化ドリル．300超の足し算式を22の主訴に分けて収録し，さらに確定診断のための「次の一手」や，各疾患の鑑別ポイントも掲載．

- 定価（本体2,800円＋税）　■ B6変型判
- 215頁　■ ISBN 978-4-7581-1817-0

スッキリわかる！臨床統計はじめの一歩　改訂版

統計のイロハからエビデンスの読み解き方・活かし方まで

能登　洋／著

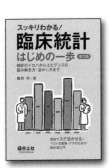

エビデンスを診療やケアに活かすための超入門書！「論文を読む際はどこを見る？」「臨床研究は何から始めるべき？」などの初歩的な疑問が数式なしでスッと理解できます．EBMを実践したい医師・看護師にオススメ！

- 定価（本体2,800円＋税）　■ A5判
- 229頁　■ ISBN 978-4-7581-1833-0

発行　羊土社 YODOSHA
〒101-0052　東京都千代田区神田小川町2-5-1　TEL 03(5282)1211　FAX 03(5282)1212
E-mail：eigyo@yodosha.co.jp
URL：www.yodosha.co.jp/

ご注文は最寄りの書店、または小社営業部まで

羊土社のオススメ書籍

うまく続ける！消化器がん薬物療法の基本とコツ
1stライン、2ndラインのレジメン選択と休薬・減量、副作用対策のポイント

加藤 健，森実千種／編

消化器がんレジメンのベストチョイスがわかる！エビデンスと経験をもとに，1stライン，2ndラインでの使い分け，患者背景ごとの使い分けをエキスパートが解説．選び方と続け方のコツがつかめる！

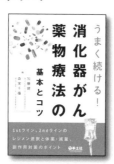

- 定価（本体5,000円＋税）　■ B5判
- 278頁　■ ISBN 978-4-7581-1059-4

症例で身につくがん疼痛治療薬
効果判定から薬の増減、次の一手まで、患者にあった処方がわかる

山口重樹，下山直人／編

がん疼痛の治療薬を網羅し，各薬剤の使い分け・組み合わせ方を症例をもとに解説．がん種・痛みの出現状況に応じた具体的な処方がわかる．治療初期から終末期まで役立つ1冊！がん治療に携わる全医療スタッフ必携！

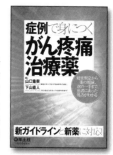

- 定価（本体5,400円＋税）　■ A5判
- 487頁　■ ISBN 978-4-7581-1754-8

がんと正しく戦うための遺伝子検査と精密医療
いま、医療者と患者が知っておきたいこと

西原広史／著

遺伝子変異を調べて個々人に最適な治療を行う「精密医療（プレシジョン・メディシン）」．そのために必要な「網羅的がん遺伝子検査（パネル検査）」をいちはやく臨床実装した著者が，ノウハウを丁寧に解説．

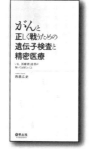

- 定価（本体3,200円＋税）　■ B5変型判
- 136頁　■ ISBN 978-4-7581-1819-4

免疫ペディア
101のイラストで免疫学・臨床免疫学に強くなる！

熊ノ郷 淳／編

複雑な免疫学を体系的に解説！ビジュアライズされた紙面と豊富なイラストですぐに理解！免疫学の基礎から，がん免疫・腸内細菌など注目の話題までしっかり網羅！河本宏先生描下ろしイラストの表紙が目印です．

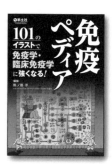

- 定価（本体5,700円＋税）　■ B5判
- 317頁　■ ISBN 978-4-7581-2080-7

発行　羊土社 YODOSHA　〒101-0052　東京都千代田区神田小川町2-5-1　TEL 03(5282)1211　FAX 03(5282)1212
E-mail：eigyo@yodosha.co.jp
URL：www.yodosha.co.jp/

ご注文は最寄りの書店，または小社営業部まで

羊土社のオススメ書籍

圧倒的画像数で診る！
胸部疾患画像アトラス

典型例から応用例まで、
2000画像で極める読影力！

櫛橋民生／編

日常診療でよく出合う胸部疾患を，1疾患につき複数の症例で解説．X線だけでなく，CT・MRIなどの豊富な画像パターンから実臨床で役立つ読影力が身につく！呼吸器診療に携わる医師必携の1冊！

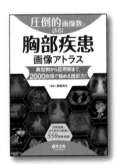

- 定価（本体7,500円＋税）　■ B5判
- 429頁　■ ISBN 978-4-7581-1184-3

病理像＋X線・CTで一目でわかる！
臨床医が知っておきたい
呼吸器病理の見かたのコツ

河端美則, 清水禎彦, 叶内 哲／編

病理を手軽に学び直したい方におすすめ！矢印や丸囲みを多用しているから，特徴的な病理所見がすぐわかる！「CTのすりガラス状陰影は病理組織では何に対応するの？」などの臨床医のギモンにも答えています．

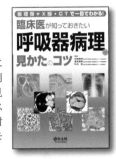

- 定価（本体6,000円＋税）　■ B5判
- 199頁　■ ISBN 978-4-7581-1778-4

肺炎診療
─どう見極め、まず何をすべきか

青島正大／編

肺炎が疑われる症例にどのような検査を行うか？抗菌薬の選択は？…など，非呼吸器内科医が「これだけは知っておくべき」肺炎診療のポイントを専門医がやさしく解説します．日常診療で肺炎を診る医師必携の1冊！

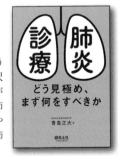

- 定価（本体3,800円＋税）　■ B5判
- 159頁　■ ISBN 978-4-7581-1811-8

いびき!? 眠気!?
睡眠時無呼吸症を疑ったら

周辺疾患も含めた、
検査、診断から治療法までの診療の実践

宮崎泰成, 秀島雅之／編

致命的な合併症のリスクもあり，知名度も高い疾患のため，患者からの相談も増加中．しかし検査・治療は独特で，治療法により診療科が異なります．適切な診断，治療のため診療の全体像を具体的，簡潔に解説しました．

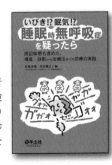

- 定価（本体4,200円＋税）　■ A5判
- 269頁　■ ISBN 978-4-7581-1834-7

発行　羊土社 YODOSHA　〒101-0052 東京都千代田区神田小川町2-5-1　TEL 03(5282)1211　FAX 03(5282)1212
E-mail：eigyo@yodosha.co.jp
URL：www.yodosha.co.jp/

ご注文は最寄りの書店，または小社営業部まで

羊土社のオススメ書籍

改訂版 がん化学療法 副作用対策 ハンドブック

副作用の予防・治療から，抗がん剤の減量・休薬の基準，外来での注意点まで

岡元るみ子，佐々木常雄／編

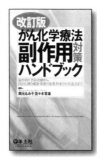

副作用の頻度・時期が見やすいと好評の書籍が，充実の改訂！新薬や適応拡大薬，対策の要点をまとめたフローチャートを追加．具体的な処方例で予防・治療にすぐ役立つ！がん治療に携わる医療スタッフ必携！

- 定価（本体4,500円＋税）　■ B6変型判
- 502頁　■ ISBN 978-4-7581-1782-1

がん治療のための 緩和ケア ハンドブック

症例・処方例・IC例で身につく！
鎮痛薬の使い方から心のケアまで

吉田健史／著
中川和彦，小山敦子／監

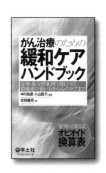

「くり返す痛み，適切な処方は？」「言いづらいこと，どう切り出す？」薬の使い方に加え，つらさを癒す声かけやICの具体例が満載！ポケットに入れて持ち運べるオピオイド等力価換算表付き！

- 定価（本体3,600円＋税）　■ B6変型判
- 336頁　■ ISBN 978-4-7581-1803-3

改訂第5版 がん化学療法 レジメンハンドブック

治療現場で活かせる知識・注意点から
服薬指導・副作用対策まで

日本臨床腫瘍薬学会／監，
遠藤一司，加藤裕芳，松井礼子／編

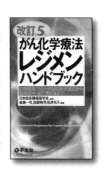

抗がん剤の投与スケジュールや注意点が一目でわかる大好評書，新薬を大幅追加し全面改訂！前投薬や投与速度，輸液量を含めたレジメンのほか，副作用，服薬指導，調製法も掲載．がん治療に携わる全スタッフ必携！

- 定価（本体4,600円＋税）　■ B6変型判
- 710頁　■ ISBN 978-4-7581-1805-7

ハイリスク患者の がん薬物療法 ハンドブック

多様化・複雑化する患者への治療戦略を身につける

南　博信／監，
安藤雄一，寺田智祐／編

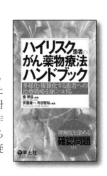

心疾患合併，PS不良，うつなど，多様化する患者の背景にあったがん薬物療法の進め方を，1冊に凝縮．「注意すべき薬物相互作用は？」「既往症とがんのどちらの治療を優先するか？」などの疑問に，現場目線で解説．

- 定価（本体4,300円＋税）　■ B6変型判
- 382頁　■ ISBN 978-4-7581-1814-9

発行　羊土社 YODOSHA
〒101-0052　東京都千代田区神田小川町2-5-1　TEL 03(5282)1211　FAX 03(5282)1212
E-mail：eigyo@yodosha.co.jp
URL：www.yodosha.co.jp/

ご注文は最寄りの書店，または小社営業部まで